T0279220

HORMONAL

ELEANOR MORGAN

HORMONAL

Una guía esencial sobre el cuerpo, la salud mental
y por qué debemos ser escuchadas

URANO

Argentina – Chile – Colombia – España
Estados Unidos – México – Perú – Uruguay

Título original: *Hormonal – A Conversation About Women's Bodies, Mental Health and Why We Need to Be Heard*
Editor original: Virago Press, An Imprint of Little, Brown Book Group, An Hachette UK Company.
Traducción: Silvia Alemany

1.ª edición Marzo 2023

Plaza de los Reyes Magos 8, piso 1.º C y D – 28007 Madrid
www.edicionesurano.com

ISBN: 978-84-17694-95-1
E-ISBN: 978-84-19413-70-3
Despósito legal: B-22.007-2022

Fotocomposición: Ediciones Urano, S.A.U.

Impreso por: Rotativas de Estella – Polígono Industrial San Miguel Parcelas E7-E8
31132 Villatuerta (Navarra)

Impreso en España – *Printed in Spain*

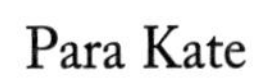

Para Kate

Índice

Cuarta parte

Quinta parte

PRIMERA PARTE

Ese día

El día en que empezamos a ser mujeres, todo cambia. Un buen día, sangramos. El día en que comienza nuestro ciclo menstrual, nuestra fecundidad, nos convertimos en una persona diferente. En un instante, dejamos de ser niñas. Me encontraba en un campo de minigolf increíble, con vistas al muelle de Cromer, cuando experimenté el dolor del período por primera vez en la vida. Eran las vacaciones de verano, y me vino el período precisamente un día que había salido con mi padre, con mi hermano y mi hermana, cuando me faltaba poco para cumplir los catorce años. Me había acostumbrado a llevar el pelo cepillado hacia atrás, y el sol del norte de Norfolk bronceaba mi frente. Mientras contemplaba la diminuta apertura por la que había de colar mi bola con un *putt*, en la parte inferior de mi cuerpo noté una sensación rara. Un dolor que no encajaba bien en mi cuerpo. Sentía que la pelvis, como si hubiera recibido el impacto de una bola para jugar a los bolos, iba a explotarme entre las piernas. El clásico olor a fritanga de la costa británica, combinado con el de las algas marinas recalentadas por el sol, intensificó las náuseas que parecían asociadas a las agudas punzadas. Me vi obligada a sentarme sobre el césped. Pensé que todo aquello era demencial.

Las niñas de la clase me habían hablado del dolor menstrual. Algunas se habían desmayado en el aula, o en los bancos que había junto a las pistas de *netball*. Una chica incluso vomitó sobre el pupitre durante una clase de matemáticas, y se echó a llorar antes de que la profesora, guiándola suavemente con una mano tras la nuca, la acompañara al despacho de la enfermera.

Esas chicas se habían ganado la condición de seres superiores. Sus síncopes representaban la cumbre de la madurez. A mí, y a esas otras chicas que todavía no «habíamos empezado», nos pareció que pertenecían a una especie diferente, porque sus cuerpos sabían cosas que nosotras todavía desconocíamos. Las que aún no habíamos pasado por ese trance solíamos preguntarnos las unas a las otras si nos dolería mucho, más que el conocido dolor de estómago. Sin embargo, que ese dolor provocara que las chicas se desmayaran o vomitaran sobre el pupitre nos parecía una bestialidad.

Hasta que lo experimenté en mis propias carnes.

Un dolor nuevo que me ardía entre los muslos. Mis piernas de adolescente parecían hechas de un fino hilo de alambre, como el de los limpiapipas. Y durante esas vacaciones, se me broncearon mucho. Unos pelillos rubios atrapaban la luz como la fibra de cristal y, sentada en la hierba, me preguntaba si no debería empezar a afeitarme los que me crecían por encima de las rodillas (aunque mamá siempre me decía que no. Los muslos me ardían. Le dije a papá que no me encontraba bien. Él hizo un gesto de asentimiento y me dijo que me quedara «sentada y en silencio». Fui consciente de que se había producido un cambio en su mirada, un cambio que yo no alcanzaba a explicarme con palabras. Solo con sensaciones.

Había sucedido algo que me diferenciaba de mi hermana pequeña. Una vaga sensación de vergüenza se apoderó de mí. Llevábamos durmiendo en una tienda de campaña de cuatro plazas en Southwold desde hacía unos días, y yo me quedé sentada junto a la entrada de la tienda. Me embargaba una peculiar nostalgia, un anhelo, que no lograba identificar. Me dije que quizá echaba de menos mi casa, aunque no es que mi hogar fuera un lugar fantástico donde vivir en aquella época. Cuando llegamos a Cromer, fui al baño y descubrí la madurez en mis braguitas. La excitación inicial que sentí (¡Ahora ya podía volver a la escuela y formar parte de las chicas que menstruaban! ¡Ahora yo también sería una de esas chicas que se desmayaban!) dio paso a una peculiar tristeza. Tuve que salir de casa tras hablar con papá. Y no fue exactamente la vergüenza la que me hizo salir huyendo; papá se esforzó mucho intentando fingir que todo aquello no tenía importancia, que no era nada del otro mundo, e incluso organizó una pequeña celebración; pero había algo que me incomodaba. Esas vacaciones despertaron en mí uno de los sentimientos más dolorosos e inexplicables que haya vivido jamás.

Recuerdo esa tarde en el campo de minigolf con tanta claridad, creo, porque en esos momentos, ese dolor tan exagerado que mi cuerpo estaba conociendo fue muy especial para mí. Las letras que forman la palabra «d-o-l-o-r» son meros símbolos. Algo abstracto. Sin embargo, se estaba produciendo un proceso fisiológico tanto en mi cuerpo como en mi cerebro para que ambos aprendieran a aceptar su nuevo estado con el lenguaje que les correspondía. Esa palabra empezó a tener un significado distinto para mí. Yo ya conocía lo que era el dolor, por supuesto que sí. Fracturas en los dedos, dolores de cabeza, amigdalitis, moretones, arañazos y mordeduras, producto de las peleas que tenía con mis hermanos... Pero esto era muy distinto; esto tenía una cierta textura. Era una emoción. Bajé la mirada y me quedé contemplando la hierba, pensando, por una milésima de segundo, que nunca se me pasaría. Que el dolor era interminable.

Papá me dio las llaves para que regresara a casa y me tomara un ibuprofeno. Recorrí todo el camino sollozando. Una vez en casa, me eché en el sofá esperando que el calmante hiciera efecto. Aún no había teléfonos móviles, así que no podía transmitirle mis pesares a ninguna amiga por WhatsApp.

Los emoticonos que simbolizan la angustia estaban a años luz de existir. Todo estaba en silencio en ese momento, aparte del lastimero graznido de las gaviotas que volaban en lo alto (¿Por qué suenan siempre tan desesperadas esas aves?). Es curioso, pero no experimenté ninguna soledad. Era como si el dolor me hablara. Era como si me dijera que mi tejido humano había cambiado. Como prueba de lo que experimenté ese día, ahora, casi siempre que oigo graznidos de gaviotas, revivo, como en un destello, esa visión de mí echada en el sofá mientras el dolor tortura mi joven vientre.

Ahora que ya soy una treintañera, puedo decir que desde mi primer período, todos ellos han constituido una experiencia dolorosa. Desde que estaba en la escuela secundaria he tenido episodios de desvanecimientos y de vómitos mientras los calambres me atenazaban el cuerpo; muchas veces también en centros comerciales. De todos modos, aprendí a gestionar lo que siempre me había parecido un sangrado excesivo, que se presentaba con una gran variedad de colores y texturas. De adolescente, cuando «estaba en en esos días» me lo pasaba mirándome en el espejo de espaldas para comprobar que no llevara la ropa manchada: una paranoia tan arraigada que ahora, aunque ya no tanto, claro, todavía persiste.

Llevo bastante tiempo intentando librarme del modo cómo mis hormonas parece que obligan a comportarse a mi mente y a mi cuerpo una vez al mes. Hace unos cinco años, tuve una especie de crisis nerviosa que anuló toda la confianza que tenía depositada en mí misma. Y me vi obligada, finalmente, a buscar ayuda para tratar la ansiedad que durante más de una década llevaba intentando ocultar a las personas de mi entorno, y hasta a mí misma. En algún momento de ese proceso, y en mi inquebrantable búsqueda de la paz mental, empecé a pensar que la menstruación tenía mucho que ver con mi estado mental. Fue tras un período especialmente fatídico, gestado a lo largo de un mes, y que se manifestó como un torrente de lágrimas sin que pudiera entender la causa. No podía parar de comer y mis noches transcurrían echada boca arriba y sumida en un letargo existencial. Entonces decidí acudir a mi médica de familia. Y le pregunté si todo aquello «tan solo» se debía al síndrome premenstrual.

Antes de esa visita, se me ocurrió empezar a escribir un diario mensual (o, mejor dicho, una serie de anotaciones mediante símbolos que escribía con rotuladores sobre el calendario de Cliff Richard que mi mejor amiga me había regalado). Fue cuando me di cuenta de que esa manera de estar y de sentir me asaltaba cada dos semanas, y que, invariablemente, me duraba unos cuantos días. Lo curioso fue que, tras tener el período, transcurría una semana en la que me sentía casi de fábula: productiva, tranquila, resiliente y capaz de soportar todas las circunstancias de la vida... Y si digo «casi» es porque, en lo más profundo de mí misma, me preocupaba volver a sentirme como si me hubieran secuestrado. Por eso le pedí consejo a la doctora, para que me dijera lo que podía hacer cuando cada mes tenía la sensación de que mi alma era presa de una agitación que no podía controlar.

Desde entonces he probado de todo en mi búsqueda de la estabilidad emocional: he aumentado el número de medicamentos; he hablado con varios ginecólogos (casi todos ellos hombres) que hicieron que me sintiera a) más loca de lo que estaba, o b) un poco menos majara durante un tiempo; he probado con la acupuntura, con suplementos vitamínicos o haciendo cambios en mi dieta. Por decirlo lisa y llanamente, este estado emocional que yo buscaba, concreto y fiable, se me mostraba, y se me muestra, esquivo como mucho, o más bien inalcanzable desde un punto de vista realista. Daré más detalles sobre mi búsqueda hormonal posteriormente, pero por ahora digamos tan solo que muy pocas de las cosas que hice para intervenir en el proceso me resultaron de alivio. Con el tiempo, y gracias a que pude compartir todo lo que he mencionado anteriormente con una nueva psicóloga, y también gracias a que tuve que reunir información antes de escribir este libro, empecé a ver las cosas desde una perspectiva algo diferente. Y entonces me pregunté: ¿De qué quiero encontrar alivio exactamente? Y, aunque pudiera controlar ciertos síntomas de mi angustia premenstrual (el desánimo, por ejemplo), y la respuesta me la diera una medicación en concreto, en un nivel más profundo, yo quería saber por qué me estaba pasando todo aquello.

Un aspecto importante de este viaje fue descubrir lo que ya sabía, lo que ignoraba o que se me había olvidado, y lo que le estaba pasando a mi cuerpo: a mi fábrica de bebés, que todavía no había fabricado ninguno, pero que no dejaría de prepararse para tal fin mes a mes. Quería explorar con todo detalle lo que sucede en cada fase del ciclo menstrual, porque, a partir de las conversaciones que había entablado con muchas mujeres, parece ser que, cuando se tiene más conciencia del proceso físico por el que estamos pasando, eso nos ayuda no solo a gestionar mejor nuestro estado de ánimo, sino también a conceptualizar lo que, en realidad, sí es un estado de ánimo: un estado del ser que, por naturaleza, es temporal. Tanto si esa conceptualización la obtenemos por medio de una aplicación que registra nuestro período como si lo hacemos llevando un diario, documentándonos en internet o leyendo algún que otro libro, lo que esperamos es llegar a aceptar mejor las fluctuaciones de nuestro estado de ánimo y de nuestras emociones.

Hay mujeres que parecen capaces de aceptar su yo premenstrual sin sentir tanta vergüenza, porque hay muchas maneras distintas de ser mujer. Mientras escribo estas líneas me viene a la cabeza una frase brillante de un episodio de la segunda temporada de *The Good Fight.* La abogada Diane Lockhart, interpretada por la polifacética Christine Baranski, que además es una de mis heroínas, es acusada por una joven que está al frente de una página web subscrita al movimiento #MeToo que se llama Assholes to Avoid (o «Gilipollas a Evitar»), de fallarle al feminismo por haberse involucrado en el desmantelamiento de la página web. «El universo de las mujeres no se agota con una única definición», le recrimina la joven, «y no son ustedes quienes determinarán lo que son.»

Ninguna mujer es decisiva para determinar lo que en realidad es otra mujer, lo que quiere o desea.

En todas las consultas de mi médica de familia, y de los ginecólogos que visité, me reeducaron de alguna manera para que conociera mejor el comportamiento de mi cuerpo y sus razones. Comprendí que recordaba muy poco de todo lo que había aprendido sobre eso en la escuela, y me sentí muy avergonzada. Solo me viene una imagen fugaz en la que estoy sentada en un aula de la escuela secundaria con el resto de la clase. En un televisor se muestra a una mujer representada con dibujos animados introduciéndose un tampón. La exactitud anatómica se despachaba en un santiamén con el dibujo de un triángulo lampiño. La mujer se bajaba los pantalones, sacaba el tampón del envoltorio, se colocaba en posición y se introducía la cosa con un movimiento delicado. Y todo ello esbozando una sonrisa tontorrona de oreja a oreja. La mujer, la protagonista de los dibujos animados, estaba encantada de la vida. Todos nos pusimos a reír como tontos, ya se sabe: estábamos hablando de la «vagina». Está claro que luego aprendimos en clase de biología lo que son las hormonas sexuales, la pubertad y la reproducción (incluso elegí biología como asignatura optativa con la intención de matricularme luego en la facultad de Medicina), pero lo había olvidado casi todo hasta hace muy pocos años, cuando viví un brusco despertar en lo que concierne a mi fertilidad. Lo había olvidado o no le había dado la importancia suficiente.

En 2014, durante una operación que me hicieron para quitarme unas adherencias (unas franjas de tejido cicatrizado) que estaban adheridas entre mi intestino delgado y mi útero (parte del legado del reventón de mi apéndice, y de la gloria gangrenosa de todos los trocitos de intestino que me extrajeron), el cirujano obtuvo mi consentimiento para hacerme una prueba de fertilidad «ahora que todavía tienes algo ahí dentro», como el mecánico de bicicletas que revisa la cadena mientras repara los cables del freno. Me inyectaron una tintura de yodo en el útero para ver si salía por ambos extremos de la trompa de Falopio. En caso contrario, no podría concebir sin intervención médica. Durante la recuperación, y mientras me estaba comiendo alegremente unas galletas digestivas, y haciendo todo lo posible por prestarle atención sumida en una especie de globo opiáceo, el cirujano me dijo que mis trompas de Falopio estaban dañadas por el tejido cicatrizado, y que tendría que valorar si me sometía a un tratamiento in vitro, en caso de querer quedarme embarazada, o bien si congelaba mis óvulos y/o mis embriones. Cuando la morfina fluyó por mi sangre, vomité en una de esas cosas parecidas a un sombrero de copa de cartón, incluso antes de que el cirujano hubiera terminado su perorata.

Al cabo de un año de estar en la lista de espera del hospital del National Health Service de mi distrito, me embarqué en un proceso de congelación de embriones. Con esperma de un donante que había comprado en un banco de Nueva York (yo me acuesto con mujeres; y el esperma escasea bastante por estas lindes), terminé con cinco embriones dispuestos a pasar algún tiempo metidos en hielo. A menudo pienso en ellos, conservados en el congelador del hospital universitario cercano. Durante este extenuante proceso, aprendí más de los médicos y de las enfermeras sobre lo que en realidad sucede durante el ciclo menstrual, sobre el funcionamiento de mis ovarios y mis hormonas, de lo que jamás aprendí en toda mi vida. ¡Qué extraño tener que someterme a un tratamiento de fertilidad para aprender cosas sobre mí misma, sobre una mujer adulta que ya llevaba menstruando unos veinte años! ¿O acaso este despertar, de alguna manera, era inusual?

Gracias a las conversaciones sinceras que he mantenido con otras mujeres (con familiares, amigas, colegas, participantes de algún estudio, fuentes confidenciales de mi trabajo como periodista o desconocidas que contactan conmigo en las redes sociales), me he dado cuenta de que no soy, ni de lejos, la única mujer que ha vivido en una especie de desconexión de su propio cuerpo. Las hay por todas partes. ¿En qué punto deberíamos -como le sucede a un taxista londinense cuando ya ha adquirido el «conocimiento» de las callejuelas de Londres y del entramado de vías de circulación de un solo sentido- haber adquirido el «conocimiento» de nuestros cuerpos? ¿Cómo puedo haber perdido tanto la sintonía con eso que, precisamente, me convierte en mí misma?

Ahora parece haber surgido un movimiento que se preocupa por la salud de la mujer. Existen aplicaciones para seguir el ciclo menstrual, como «Clue», que se están haciendo muy populares. Hay emprendedoras que crean empresas que venden compresas higiénicas a diestro y siniestro. Vemos que cada vez se publica un mayor número de artículos en revistas que tratan de temas que antes resultaban «peliagudos», como la salud vaginal, los ciclos menstruales y las distintas realidades de la menopausia. Hablamos largo y tendido sobre la tiranía de los ideales que existen acerca del control de la natalidad, de la concepción, el embarazo y las experiencias que tienen las mujeres al dar a luz. Hablamos de que el estamento médico no siempre escucha nuestras necesidades específicas y de que, cuando el sistema sanitario nos falla, las consecuencias que eso tiene en nuestra identidad pueden ser catastróficas.

Cuando escribí un artículo para la página web The Pool sobre las interpretaciones incorrectas que corrían por ahí sobre qué es un síndrome premenstrual, y que es, frecuentemente, descartado por el sistema sanitario moderno, recibí más mensajes que nunca de las lectoras a raíz del artículo. Tantas mujeres aportaron su propia opinión sobre este artículo y lo enriquecieron con sus comentarios, que abarcaron desde un «Gracias a Dios que alguien habla de eso» hasta un recuento de detalles del desprecio o la estigmatización que habían sufrido debido a sus experiencias. En mi día a día, y durante estos dos últimos años, he visto que mis conocidas tienen muchas ganas de hablar sobre aspectos de su salud que antes quizá las avergonzaban. Es como si se hubieran propuesto vaciar una inmensa botella y sacarlos a la luz pública. Sin embargo, y aparte de unas cuantas conversaciones algo titubeantes sobre la liberación, tengo la impresión de que la botella sigue llena de misterios, de ignorancia y de estigmas en lo que respecta a nuestro cuerpo. Y todo eso amerita un buen análisis.Hay que preguntarse, por ejemplo, por qué los índices de las pruebas de Papanicolau entre las jóvenes han ido a la baja, mientras que el número de casos de cáncer de cérvix está aumentando. Si les preguntas a estas mujeres por qué dudan a la hora de someterse a una citología, te responden que se sienten «juzgadas». El miedo a someterse a una citología no es por si te va a doler cuando te introduzcan el espéculo, sino por la manera cómo crees que los demás perciben tu cuerpo; por si tus genitales tendrán el aspecto que deberían tener o si olerán como es debido, por decir algo. Esta clase de mirada que proyectamos sobre nosotras mismas es una mirada masculina que tenemos interiorizada: es el resultado no solo de las expectativas que ha creado el porno, todas prístinas y sin vello, sino por los muchos siglos de opresión patriarcal que se ha venido ejerciendo sobre nuestro cuerpo en general. Estamos avergonzadas de eso que nos convierte en mujeres porque, en lo más profundo de todas nosotras, creemos que, a ojos de los demás, eso no está bien, que algo falla.

La relación que mantenemos con nuestro cuerpo y con lo que hay en su interior es profundamente compleja. Nuestro sistema reproductor está diseñado para tener bebés, y se prepara constantemente para ese objetivo (aunque nosotras no queramos tenerlos); y todas las fluctuaciones hormonales que aparecen en el proceso reproductivo implican que el funcionamiento de nuestro mundo interior a menudo entra en conflicto con el mundo exterior, y con todas las expectativas que nos parece que ha depositado en nosotras. Me interesa mucho la manera cómo la percepción constante que la sociedad tiene de la mujer influye en la percepción que tenemos de nosotras mismas. Mi experiencia personal, cuando empecé a buscar tratamiento para mi síndrome premenstrual y para mi tristeza, para mi acuciante sensibilidad y la ansiedad que puedo llegar a sentir durante el ciclo, solo para llegar a ese punto en el que sé que realmente me he quedado sin opciones de tratamiento, me hicieron darme cuenta de la interrelación que existía entre el análisis de mis propios pensamientos y de mi comportamiento con esas otras ideas más generales que circulan por ahí sobre cómo debería, o no debería, ser como persona, como mujer.

Este libro se apoya en mi propio viaje para conocerme a mí misma y aceptar los cambios emocionales que experimento a lo largo del ciclo, en lugar de considerar que estos cambios son una patología, en permanente escrutinio y siempre pendiente de etiquetar. Además, otra cosa que me quedó clara, mientras me documentaba sobre cómo la historia ha interpretado, tratado y hablado de la salud física y mental de las mujeres, es que, desde los inicios hipocráticos de la medicina hasta la actualidad, nuestro conocimiento y nuestras actitudes colectivas han sido modeladas por la arrogancia de hombres poderosos.

En la actualidad, sabemos mucho más de lo que sucede en nuestro organismo de lo que sabíamos en el año 460 a.C. Pero las mujeres nunca hemos dejado de tener ese halo de criaturas misteriosas proclives a excesos físicos y emocionales, que, en último término, han de ser controlados. En lo que respecta a nuestro cuerpo, en muchos ámbitos, nuestra voz y nuestra autonomía siguen teniendo muy poca aceptación. Siempre hay alguien que sabe más que nosotras. La medicina muestra un sesgo negativo en lo que se refiere a las mujeres, y eso es algo inherente a esta disciplina. Las mujeres que van al hospital presentando algún síntoma de dolor no solo reciben menos calmantes que los hombres, sino que muchas veces les dan sedantes en su lugar (porque cuanto más calladitas, más dóciles estamos). El tratamiento para las mujeres que sufren enfermedades coronarias lleva un cierto retraso comparado con el que reciben los hombres. Todos estos hechos se han corroborado fehacientemente. Cuando una mujer explica cómo se siente, dice lo que quiere o lo que necesita, siempre hay alguien (que, en general, suele ser un hombre, o un sistema que descansa sobre un hombre) que tiene la última palabra.

Podemos vincular la biología de las mujeres como fuente de opresión a lo largo de la historia con términos peyorativos, como «histérica», con la experiencia actual que viven las mujeres (tanto individual como colectivamente) de muchas maneras. El gran auge social del movimiento #MeToo, por ejemplo, nos ha llevado a buscar las razones que explicarían que se consideren no dignas de crédito, o se minimicen tanto, todas esas horribles experiencias de maltrato que han vivido las mujeres, y que explicarían también que un gran número de mujeres se haya sentido impotentes en el momento de hablar alto y claro de algo que resulta tan doloroso. Para mí, el mismo concepto de dolor es fundamental para que comprendamos que creer a las mujeres no es algo que venga dado de por sí, y para comprender la opresión continua a que hemos sido sometidas. Porque la realidad es que, como mujeres que somos, a menudo no se toma nuestro dolor al pie de la letra, y eso es algo que ya sabemos.

Sea físico o emocional, el significado de nuestro dolor solo es percibido por quien le interese, y ha sido engullido o rechazado por sistemas más poderosos que nosotras como individuos. Además, por si fuera poco, suele ocurrir que cuanto más proclamamos nuestro dolor, más nos tachan de problemáticas, y tenemos muchas menos probabilidades de que nos tomen en serio. Conocer la causa de que eso siga sucediendo en muchos ámbitos de la sociedad nos da material de sobra para trabajar y para solidarizarnos en contra de ello.

Este libro trata de reivindicar el significado; de establecer un hilo conductor entre lo que la historia nos ha contado sobre quiénes somos, sobre lo que somos y sobre todas las maneras cómo los supuestos «excesos» se han vigilado y reprimido, y sobre la paz que puede hallarse al intentar aceptar que nuestra naturaleza es cambiante, que es inherente a nosotras mismas, en lugar de estar siempre esforzándonos en ser o en sentirnos de una manera determinada. Comprender mejor qué sucede en nuestro interior, la conexión existente entre nuestros cuerpos y mentes, es una parte muy importante del proceso. Y también lo es tener una mayor conciencia de todos los factores externos que pueden influir en nuestras experiencias corporales, incluida la manera cómo la medicina moderna sigue sin tomarse en serio que el dolor de la mujer (o la voz que describe ese dolor) es diferente.

Conocernos mejor nos da una sensación de poder. No somos defensoras de la postbiología. No estamos protegiendo a nadie por fingir que no menstruamos, que nuestros cuerpos, al prepararse para crear y llevar niños en su seno, no se meten en un buen fregado. No nos dedicamos a infravalorarnos ni a destruir toda esa igualdad por la que las mujeres han luchado porque aprendamos a aceptar que nuestro yo es conflictivo. De hecho, más bien diría que lo que hacemos es todo lo contrario. Por eso, lo que yo quiero es empezar debajo de la piel.

Una carne inteligente

Es imposible conocer todos los procesos que se desencadenan en nuestro organismo. Habría que abarcar demasiadas cosas. ¡Menudo mareo me entra con solo intentar imaginarlo! Imaginar el aspecto que tendrá mi hígado cuando genera la bilis, las onduladas contracciones que hacen que transite la comida por mi intestino, el sonido de la sangre al circular por cerca de noventa mil kilómetros de arterias, de vasos sanguíneos y de capilares, si es que alguien puede oír ese sonido. A menos que ejerzamos la medicina o estudiemos el cuerpo humano constantemente y de forma precisa, es probable que estemos dando por sentado que cada minúscula reacción química del cuerpo, cada invasión bacteriana que es combatida por nuestros glóbulos blancos, cada proceso que controla nuestro actividad fisiológica (el agua que retenemos, la temperatura corporal y los niveles de azúcar en sangre, por ejemplo) es algo que pasa por que sí, dada la inteligencia innata del cuerpo. ¿Por qué íbamos a pensar lo contrario?

La piel y todo lo que hay debajo de ella empieza a funcionar en el momento mismo de nuestra concepción. Solo con eso, y lo digo como atea, puede entenderse que exista la fe en Dios. ¿Cómo saben todas esas cosas lo que tienen que hacer? Hay componentes que funcionan mal, a veces fatal, porque toda máquina puede fallar. Pero consideradas en general, y con la ayuda de lo que les damos para nutrirlas e hidratarlas, nuestras fábricas de carne nos mantienen en funcionamiento, y cada una de sus partes realizan un trabajo específico, hasta que un día todo el conjunto chirría y se detiene. ¿No has sentido nunca profunda admiración al ver cómo se cura una herida? ¿No has tenido nunca esa sensación de admiración al ver que, sin recibir instrucciones conscientes, la piel se regenera casi al instante para impedir que esa portilla vulnerable que da paso a tu mundo interno se llene de microbios que pueden causarte problemas? (De pequeña, solía obsesionarme con las costras, y observaba ese entramado de sangre coagulada, parecido a una galleta de color púrpura, con una lupa.) Nunca había sentido ni la más mínima devoción por mis órganos reproductivos hasta que pedí que congelaran mis óvulos.

El animal femenino

El útero es una fuente de maravillas para la mayoría de mujeres, pero también puede parecernos una maldición. El espectro de dolores y de trastornos potenciales que tenemos por la gracia de estar dotadas de un órgano como este es muy amplio. Nuestros sistemas reproductivos se parecen un poco a la magia negra: nuestros úteros son los calderos donde se cuece la vida. Sin embargo, la maravilla que es nuestra naturaleza, engloba la realidad de que cada mujer, a partir de la pubertad, experimentará algún trastorno físico y emocional en su sistema reproductor. Como declaró la escritora Ariel Levy en una entrevista que concedió para promocionar su magnífico libro *Vivir sin reglas*, y que escribió después de que el visceral relato del aborto que sufrió apareciera en *The New Yorker* («Thanksgiving in Mongolia» [1], que por cierto, ha sido el artículo que más me ha impresionado de todos los que he leído en mi vida):

> No todas las mujeres decidirán que quieren tener hijos, y no todas las mujeres perderán a un hijo. Aunque en algún momento de sus vidas, casi prácticamente todas vivirán alguna tragedia relacionada con la menstruación, la fertilidad, la infertilidad, el nacimiento, la menopausia... Cualesquiera de todas esas cosas que tienen que ver con el ser humano femenino. Forma parte de la vida, y lo cierto es que se ha escrito muy poco sobre el asunto. En mi caso, yo sentí la necesidad de que era importante hacerlo.

Según mi opinión, es muy importante hacerlo. Esta animalidad que poseemos es uno de los últimos tabúes que perviven en la sociedad. Los debates sobre la menstruación, el aborto, la infertilidad, la endometriosis o la menopausia, en la sociedad occidental del siglo XXI, y a pesar de todo el discurso imperante sobre la igualdad y el progresismo, se celebran en voz baja, a la chita callando. O no hay debate en absoluto. Todo lo contrario de lo que sucede con la salud mental, que es un tema del que cada vez se habla más. Ahora bien, estos procesos influyen en la salud mental de las mujeres de muy diversas maneras, y eso, no lo podemos ignorar. Si poco a poco nos vamos reconciliando con la idea de que la mente es el cuerpo y el cuerpo es la mente, y que, en el fondo, el término «salud mental», en realidad, equivale a explicar la manera como vivimos e interactuamos con los demás, ¿qué conexiones establecemos con los patrones del trastorno mental que observamos en las mujeres?

En el libro publicado en 2013 del catedrático Daniel Freeman, psicólogo clínico de la Universidad de Oxford, *The Stressed Sex: Uncovering the Truth About Men, Women and Mental Health*[2] («El sexo estresado o lo que puede decirse de verdad sobre los hombres, las mujeres y la salud mental»), se dieron a conocer los resultados de doce estudios realizados a gran escala en todo el mundo desde la década de 1990 sobre los patrones de género que existían en los temas relacionados con la salud mental. Freeman descubrió que las mujeres son un 40 % más propensas que los hombres a desarrollar trastornos relacionados con la salud mental. Sus hallazgos, basados en los análisis de estudios epidemiológicos realizados en Reino Unido, Estados Unidos, Europa, Australia y Nueva Zelanda, también indican que las mujeres son alrededor de un 75 % más proclives que el hombre a notificar que han padecido alguna depresión, y un 60 % aproximadamente más de mujeres se sienten más inclinadas a informar de que tienen un trastorno de ansiedad. El libro de Freeman cosechó una gran atención mediática, y fue muy interesante comprobar la gran divulgación que tuvo esa estadística del 40 % (y su propósito). Los titulares simplistas de la época anunciaron que las mujeres corrían más riesgo que los hombres de sufrir un trastorno mental. ¿De verdad somos más vulnerables por naturaleza que los hombres? Y si ese es el caso, ¿por qué?

Freeman, sin duda, no afirmaba que sus conclusiones fueran definitivas. Hizo un estudio muy amplio que, considerando toda la población en general, estuvo controlado por esos hombres que eran menos proclives que las mujeres a buscar ayuda para resolver sus problemas psicológicos; ahora bien, esta investigación no es un meta-análisis formal, que es lo que sucede cuando se combinan y analizan los datos procedentes de múltiples estudios para obtener una valoración más fiable. Por eso nunca se llegó a una conclusión específica. No hay, por lo que he visto al consultar la bibliografía, ninguna prueba sólida que explique que existe un desequilibrio en cuanto al género. Es decir, que lo que tenemos es un conjunto de pruebas que nos dicen que las mujeres serían quienes podrían estar sufriendo más, sin dar ninguna razón precisa que lo explique. Quizá porque, en el fondo, es imposible ser preciso.

Freeman dijo que había una combinación de factores que contribuía en gran medida a las diferencias de género que se observaban en la salud mental, y que eso podía explicarse en función del entorno y de factores tanto sociales como biológicos.

> Los temas relacionados con la salud mental son complejos, y es cierto que surgen a partir de una amplia variedad de factores distintos, entre los que deberíamos destacar el entorno, porque sabemos que las discrepancias son mayores allí donde el entorno tiene un mayor peso. En lo que en realidad creemos que eso tiene una gran influencia es en la autoestima de la mujer, en lo que ella considera que es su propia valía: las mujeres tienden a considerarse a sí mismas de una manera más negativa que los hombres, y ese es un factor de vulnerabilidad que se observa en muchos trastornos mentales.

Podría ser verdad. En todos los ámbitos de estudio del cerebro, se acepta que el trastorno mental no es originado por un único factor aislado. El cerebro eléctrico y químico no se puede desvincular de la mente subjetiva. Estamos hablando, en este caso, de la multicausalidad: una palabra muy sofisticada para designar la idea de que muchos factores distintos contribuyen a perfilar el modo cómo nos sentimos mentalmente. Por consiguiente, cuando hablamos de los procesos que se desencadenan en el cuerpo de una mujer, y que provocan que corramos un gran riesgo de sufrir una depresión o de ser presa de la ansiedad, no es insensato considerar el ecosistema en el que ese cuerpo existe, sino que, al contrario, más bien diría que es respetuoso. Una parte de ese ecosistema es el estigma profundamente arraigado asociado con la palabra «hormonas». Pero en este mismo ecosistema también vemos una desconexión entre la realidad que vivimos como mujeres y los aspectos de esa realidad que en realidad compartimos, exploramos e investigamos.

Por mi formación en el campo de la psicología y porque tengo un profundo interés en la salud de la mujer, creo firmemente que el sesgo biológico que se da a la investigación en este campo puede ser dañino. Creo, como Freeman, que deberíamos centrar nuestra atención en los factores medioambientales. Sin embargo, no debemos ignorar el impacto significativo que las fluctuaciones hormonales pueden tener en la salud mental de una mujer a lo largo de toda su vida. La biología desempeña un papel muy concreto en todo este asunto.

El problema, al hablar de la biología femenina, es que en realidad esta cuestión lleva siendo estigmatizada desde hace mucho tiempo. En el mundo occidental del siglo XXI resulta ilusorio e infantil postular que todos los mitos, la desinformación y la sensación de incomodidad que surgen al hablar de los procesos reproductivos femeninos han sido relegados, finalmente, a un pasado que ya está desfasado. Es un poco tonto, la verdad, porque la palabra «hormonal» se aplica tanto a un banquero de la City londinense cargado de testosterona como a una mujer que está a punto de tener el período. Los procesos metabólicos de todos los organismos solo pueden darse en entornos químicos muy específicos y, en el cuerpo humano, las hormonas (derivadas de la palabra griega ὁρμῶ, que significa «poner en movimiento», «instar a») son mensajeros químicos especiales que forman parte del sistema endocrino y ayudan a controlar las funciones corporales principales. Con independencia del género de una persona (masculino, femenino o cualquier otra variante del espectro sexual), las hormonas nos mantienen con vida. Sin embargo, el adjetivo trisilábico hormonal sigue actuando de herramienta para dar carpetazo, despachándola con un simple chasquido de los dedos, a la experiencia que tiene la mujer de que su bioquímica es cambiante. Los hombres aplican este adjetivo a las mujeres, las mujeres lo aplican a otras mujeres, y, por supuesto, también se lo aplican a sí mismas.

Echamos la culpa de todo a que somos hormonales: desde la irracionalidad, las malas decisiones, los ataques de rabia, la baja autoestima hasta los altibajos que sufre nuestro bienestar mental. Decimos que «no era yo misma» cuando nos machacamos por haber tomado una decisión instintiva en el trabajo, o cuando nos ofende un comentario que alguien ha hecho de pasada en un bar. «Han sido las hormonas.» Esta misma frase podemos aplicarla a cualquier otra cosa, desde al deseo que sentimos de asesinar a nuestra pareja cuando estamos sentados frente a frente a la mesa del comedor hasta el de montárnoslo salvajemente con ella encima de ese mismo mueble. Pero, ¿y si hubiera una manera distinta de considerar las cosas? ¿Y si pudiéramos elaborar todo eso para desmantelar la autoculpabilidad? Si es eso lo que deseamos, debemos aprender a ser más conscientes y aceptar nuestra identidad animal. A la luz de cómo seguimos valorando los aspectos de nuestra salud considerados tabúes, no es tan sencillo. Yo siempre he sido una de esas personas que invitan a las demás mujeres a que hablen de sus períodos, pero también respeto, sin duda alguna, que no todas quieran hacerlo (aunque me interese mucho la razón). De la misma manera, cuando pienso en lo desconectada que estaba de lo que me estaba pasando, en el modo cómo eso influía en mi estado de ánimo y en la curiosidad que me despertaba aquello, también respeto la idea de que no todas las mujeres sientan la misma curiosidad que yo. Si fueras capaz de surcar las olas de tus hormonas sin ahogarte, quizá no llegarías a cuestionarte lo que te está sucediendo. Pero aquí lo que está en juego es algo muy profundo. He conocido a muchas mujeres, a estas alturas de mi vida, que, como me pasaba a mí, no eran capaces de expresar con total sinceridad qué les sucedía en realidad, por ejemplo, durante la ovulación. Resulta extraño que, tanto si tenemos hijos como si no, nuestro ciclo menstrual constituya una parte fundamental de nuestra vida durante tantas décadas (sin que el hombre viva un proceso equivalente), y que lleguemos a olvidar incluso los rudimentos más básicos que nos enseñaron en la escuela. Ha habido un cambio abismal, de todos modos. La creciente popularidad que tienen las aplicaciones que sirven para registrar el período, como Clue, y que ahora, además de proporcionarnos un calendario digital de nuestro período, nos dicen lo que nos está pasando en las distintas fases del ciclo, establecen predicciones sobre nuestro estado de ánimo en un día dado basándose en los datos que hemos introducido de nuestros ciclos anteriores. Es la señal que nos indica que la curiosidad va en aumento, que existe un deseo de volver a aprender cómo somos las mujeres en realidad. El deseo de escucharnos a nosotras mismas. El equilibrio mente-cuerpo es una sinergia, pero también puede percibirse como un campo de batalla que resulta confuso. Incluso en el interior mismo, sobre todo en el interior mismo, de nuestra cabeza.

Si primero nos dedicamos a conocer mejor nuestra biología y comprendemos el impacto potencial que nuestro ciclo reproductivo tiene, quizá podamos contemplar entonces nuestras vidas y decir: «Muy bien, pues resulta que esta semana estaré más cansada de lo normal. Vale más que me dedique a tareas menos estresantes, o que haga ejercicio con menos intensidad»; o bien podremos decir: «Durante los próximos días estaré muy susceptible con el mundo y con lo que me diga la gente; y por eso mismo no me machacaré cuando me parezca que mi resiliencia emocional se desmorona.»

Si lo que le pasa a nuestro cuerpo puede influir tanto en nuestra mente, ¿debería resultarnos tan misterioso?

SEGUNDA PARTE

«Hay hierro en su alma durante esos días.
Esa mujer huele como una pistola.»

Jeanette Winterson, *Escrito en el cuerpo*

La anatomía

Para comprender el ciclo menstrual necesitamos, en primer lugar, tener en cuenta la anatomía femenina.

Nacemos con dos ovarios (órganos donde los óvulos se almacenan y se liberan), con un útero (donde un óvulo fertilizado se implanta hasta convertirse en un bebé), dos trompas de Falopio (tubos delgados y serpenteantes que conectan los ovarios con el útero), un cérvix (la puerta de entrada al útero desde la vagina) y una vagina. La vista frontal del conjunto tiene el aspecto de una testuz de carnero: el símbolo pagano representativo de la sexualidad femenina a lo largo de la historia. Un breve repaso a la historia del arte puede darnos una idea del conocimiento y de las distintas maneras de contemplar el cuerpo femenino que nos enseñan en la escuela: confusas y, a menudo, desdeñosas.

En 2016 varios investigadores brasileños afirmaron que Miguel Ángel había ocultado distintas referencias al aparato reproductor femenino al pintar su fresco «La creación de Adán» en el techo de la Capilla Sixtina. Su artículo, publicado en la revista médica *Clinical Anatomy*, destaca que la imagen recurrente de la calavera de un carnero con sus cuernos encaja perfectamente con la anatomía del útero.[3] Defienden que, mediante esas discretas alusiones anatómicas, Miguel Ángel atacó la misoginia católica. (Sus contemporáneos dedicaron mucho tiempo a debatir si las mujeres tenían alma o carecían de ella.) Sin embargo, como el crítico de arte Jonathan Jones manifestó en el *Guardian* en su momento,[4] Miguel Ángel no tenía ningún interés en las mujeres ni en sus cuerpos. Es el candidato con menos probabilidades de ser considerado un artista feminista... «Aunque es un cliché, sin duda es innegable que cuando Miguel Ángel retrata a mujeres desnudas, es obvio que lo que está retratando, en realidad, es un cuerpo masculino, al que luego le pega con torpeza un par de pechos de mármol.»

Quizá Miguel Ángel no fuera el héroe feminista que los investigadores brasileños apuntaron, pero sí se sabe que realizó disecciones anatómicas de cuerpos humanos para poderlos pintar y esculpir con mayor precisión. Es posible que diseccionara a muchas mujeres a lo largo de su vida, pero no se encontró ningún esbozo entre sus hallazgos. Leonardo da Vinci, en cambio, uno de los artistas más grandes que nos ha dado la historia, y además contemporáneo de Miguel Ángel, sí lo hizo.

Los asombrosos dibujos anatómicos de Leonardo se adelantaron varios siglos a su época. Su gran triunfo fue comprender y plasmar en el papel la mecánica del funcionamiento del corazón humano y de la circulación de la sangre más de un siglo antes de que algún científico de formación académica fuera capaz de hacer algo parecido. Leonardo derretía cera y la inyectaba en el corazón de un buey para hacer un molde, luego hacía con él un modelo de cristal y lo llenaba de agua para poder observar cómo actuaban los vórtices. La conclusión a la que llegó fue que una dilatación en la base de la aorta explicaba que la válvula aórtica se cerrara tras cada latido, explicación que no fue confirmada por un cardiólogo hasta la década de 1980.[5] Resumiendo, el hombre era un genio. Sin embargo, lo que resulta interesante es que también se cree que Leonardo fue el primer personaje histórico que dibujó un feto humano con toda precisión y en su posición correcta en el útero de la mujer, dibujándolo como un enmarañamiento de pequeñas extremidades curiosamente conmovedor. También fue el primero en dibujar con precisión el sistema vascular del cérvix, la vagina y el útero.[6] En lo que, en cambio, se equivocó fue en uno de los dibujos que hizo de un feto alojado en un útero, porque dibujo erróneamente las estructuras de las paredes uterinas en forma de peine, como las que había visto tras diseccionar una vaca.

Entre los prodigiosos hallazgos científicos de Leonardo se cuentan lo que, en apariencia, podría ser la naturaleza intercambiable de la carne bovina y la humana: uno de los múltiples malentendidos que han pervivido sobre el cuerpo femenino (y que encuentro muy comprensible, porque estamos hablando de hace quinientos años). En nuestros tiempos lo habríamos comprendido mucho mejor, aunque el ambiente siga impregnado del tufo que desprende el estigma histórico. Pero ya hablaremos de ello más adelante.

Las mujeres nos enteramos de lo que se aloja en nuestros cuerpos y de las funciones que tienen cada una de sus partes en primer lugar a partir de las conversaciones que tenemos con nuestros padres, con otros miembros de la familia o con las amigas. La educación formal solemos recibirla en la escuela, que es donde nos dan clases sobre la pubertad. En general, aprendemos qué es la pubertad cuando nos acercamos a esa edad en concreto, o bien durante los sudorosos e intensos dolores que padecemos. Por mi parte, asistí a la escuela primaria en el Reino Unido durante las décadas de 1980 y 1990, época en que me enseñaron qué es el período, el sexo, qué representa tener hijos y todo lo que hay que saber para no quedar embarazada en primaria (a los diez años más o menos); y luego, puntualmente, durante la educación secundaria (entre los once y los dieciséis años). La idea que subsiste al incluir la educación sexual en el programa educativo, una espera y se imagina, es la de que obtengamos un conocimiento básico de los distintos órganos reproductores de nuestro organismo, del funcionamiento de los mismos y de cómo estos sirven para preservar la especie. (Todos los demás aspectos relacionados con la seguridad, el consentimiento y las emociones suelen enseñarse por separado: el alcance y el nivel de entusiasmo con que se haga es algo que puede variar mucho.) De todos modos, tal y como me sucedió a mí con los detalles específicos de la Crisis de Abisinia que nos dieron en clase de historia, ese aprendizaje fue sumiéndose en una especie de neblina a medida que fui creciendo. Permíteme ahora que te refresque la memoria.

La pubertad

Nacemos con los órganos imprescindibles para el desarrollo de la pubertad. Pero nuestros cuerpos los mantienen desconectados durante mucho tiempo. La edad promedio del inicio de la pubertad en las chicas es once años;[7] sin embargo, algunas empiezan a la temprana edad de nueve, y otras más tarde, a los dieciséis. En general, sin embargo, la primera señal de la pubertad que se observa en las chicas es que los pechos empiezan a desarrollarse. Recuerdo que un día noté que los pezones me sobresalían, como si me hubieran salido dos caramelitos blandos. Eran tan tiernos que aquello me pareció increíble, aunque sea algo normal. A veces, uno de estos pechitos en forma de brote empieza a desarrollarse unos meses antes que el otro; e, insisto, es algo muy normal. A partir de entonces los pechos empiezan a crecer y su forma se va rellenando. Sudamos más, y por eso necesitamos usar desodorante, a menos que queramos, por voluntad propia, ir por ahí oliendo a cebollas trinchadas. Los cambios hormonales que vivimos estimulan las glándulas sebáceas para que produzcan más sebo, y estas glándulas se vuelven extremadamente activas, hecho que suele provocar que nos salgan granos. (Recuerdo que mi frente guardaba cierta semejanza con las imágenes que el rover de la NASA *Mars Curiosity* captó en el Planeta Rojo.) Nuestra estatura aumenta y ganamos peso mientras vemos cómo va cambiando la forma de nuestro cuerpo. Las caderas se nos ponen redonditas, y nos sale más grasa corporal en los muslos, en la parte superior de la espalda y en los brazos (porque se estimulan los estrógenos). En un momento dado, que suele ocurrir dos años después de que la pubertad se haya iniciado, nos viene el período. Con toda la diversión que conlleva. En términos científicos al primer período se le llama «menarquía». En la sociedad occidental, la edad promedio de la menarquía es de trece años. [8]

¿Sabías que aparte de los seres humanos, solo los primates que más se parecen a nosotros y algunas especies de murciélagos y la musaraña elefante menstrúan? [9] Y yo me pregunto si no sería posible fabricar compresas higiénicas que fueran lo bastante pequeñas para ponérselas a una musaraña elefante. Quizá serían unas compresas que medirían dos por dos milímetros. En cualquier caso, en los seres humanos, el inicio del período significa que las hormonas durmientes durante la infancia más temprana se han puesto en marcha. Una diminuta, aunque relevante, parte de nuestro cerebro llamada hipotálamo, que es responsable de enlazar los sistemas endocrino y nervioso, empieza a segregar con regularidad grandes cantidades de una hormona que libera gonadotrofina (GnRH). A su vez, este proceso estimula la glándula pituitaria, otra parte diminuta del cerebro, aunque no en importancia (tiene el tamaño aproximado de un guisante y se aloja tras el puente de la nariz) que a menudo se denomina «glándula maestra», porque controla otras glándulas hormonales del cuerpo, incluidas las glándulas suprarrenales y la tiroides, además de los ovarios y los testículos. La glándula pituitaria empieza a producir la hormona luteinizante (LH) y esa otra hormona que estimula los folículos (FSH), y ambas a su vez provocan que los ovarios de las chicas empiecen a producir más hormonas todavía, que son precisamente de las que más se habla: los estrógenos y la progesterona, conocidas ambas por ser esteroides sexuales. La FSH, la LH, los estrógenos y la progesterona desempeñan un papel muy concreto en la regulación de nuestro ciclo menstrual.

Al inicio de nuestros años reproductivos es muy común que nuestros ciclos no solo sean irregulares, sino que la experiencia menstrual misma difiera bastante de un mes a otro. El primer período puede ser muy breve y presentar un sangrado mínimo, mientras que el segundo puede durar más y presentar un flujo abundante y doloroso. A veces, incluso se salta un mes para luego regresar de forma inesperada. El ciclo se va volviendo más regular al cabo de un par de años y, transcurridos unos seis años, aproximadamente, después de haber tenido el primer período, en general entramos en un ritmo regular y predecible.

Estos años iniciales de irregularidades pueden atribuirse al hecho de que nuestras hormonas están intentando equilibrarse por sí solas. Necesitan ir subiendo y bajando de nivel a lo largo de cada ciclo para cumplir con sus funciones, pero durante los primeros años de la regla, estas fluctuaciones no son tan regulares como para desencadenar la ovulación en todos los ciclos. Cuando no hay una ovulación, este fenómeno se denomina ciclo anovulatorio. En un ciclo normal, el desprendimiento de un óvulo del ovario estimula la producción de progesterona. En un ciclo anovulatorio, que es aquel en el que no se desprende ningún óvulo del ovario, es muy poca la progesterona que se genera. Y las consecuencias pueden ser múltiples y variadas: el período no se produce en las fechas esperadas, el sangrado es más abundante y hay más posibilidades de que tengamos espasmos dolorosos. Los ciclos anovulatorios también son un fenómeno normal en las mujeres que se aproximan a la menopausia, momento en que nuestros niveles hormonales vuelven a cambiar drásticamente.

Los ovarios, por otro lado, empiezan a producir una cierta cantidad de esteroides sexuales masculinos, o de testosterona, durante la pubertad. Esta hormona es importante para las mujeres, porque su papel consiste en fortalecer los huesos y los músculos, los niveles de energía, el bienestar mental y la libido. La testosterona también es responsable de la sensibilidad sexual de nuestros pezones y del clítoris.

Por mi parte, no querría dejar escapar la oportunidad de agradecérselo personalmente.

Los óvulos y la fertilidad

Los ovarios pueden ser pequeños, porque tienen el aspecto de un par de patatas nuevas suspendidas en el abdomen inferior, pero en realidad son un portento. No solo producen hormonas, sino que además contienen cientos de miles de óvulos. Por si fuera poco, venimos al mundo con todos ellos puestos; y eso es algo que te deja de piedra si piensas en lo pequeños que son los ovarios cuando naces. Tu madre nació con todos sus óvulos y eso significa que tu abuela, cuando estaba embarazada, llevaba en sus entrañas una parte de lo que se convertiría en tu persona. Es increíble. Huelga decir que no vamos a tener centenares de bebés, pero sí podemos precisar que la naturaleza nos ha dotado de un gran sistema de apoyo, porque no vamos a tener más óvulos una vez que hayamos venido al mundo. De hecho, nuestra «reserva ovárica», que es el número de óvulos viables que una mujer tiene en los ovarios, va descendiendo desde nuestra concepción hasta llegar a la menopausia. Un estudio dirigido en 2010 por el doctor Hamish Wallace, de la Universidad de St. Andrews y la Universidad de Edimburgo, fue el primero en recopilar este descenso. El estudio de Wallace demostró que, en promedio, las mujeres nacen con 300.000 óvulos potenciales, pero que esta reserva disminuye a un ritmo mucho más rápido del que se había creído.[10]

El modelo de Wallace demostró que, para el 95 % de las mujeres, solo el 12 % de la reserva ovárica máxima se encuentra presente antes de cumplir los treinta años. Y que solo el 3 % sigue vigente a los cuarenta. Cuando se publicó este estudio, diversas fuentes clamaron que era «lo más novedoso que se había publicado jamás para advertir a las mujeres que no debían tardar demasiado tiempo en concebir» (*The Telegraph*),[11] pero lo que el estudio demostró también (con una población relativamente pequeña de 325 individuos) fue la enorme diferencia que podía existir entre las reservas ováricas de cada individuo. Algunas mujeres tenían pocos óvulos, unos 35.000 a lo sumo, mientras que otras tenían más de dos millones. A pesar de que es extremadamente prudente considerar que se da un descenso de la fertilidad a los treinta y tantos años, también es cierto que hay mujeres que sí tienen hijos a esas edades, y también durante la década de los cuarenta. E incluso a los cincuenta. Si te han recomendado que te sometas a un tratamiento de fertilidad como la fecundación in vitro porque te cuesta concebir, te derivarán a un especialista para que analice tu reserva ovárica y pueda predecir la manera cómo tus ovarios reaccionarán al tratamiento.

Si nos estamos planteando tener un bebé, ya sea porque nos preguntamos si podemos tenerlo, ya sea porque lo estamos intentando por activa, la cinta transportadora por la que desfilan todas las historias que conocemos sobre la fertilidad solo contribuye a añadir más incertidumbre a la incertidumbre que nos embarga a muchas mujeres. El discurso es cacofónico. Tanto si estamos hablando de esas mujeres que eligen intentar experimentar la sensación de poder independizarse del tic-tac de sus relojes biológicos como de esas otras que se plantean lo que puede llegar a significar ser madre a los cuarenta ya cumplidos, hay datos y opiniones para dar y regalar. A veces, quizá lo más útil sea plantearse los cimientos y, a partir de ahí, ponerse a trabajar.

La misma definición de «fertilidad» nos dice que es la capacidad que tiene una persona de tener descendencia. Para las mujeres, eso mayoritariamente tiene que ver con la ovulación, con el desprendimiento mensual de un óvulo. Para los hombres, en cambio, se trata de la calidad del semen: el fluido que contiene el esperma y que es eyaculado durante las relaciones sexuales. Las mujeres tienen lo que se llama una «ventana fértil» al mes, que dura uno o dos días y se sitúa cinco días antes de la ovulación y el día de la misma. Aunque, como nos enseñaron en clase de biología cuando íbamos a la escuela, podemos quedarnos embarazadas en cualquier momento del ciclo si tenemos relaciones sexuales con un hombre y no usamos anticonceptivos. Millones de mujeres recurrimos a aplicaciones para el seguimiento de nuestro ciclo y sabemos, en general, cuándo estamos ovulando. Yo uso Clue, pero mi relación es homosexual. No tengo las relaciones sexuales que exigen que tomemos conciencia de cuáles son las condiciones óptimas que nos permiten quedarnos embarazadas. Hago un seguimiento de mi ciclo para estar en sintonía con mis fluctuaciones hormonales y con las consecuencias más significativas que estas tendrán en mi estado de ánimo.

Muchas mujeres que tienen relaciones sexuales con hombres usan aplicaciones anticonceptivas basadas en el seguimiento de su ciclo, como Daysy y Natural Cycles. Y, a pesar de que las aplicaciones cumplen con lo que prometen, las mujeres se siguen quedando embarazadas. Estas aplicaciones, como escribe la periodista Dawn Foster en el *Guardian,* «son tan solo el método Ogino-Knaus, aprobado por el Vaticano, pero revestido de la brillante jerga de Silicon Valley y con una interfaz impecable». [12] Las aplicaciones han sido objeto de un examen detallado. El relevante ensayo que la científica Chelsea Polis firmó y publicó en 2018 demostró que existían fallos garrafales en el examen que se había realizado para defender la eficacia de Daysy. Estas aplicaciones tienen una utilidad parecida a la que tendría una intervención médica. Si además se arrogan que tienen validez sanitaria, deberían aportar pruebas fehacientes. Como argumenta Polis en su ensayo científico, «los materiales publicitarios que existen sobre la eficacia de los anticonceptivos deberían estar sometidos a una supervisión objetiva». [13]

Para conseguir que dos seres humanos se reproduzcan, un espermatozoide debe penetrar en un óvulo para que la información genética de ambos se fusione. El óvulo fertilizado resultante se llama zigoto. En este momento empieza la división celular, y el zigoto, que sigue dividiéndose, es empujado a lo largo de la trompa de Falopio en dirección al útero. Cuatro días después de la fertilización, el zigoto cuenta con alrededor de unas cien células, y se llama blastocito. Cuando el blastocito alcanza el revestimiento del útero, permanece ahí, balanceándose durante un par de días, y luego anida en el interior de la pared uterina (acción que ocurre, normalmente, unos seis días después de la fertilización). En este momento es cuando empieza el embarazo.

Los fundamentos reproductivos del conjunto espermaóvulo adoptan un sistema binario parecido en casi todo el reino animal. Se sabe que hay especies asexuadas, que no tienen necesidad de la presencia de un macho para reproducirse, como algunas especies de agujetas, por ejemplo. También hay animales diseñados para tener crías con un macho, aunque no siempre eligen hacerlo así. El fenómeno de la partenogénesis, o nacimientos virginales, es tan espectacular como inquietante. En 2015 se pudo contemplar por primera vez en el mundo el nacimiento virginal de unos peces sierra. Ese mismo año, un estudio publicado en la revista científica *Animal Behaviour*[14] informaba de que la hembra del insecto palo de hoja seca prefiere embarcarse en la maternidad en solitario porque practicar el sexo con los machos puede resultarle dañino (y, a partir de ahí, saca tú tus propias conclusiones). Todos los retoños nacidos por partenogénesis también son hembras. Si las hembras siguen insistiendo en llevar a cabo esa operación por sí solas, los machos podrían ser borrados del mapa. Las hembras de los insectos son famosas porque se pelean con los machos melindrosos lanzándoles una sustancia química antiafrodisíaca, para empezar; y luego, si estos no se amedrentan tras la operación, los agreden con las patas. Y ya me ves a mí con los puños apretados en señal de rabia por no ser capaz de entrevistar a uno de estos insectos de palo tan iconoclastas.

Las féminas no podemos concebir por nosotras mismas un bebé, aunque, la verdad sea dicha, a muchas nos gustaría ser capaces de hacerlo. Ahora bien, la manera cómo un embrión termina en el útero de una mujer y, sin duda alguna, el lugar de donde proceden las partes constitutivas de ese embrión, o el momento cuando fue concebido, se convierte, gracias a los avances de la tecnología, en una situación que puede variar mucho de lo acostumbrado. Ahora tenemos opciones. Hay esperma de donantes. La IIU. La fecundación in vitro. Desde mi punto de vista, y partiendo de la base que soy una mujer que piensa tener hijos en un futuro, y que además se enamora de otras mujeres, estas opciones tienen una gran relevancia. Sin embargo, el comienzo de una vida humana solo puede darse, a falta de una frase más afortunada, de una única manera; y eso es un hecho tan inevitable como también lo es la fecha de caducidad de nuestro sistema reproductor, que constantemente está lanzando destellos ante nuestros ojos como la linterna de un oftalmólogo.

Hay que decir que la naturaleza no siempre sigue sus propias reglas. Hay mujeres a las que los médicos les dicen que no pueden tener hijos, y luego terminan quedándose embarazadas. Tengo amigas que entran en esta categoría. A muchas mujeres les preocupa no poder tener hijos en un futuro, sobre todo si padecen alguna enfermedad que se conoce que afecta potencialmente a la fertilidad, como el síndrome de los ovarios poliquísticos o la endometriosis. Lo normal es que hasta que no intentamos tener un bebé, no nos damos cuenta de lo fácil o difícil que puede llegar a ser. Cuando vemos que nos resulta difícil concebir, desearíamos haber contemplado esta opción mucho antes. Estas preocupaciones llevan a muchas mujeres a hacerse lo que en el Reino Unido se conoce como la ITV (Inspección Técnica de Vehículos) de la fertilidad: un análisis de sangre que mide la cantidad de una hormona conocida con el nombre de Hormona Anti-Mulleriana (HAM), y que nos da una idea de la reserva ovárica que tiene una mujer.

A las mujeres que sienten que no controlan nada de todo lo que tiene que ver con su fertilidad, esta ITV les brinda una deliciosa sensación de seguridad. Sin embargo, el National Health Service del Reino Unido ha publicado un informe según el cual este análisis es «una pérdida de tiempo y de dinero», que cuesta centenares de libras y, de acuerdo con la opinión de muchos médicos, es otra manera más cómo las carísimas clínicas de fertilidad explotan los miedos de las mujeres. Las críticas parecen justificadas, sobre todo teniendo en cuenta que un análisis sanguíneo no puede dar fe de la calidad real que tienen nuestros óvulos, punto determinante en todo este asunto, y algo que, una vez más, en realidad desconocemos hasta que intentamos tener un hijo.

Un estudio estadounidense publicado en 2017[15] descubrió que estos análisis de fertilidad no predicen con exactitud las posibilidades de concebir que tiene una mujer. Al contrario, los resultados demostraron que no importa la cantidad de óvulos que tenga una mujer en su reserva, porque el factor crucial es si sigue liberando óvulos (si sigue ovulando) con regularidad. Es decir, solo porque los resultados de tu análisis hayan salido normales, no tienes ninguna garantía de que puedas llegar a concebir un bebé. Del mismo modo, un análisis cuyos resultados se salgan de la normalidad no justifica que no puedas quedarte embarazada. Con todas las pruebas sobre la mesa, nadie nos tacharía de cínicas si dijéramos que los médicos de la calle Harley* se están aprovechando de nuestra ansiedad vendiéndonos un «test de fertilidad» que suena muy convincente, pero que, en realidad, no se sostiene.

La tranquilidad sobre nuestra fertilidad está en venta; y esa tranquilidad nos la venden empresas que acumulan ganancias con el paso del tiempo. La congelación de óvulos es otro tema polémico. Apenas pasa una semana sin que aparezca un nuevo titular que haga referencia a este proceso. Era de imaginar. Escribí sobre mi experiencia en el tema para el *Guardian,* en 2015, y desde entonces no ha pasado ni un solo mes sin que algún productor de televisión me haya pedido que me pronuncie sobre el tema cada vez que se conoce un nuevo estudio. La última vez fue Katie Hopkins quien me lo

---

* N. de la Trad.: La calle Harley de Londres tiene fama de contar con el mayor número de consultorios de medicina privada de la ciudad.

propuso, y todo el mundo se sorprendió mucho cuando le dije que no. Sin embargo, eso no quita que lo que está pasando sea muy fuerte.

El primer informe oficial sobre la congelación de óvulos que publicó en el Reino Unido la Asociación de Profesionales de la Fertilidad y la Embriología Humanas (HFEA), expone que, desde 2010, ha habido un aumento increíble del número de mujeres que congelan sus óvulos (un 460 %). [16] El informe también especifica que, a pesar de este aluvión, los ciclos de congelación de óvulos todavía siguen representando un ínfimo 1,5 % de todos los tratamientos de fertilidad que se practican en el Reino Unido. En 2016 solo el 19 % de los ciclos de congelación de óvulos fueron subvencionados por el National Health Service, y fueron prescritos por razones médicas, como, por ejemplo, la de preservar la fertilidad de las mujeres que se sometían a tratamientos de quimioterapia o, como en mi caso, por tratarse de mujeres que no somos fértiles debido a una causa orgánica. El 81 % restante de los tratamientos de congelación de óvulos se llevó a cabo en clínicas privadas, y probablemente por causas que solemos denominar sociales, como, por ejemplo, no haber encontrado una pareja estable o tener problemas económicos o profesionales.

Considerar que una mujer todavía no esté preparada para ser madre, aunque sea consciente de que su fertilidad va en declive, es un argumento que incide en el ámbito de lo social y, cuando menos, es peyorativo. Como también lo es la ley que dicta la duración del período en que una mujer puede tener congelados sus óvulos, si lo ha hecho por razones que no sean estrictamente médicas.

Los expertos en fertilidad están presionando al gobierno para que derogue la legislación que exige que las mujeres que han congelado sus óvulos deben utilizarlos en un intervalo de diez años de duración. Al finalizar este término, las clínicas de fertilidad se verán obligadas a destruir estos óvulos, con independencia de cuáles sean los deseos de la mujer a quien pertenecen (a menos, claro está, que se haya sometido a este proceso de congelación de óvulos porque haya visto comprometida su fertilidad).¿Cómo es posible considerar que la actual legislación restrictiva sea justa?

Como afirma la baronesa Ruth Deech, la bioética y política británica que presidió la HFEA desde 1994 hasta 2002, y que fue una de las personas que, con más fuerza, abogó por que se produjera un cambio legislativo, este límite es arbitrario y no guarda relación alguna con la tecnología actual, que es capaz de conservar los óvulos congelados de forma indefinida. En una entrevista concedida a Victoria Derbyshire, del canal 2 de la BBC, Deech declaró: «Cambiar la legislación es muy fácil, no acarrearía ningún coste y daría esperanza a muchas mujeres. En el plano médico no pasa nada, y, francamente, no entiendo por qué los gobiernos no prestan atención a todo este asunto.» El gobierno, de hecho, no considera que la ley actual viole los derechos humanos. Pero, claro, ¿por qué plantear la irrisoria cuestión de los derechos humanos cuando hay un miedo tan grande de irritar a ciertos diputados del Parlamento? Recordando una reunión que mantuvo con la ministra de Sanidad, Jackie Doyle-Price, Deech dijo: «Creo que le dio miedo que eso provocara el amotinamiento de los que se muestran contrarios al aborto.» Esta ley debe cambiar no solo para estar más en consonancia con los avances tecnológicos, sino para dejar de tratar las esperanzas y los deseos de las mujeres como si fueran pasajeros. No podemos impedir que nuestros relojes biológicos dejen de funcionar, pero de todos es sabido que merecemos tener la opción de tomar nuestras propias riendas si es eso lo que elegimos.

Tampoco podemos ignorar el gran comercio que ha surgido a raíz de la congelación de óvulos. El 81 % de los ciclos de congelación iniciados en 2016 se realizaron en clínicas privadas, y en el Reino Unido a las mujeres les costó, de promedio, unas 3.350 libras esterlinas el intento. Y no estamos hablando de mujeres tontas. Como han puesto de relieve los investigadores de este fenómeno, las mujeres suelen embarcarse en el proceso con una visión realista. Lo cierto es que los avances en las tecnologías de la congelación de óvulos brindan a las mujeres de hoy en día la oportunidad de que sus óvulos sobrevivan durante más tiempo. Y está muy mal penalizar a las mujeres que no han encontrado pareja impidiéndoles ser madres, o presionándolas para que se busquen una porque su fertilidad va en declive.

La congelación de óvulos amplía nuestro abanico de oportunidades, pero también es a costa de un precio, mental y físico, porque todo esto implica que debemos someter a una estimulación hormonal nuestros ovarios, ponernos inyecciones diarias y prestarnos a una extracción quirúrgica de nuestros óvulos con anestesia. En realidad, se trataría de practicar una fecundación in vitro en la que no se implanta ningún embrión al final. Las tasas de éxito no son tan elevadas como pueda parecer, y, aunque las mujeres que se embarquen en el proceso deberían sentirse completamente respaldadas en su decisión, también habría que decirles, para que tomen conciencia, cuáles son las posibilidades reales que tienen de quedarse embarazadas en un futuro. El control de nuestros cuerpos debería empezar por comprometernos seriamente a cuestionar la creciente comercialización de este proceso.

Sobre las elecciones y las actitudes que determinan nuestra decisión de si tendremos descendencia en un futuro, por otro lado, pesa una gran carga social y cultural. Hay jerarquías establecidas. Y en sus entresijos percibimos una gran estigmatización y mucha vergüenza. Las últimas investigaciones indican que muchas mujeres quizá se hayan visto obligadas a someterse a procesos invasivos porque, históricamente, no nos hemos centrado en la fertilidad masculina. Y este hecho quizá podría proporcionarnos indicios sobre a quiénes pertenecen los sentimientos que protegemos más.

Tanto hablar de óvulos me hace pensar en las brillantes huevas de color ámbar que se atiborran en el vientre de los salmones. Esas perlas diminutas y resbaladizas que, con la ayuda de una cucharilla, nos servimos sobre un *blini*. Una vez se lo comenté a mi especialista en fertilidad, y el hombre me obsequió con la misma mirada impasible que me dirigió cuando estaba a punto de insertarme la sonda vaginal de ultrasonidos y le pregunté si no consideraba que debería invitarme primero a cenar. Me cuesta mucho aportar mi granito de arena cuando me veo envuelta en una situación íntima que requiere la presencia de un médico. De todos modos, si hemos evolucionado a partir de los peces, francamente creo que este hombre fue un maleducado por no seguirme la corriente.

Hay aspectos de nuestra anatomía humana que, en realidad, solo podemos decodificar partiendo de nuestros antepasados marinos. Es escalofriante ver cuánto se parecen los embriones humanos, en sus primeros estadios, a los del resto de los mamíferos, los anfibios o las aves; y es bien sabido que todos evolucionamos a partir de los peces. Los ojos de los mamíferos surgen a ambos lados de la cabeza, y luego se sitúan en el centro. En una primera etapa, los seres humanos desarrollan unas estructuras en el cuello parecidas a las branquias, que luego se convierten en el paladar y la mandíbula. Sin embargo, a diferencia de otras criaturas como los tiburones, que tienen los órganos reproductivos situados en la parte superior del cuerpo (a los que en términos médicos se les llama gónadas), los nuestros se originan en la parte superior, aunque luego se desplazan a la parte inferior del torso. En los hombres, descienden hasta convertirse en los testículos. En las mujeres, descienden y se convierten en los ovarios. Es asombroso comprobar los distintos niveles de desarrollo por los que tiene que pasar un diminuto embrión antes de que podamos distinguir que tiene forma de embrión humano.

La sangre

En este proceso mensual para que nuestro cuerpo se prepare con el fin de que pueda albergar un embrión potencial, el ovario selecciona un óvulo para su maduración, y luego se desprende de él enviándolo a través de la trompa de Falopio hasta que este se introduce en el útero. Es aquí donde millones de espermatozoides tienen que nadar, compitiendo los unos contra los otros para hacerse con el privilegio de fertilizar el óvulo. El aumento de estrógenos durante la primera parte del ciclo ya ha provocado que la pared que recubre el útero (el endometrio) se engrose y se llene de sangre con el fin de prepararse para el embarazo. Después de una ovulación, la progesterona aumenta y prepara el endometrio para que se convierta en ese lugar cómodo y acogedor que aloja al óvulo fertilizado para que este pueda convertirse en un feto. Si los espermatozoides no fertilizan al óvulo los niveles de estrógeno y de progesterona producidos por el ovario empiezan a disminuir y, sin esta función de apoyo, el endometrio cargado de sangre se expulsa a través del cérvix y sale por la vagina.

En esto consiste el período: en un fluido complejo constituido de sangre, secreciones vaginales y células de un endometrio ya engrosado. En muy raras ocasiones el periodo es un flujo continuado de un líquido rojo como la sangre. Es muy normal ver grumos cuando el sangrado es muy abundante, y eso, por lo general, suele suceder durante los dos primeros días de la menstruación. A veces esos grumos parecen puñaditos de carne parecidos a las vísceras, tienen la misma consistencia de una medusa y pueden variar mucho en cantidad y forma. (La primera vez que vi uno de estos grumos en el papel higiénico, poco faltó para que me desmayara.) La coagulación (el proceso de formación de coágulos, que convierten la sangre fluida en una materia sólida, o casi sólida) es la reacción que tiene nuestro cuerpo cuando quiere detener el sangrado de una herida: resulta imprescindible para nuestra supervivencia. De todos modos, lo problemático sería que el sangrado menstrual se viera frenado. La mayoría de estudios que se han realizado sobre el tema coinciden en que nuestros cuerpos liberan anticoagulantes para impedir que la sangre menstrual se coagule al ser expulsada. Pero cuando el flujo es muy abundante, estos anticoagulantes no siempre tienen el tiempo suficiente para actuar. Y por eso expulsamos coágulos.

¿Verdad que nadie te había dicho que también podemos expulsar coágulos? Son esos trocitos que flotan en la superficie de la bañera si te has metido en el agua sin un tampón, y que parecen los colgajos deshilachados de algún órgano vital. A mí nadie me había explicado cuál era la verdadera naturaleza de la sangre menstrual cuando iba a la escuela. Y tampoco es que me acuerde, por lo demás. Mi madre tampoco llegó a contármelo. A mí me obsesionaban esos prospectos azules tan bien doblados en las cajas de Tampax, pero solo recuerdo haber leído que las mujeres perdían un volumen de sangre al mes parecido al que cabría en una huevera. Incluso hoy en día me pregunto cómo es posible. Durante mis primeras menstruaciones me quedaba asombrada cuando miraba la taza del inodoro y me preguntaba: ¿Cómo puede ser normal que esto haya salido de mi cuerpo y que no me vaya a morir?

La incredulidad de que hablamos en la mayoría de casos desaparece. Nos acostumbramos a limpiarnos la sangre. Sin embargo, hace poco empecé a usar una copa menstrual, y la primera vez que me la quité (tarea no muy fácil, por cierto), me quedé de piedra al ver su contenido. Como puede verse en los bizcochos borrachos de fruta y crema, va por capas. Encima de la sangre roja, que se deposita sobre un sedimento de tejido oscuro, se veía una capa de un líquido transparente y amarillento. Debí de quedarme mirando el contenido de la copa mientras la sostenía a la altura de mis ojos durante unos cinco minutos. Los tampones y las compresas absorben una gran parte de lo que nuestro cuerpo expulsa cada mes. Pero nunca imaginé que tendría ese aspecto. Tras investigar a fondo en Google comprendí que la capa superior era el resultado de la mezcla de la mucosidad cervical y del plasma transparente cuando ambos se separan de los glóbulos rojos. (¿Verdad que la palabra «plasma» es una de las más agradecidas de pronunciar?) Esta mezcla se separa cuando permanece un cierto tiempo en posición vertical, en el interior de nuestro cuerpo. Si nos movemos mucho, y hacemos volteretas o cabriolas, por decir algo, el líquido segregado sigue mezclado y no se separa haciendo de nuestra vagina una auténtica coctelera.

Durante los primeros meses que recurrí a esta diminuta copa de silicona, sentí ese asombro infantil que te sobreviene cuando ves tus fluidos corporales, y también una creciente admiración por mi cuerpo como tal; un cuerpo que estaba trabajando, preparándose una y otra vez sin dejar de intentarlo. Todavía me asombra tanta ctividad. Cuando vacío la copa, a menudo pienso en ese famoso pasaje de *Carrie*, la novela de Stephen King. La primera novela que este escritor publicó en 1974 perfila, probablemente, uno de los mejores retratos de la menstruación que nos haya dado la cultura pop. Cuando a la protagonista le viene el período por primera vez en las duchas del vestuario del instituto, no sabe nada de la menstruación, de la pubertad ni de todo lo concerniente a su cuerpo. Nadie le había enseñado nada debido al fanatismo religioso de su madre y al dominio que ejercía un padre maltratador. Por eso, cuando la muchacha empieza a menstruar piensa que se está muriendo.

> «Por el amor de Dios, Carrie, ¡lo que tienes es el período!... ¡Límpiate ya!»
>
> Carrie se parapeta en la esquina de uno de los cuatro grandes compartimentos de duchas del vestuario y se desliza de espaldas hasta quedarse sentada. De su boca salen quejidos de indefensión. Llorosa, pone los ojos en blanco. Sus ojos son como los de los cerdos cuando los van a sacrificar.
>
> Los ojos de un cerdo.» [17]

En la película de 1976, que es una adaptación del libro, la pobre Carrie, interpretada por una joven Sissy Spacek, grita y sale de entre el vapor de la ducha mostrando las manos cubiertas de sangre a sus compañeras de clase, que están encantadas de verla tan consternada. «Cierra el grifo», le chillan burlándose y tirándole compresas higiénicas y tampones. Un tampón se le adhiere al vello púbico. Es una escena lamentable. A Carrie la hacen pasar vergüenza por la ingenuidad que demuestra. Es patético. Las descripciones de King, que la retratan como un animal de granja asustado («La muchacha miraba con ojos de boba», «agitaba los brazos, resoplaba y chillaba entrecortadamente»), o bien la pintan como una chica carente de atractivo («sus brazos eran gordezuelos»), no hablan mucho a favor de la chica. Al releer algunos fragmentos de *Carrie* con la intención de documentarme para escribir este libro, me entristeció mucho comprobar la cantidad de veces que King la llama tonta. Los críticos llevan mucho tiempo debatiendo sobre la misoginia de la novela *Carrie,* y sobre el género de terror en general, pero cuando yo pienso en *Carrie,* siempre me viene a la cabeza esta escena de la menstruación. Y siento como un peso en el pecho. Es cierto que, posteriormente, la muchacha ejecuta su sangrienta venganza, y que mata a hombres, mujeres y niños con una crueldad descarnada, pero el tema principal es que la chica es castigada porque es una mujer. King debió de documentarse sobre esa cultura tan real de la vergüenza que existía en torno al cuerpo femenino en la sociedad, en una época cuando la segunda ola del feminismo intentaba luchar por la emancipación del cuerpo femenino tras muchos siglos de opresión, pero, aun así, la menstruación de Carrie sigue siendo una maldición. Al final, la joven termina siendo destruida por ese mismo cuerpo que ella es incapaz de controlar, personificando el tropo de los cuerpos femeninos que provocan espanto, están en desequilibrio y resultan misteriosos. Cuerpos que la luna controla.

¿Nos hemos librado ya de esta noción de misterio, de esta idea de que hay un monstruo histérico al acecho en el interior de todas las mujeres que menstrúan?

La fantasía de la felicidad

Antes de considerar con mayor detenimiento la manera cómo nuestro estado de ánimo puede verse afectado por las fluctuaciones hormonales, es importante, a mi entender, reconocer la presión que, en el plano de fondo, ejerce la sociedad sobre nosotras para que seamos felices y nos mostremos equilibradas todo el tiempo. Tomar conciencia de esta situación puede servir para que entendamos lo que podría estar influyendo en nuestros pensamientos cuando estamos bajas de ánimo, o cuando nos sentimos muy angustiadas, en función del momento del ciclo.

Nos tatúan la palabra «feliz» en la psique desde que somos pequeñas. Cuando aprendemos a comprender nuestras emociones con caritas dibujadas, asumimos que la felicidad no solo es agradable, sino que, además, es obligatorio ser felices. Sin embargo, y a pesar de las muchas y muy diversas maneras cómo podemos obsesionarnos con la idea de la felicidad, lo complicado es precisamente eso: definir en qué consiste. La felicidad es algo difícil de medir o de definir. ¡Y no será porque no hayamos reflexionado acerca de ella! Aristóteles creía que la felicidad iba ligada a nuestra manera de practicar la virtud, y que, en lugar de medirla por momentos, debíamos medirla en función de toda una vida, en función de lo bien que la hayamos vivido, y no en función del modo cómo la estábamos viviendo. Afirmaba que son pocos los que consiguen ser felices, porque eso conlleva un gran esfuerzo y mucha disciplina. En la actualidad, la felicidad se considera no solo un derecho, sino una habilidad que debemos desarrollar, pero en la Edad Media la felicidad se atribuía más bien al destino. La raíz, en inglés antiguo, de la palabra *happiness*, «felicidad», es *hap*, que significa «suerte o destino». Sin embargo, en el siglo XVII este punto de vista volvió a cambiar. El filósofo revolucionario John Locke afirmó que «el afán de todo hombre consiste en ser feliz» [18], que deberíamos trabajar para maximizar el placer y minimizar el dolor. La idea cuajó. Solo con que nos lo propongamos con firmeza y apretemos los puños hasta que los nudillos se nos pongan de color blanco, podemos, es más, deberíamos poder, ser felices, y por esa misma razón lo seremos. Sin embargo, la idea de la felicidad como un estado natural trae cola, en la que vemos un aguijón muy punzante

Si consideramos que ser feliz es lo natural, es fácil, terriblemente fácil, y muy seductor, pensar que nos está pasando algo malo si no lo somos. La tortura reside en cómo luchamos con la versión idealizada que tenemos de nosotras mismas, en cómo deberíamos sentirnos. Estamos empezando a renunciar a esa idea de que si no somos felices es porque no queremos. Pero raras son las veces cuando hablamos de temas como la depresión y la ansiedad, y a continuación no mencionamos la felicidad. Me resulta casi imposible enumerar la cantidad de veces que he vivido momentos difíciles, sobre todo al experimentar el síndrome premenstrual, y me he dicho a mí misma: «¡Pero si yo lo único que quiero es ser feliz!» ¡Cómo si nunca lo hubiera sido! ¡Cómo si no supiera lo que es la felicidad! En esos momentos, es cuando pierdo toda perspectiva. Luego, mi estado de ánimo deriva, sin que apenas me dé cuenta, y descubro que ese peso que sentía en el pecho ha desaparecido, y me deleito con el olor de la ulmaria que crece en los marjales que hay cerca de casa, tocando el pelaje del pecho de mi perro, preparando una buena cena y haciendo planes. Cuando experimento el síndrome premenstrual, todo esto puede sucederme en el curso de una sola tarde. El ciclo de la menstruación a veces se vive como haber alcanzado un nivel superior en el juego de lo que representa tener un cerebro humano complejo. Ahora bien, todos los estados de ánimo, sin excepción, van y vienen. No existe ni un solo estado mental que sea invariable, aunque nos parezca que durará eternamente.

El neurocientífico Dean Burnett desmonta la idea de que somos felices por defecto en su libro *El cerebro feliz: la explicación científica de dónde se origina la felicidad y por qué.* Mantuve correspondencia con él por correo electrónico, y una de las cosas que Burnett me explicó fue la siguiente: «Esta idea es de escasa utilidad, y además es dañina; es tan solo una invención cultural creada por el capitalismo, la competitividad, la psicología pop, las influencias del movimiento Nueva Era y los medios de comunicación ambiciosos. Y pasa por alto, con graves consecuencias para nosotros, el hecho crucial de que ni el cerebro ni nuestras vidas son estáticos, que están en perpetuo cambio.»

Los titulares que prometen revelar cuál es «la clave de la felicidad» son muy apetecibles (y ahora te pondré un ejercicio para que lo hagas: cuenta la cantidad de veces que ves estas palabras durante los próximos quince días), porque nos permiten acceder a lo que cualquiera es capaz de sentir: el enfado por no disponer de una solución fácil que termine con nuestro sufrimiento. Solange Knowles evoca este tormento con gran hermosura en su canción *Cranes in the Sky*[19]

Si podemos conseguir vivir más en paz intentando aceptar que nuestras mentes son tan fluidas como lo es la noción misma de la felicidad (en realidad, este término abarca diversos procesos que tienen su origen en el cerebro cada vez que experimentamos algo gratificante o gozoso), me inclino por pensar que a veces eso implica tener que dar un paso atrás y no centrarnos tanto en los síntomas y las etiquetas (que sirven a distintos propósitos según sean las personas) para así poder poner en práctica lo que representa convivir con nuestra incomodidad en lugar de intentar ahuyentarla instantáneamente. Es obvio que cuando estamos muy bajas de ánimo, y se desencadenan los ataques de llanto y de ansiedad que provocan las fluctuaciones hormonales, no siempre podremos conseguirlo. Pero en esos momentos de mayor tranquilidad, cuando sí somos capaces, vale la pena que nos planteemos la manera cómo nos cuestionamos a nosotras mismas sobre lo que creemos que debería ser para nosotras la felicidad, o de dónde debería proceder, y si, además, somos capaces de suavizar esa manera cómo nos cuestionamos. La felicidad duradera también es, lógicamente, una idea errónea. Como dice Burnett: «Si en todo momento eres feliz, ¿para qué te vas a mover? Una felicidad permanente sería para nuestro cerebro como saltarnos las páginas de un libro e ir de forma directa al final para ver lo que pasa; en realidad, no le sacas tanto provecho a la historia como cuando te metes en ella como es debido, aun cuando acabes terminando en el mismo lugar.»

Los estudios cada vez ponen mayor énfasis en la relación que la felicidad tiene con la manera cómo interactuamos con nuestros congéneres, eso hacia lo que tiende nuestro cerebro. La mayoría de las cosas que hacemos para sentirnos felices (comer, reír, viajar o tener relaciones sexuales) incluyen a otras personas. Emociones como la vergüenza o la culpa solo existen en relación a los demás. Sabemos que los trastornos mentales empeoran con la soledad y el aislamiento. Muchos estudios indican que mantener relaciones significativas con otras personas nos puede aportar niveles más altos de felicidad que los que nos brindan las recompensas materiales o financieras. Que los demás sean tan importantes para nuestra felicidad pone de relieve que el modo cómo los otros se implican cuando nos estamos esforzando no solo nos resulta útil, sino que es crucial para nosotras. ¿Cómo no vamos a sentirnos bien si esta mujer que sufre mentalmente todos los meses cuenta con otras mujeres que conocen esta misma clase de sufrimiento y que, además, tienen ganas de comentarlo? El número considerable de grupos de Facebook y de foros en internet dedicados a este tema nos indica que, sin lugar a dudas, resulta muy útil.

Buscar la felicidad y la estabilidad es una de las motivaciones más poderosas que tenemos en esta vida, pero el favor de verdad nos lo haremos cuando reconozcamos que, tal como le sucede a la marea, la felicidad tiene su vaivén. El ritmo de nuestro ciclo menstrual y de las fluctuaciones hormonales, parecido al de la marea, puede tener una influencia muy significativa en nuestro estado de ánimo.

El ciclo: una señal vital

El ciclo menstrual es como una señal vital más que se añade a la de la frecuencia cardíaca o a la de la tensión arterial. Aunque resulte increíble, el modo cómo nuestro ciclo se comporta puede indicarnos si todo funciona como es debido, si nos está pasando algo malo o si puede llegar a pasarnos algo malo porque estamos atravesando un gran cambio.

La duración del ciclo consiste en el número de días que transcurren entre dos períodos determinados (contando desde el primer día de sangrado hasta el día antes de que empiece el período siguiente). La duración del ciclo normal de una mujer está determinada por distintos factores, entre los que se incluyen los genes, la edad, el estado de salud, el índice de masa corporal (IMC) y si recurrimos a algún tipo de anticonceptivo hormonal. La píldora combinada, la minipíldora, los parches, el anillo vaginal, la inyección o el DIU (un dispositivo intrauterino como el Mirena, por ejemplo) se basan todos ellos en hormonas, y pueden influir de una manera muy significativa en la duración del ciclo, porque toman el mando y dirigen nuestra producción de estrógenos y de progesterona. Estos anticonceptivos frenan las fluctuaciones mensuales normales de estas hormonas en el cuerpo, e impiden que los ovarios hagan madurar a los óvulos antes de liberarlos para que sean fertilizados.

Las mujeres que no han adoptado ningún sistema anticonceptivo basado en un tratamiento hormonal pueden tener un ciclo que dure entre 21 y 45 días durante los dos primeros años. Más adelante, la duración promedio del ciclo será de 28 días, pero eso variará de una mujer a otra. De alguna manera, nosotras somos quienes estamos a cargo de nuestro propio control experimental. Los ciclos regulares que son más breves o más largos, digamos que duran entre 21 y 40 días, se consideran normales, pero si hay un indicador clave en la salud reproductiva es la regularidad.[20] Dicho lo cual, lo normal es que experimentemos ciertas variaciones en la duración de nuestro ciclo. Por ejemplo, un ciclo puede durar 26 días, y el siguiente, 32. La duración y la variación de nuestro ciclo pueden verse afectadas por el estrés, las dietas ricas en azúcar o en cafeína, el *jet lag*, el tabaquismo, el consumo de alcohol y una práctica excesiva de ejercicio, así como por el uso de algún control anticonceptivo basado en la regulación hormonal. Tener períodos irregulares es algo muy común tras haber dado a luz; y también lo es que muchas mujeres no tengan el período mientras dan el pecho.

A pesar de que nuestro ciclo es algo esencial con lo que hay que contar si queremos procrear, y, por consiguiente, es un proceso que tiene una base profundamente sólida, es innegable que nuestro ciclo puede ser sensible a determinados factores que tienen que ver con el estilo de vida que llevamos. A mí me interesa lo peliagudo que puede llegar a ser confiar en un ritmo corporal que, por su naturaleza misma, varía.

Por mucho que haya leído, o me hayan contado, que tener variaciones en el ciclo es normal, cuando me tropiezo con alguna explicación potencial que da cuenta de estas irregularidades, por muy insignificantes que sean, no puedo dejar de preguntarme si no será ese mi caso en concreto. Soy una persona propensa a angustiarse, y a pensar en clave catastrofista, pero creo que, de alguna manera, eso lo hacemos todas cuando hablamos de nuestros procesos mentales y corporales. En especial, porque somos incapaces de poder ajustar nuestro reloj.

Mientras me estaba documentando para escribir este libro, leí un estudio americano publicado en 2002 que planteaba la hipótesis de que los derivados de la cloración del agua para beber podrían afectar a la función del ciclo menstrual y, durante un tiempo, me sentí alarmada. El estudio concluyó afirmando que existía un patrón que relacionaba la menor duración del ciclo con la exposición creciente a los trihalometanos (THM), que es el producto resultante de la clorina utilizada para desinfectar el suministro de agua corriente). De todo eso podía deducirse que los THM podrían influir en la función ovárica.[21] Me puse a leer toda la bibliografía que pude encontrar sobre los THM, y empecé a inquietarme. A mí no me da por pensar si el agua que sale del gripo del fregadero de la cocina será buena o no. La bebo y ya está. Asumo, y doy por sentado, que alguien se habrá hecho cargo de que el agua esté en condiciones para el consumo humano. Sin embargo, sí hubo un tiempo, a principios de la década de 2000, cuando la gente se obsesionó con los THM, y con que quizá no era seguro beber agua del grifo, e incluso llegó a relacionar eso con el aumento de número de casos de cáncer de pecho. Me obligué a dejar de leer esas historias y me dije a mí misma: 1) Estamos en el siglo XXI y vivo en el mundo occidental. Tengo suerte de que la composición molecular de mi suministro de agua esté regulada, y estoy segura de que el agua es apta para el consumo humano. 2) Es casi seguro que todo lo que puedas pensar que influye en el funcionamiento de nuestro cuerpo ha sido objeto de algún estudio realizado a pequeña escala. De todos modos, solo me quedé tranquila cuando verifiqué el alcance de este estudio (que era pequeño, por suerte...) y vi que las conclusiones a que había llegado decían que se necesitaba investigar más a fondo para poder establecer razones de mayor peso (muy cierto, por suerte...) De todos modos, eso no me impidió consultar los estudios más recientes que se habían publicado sobre los peligros que entrañaban los THM para la salud de la mujer, y lo que descubrí fue que incluso eran mucho menos fiables. En el estudio que realizaron unos investigadores españoles en 2018 se plantearon que, con los niveles de THM que teníamos en general en Europa, no podía concluirse que existiera correlación alguna entre la exposición a los THM y el cáncer de pecho en las mujeres. [22] Fue entonces cuando me di por satisfecha. Mi incomodidad había desaparecido. ¡Por fin...!

Si mi ciclo fluctúa, y cuando fluctúa, estas fluctuaciones tienden a durar menos de lo esperado. Mi implicación en todo este asunto de los THM no me dejó ninguna secuela, pero eso no quita que, aunque solo fuera durante un breve segundo, me quedara mirando el fregadero de la cocina sin poder dejar de preguntarme: ¿Podemos echar la culpa al agua del fregadero...? ¿No debería preocuparme tanto por todo lo que me meto en el cuerpo a diario?

Para mí tenía sentido, y me refiero a este pensamiento en bucle. Porque cuando se trata de la salud, y a pesar de ser capaces de comprender racionalmente que nuestra naturaleza es variable, puede resultar muy difícil aceptarlo. Quizá, y debido a los siglos que hemos vivido de temor social ante lo que se ha denominado «lo femenino impredecible», nos hemos visto condicionadas a tomar conciencia de todo ello. Es posible que la mayoría piense que somos muy susceptibles y que nos creemos cualquiera de esas explicaciones que van surgiendo por ahí y que parecen ser tan claras. No dudo, por otro lado, que habrá mujeres que discrepen y digan que somos mucho más fuertes y resistentes de lo que parece para caer en este tipo de conductas. Algunas quizá lo sean, pero a mí, para empezar, me ha costado mucho aceptar que no existe ninguna explicación que justifique un estado corporal o de ánimo determinados. Y a pesar de que conozco su ritmo desde hace casi veinte años, eso es cierto en lo que respecta a mi ciclo menstrual.

En determinados momentos del mes, sin embargo, me cuesta mucho más confiar en mi cuerpo y en mi mente, aceptar que esta vida de mujer que llevo puede ser más enrevesada e impredecible de lo que parece. Y sé que otras mujeres están pasando por lo mismo que yo.

Quizá deberíamos prestar más atención al hecho de que las hormonas sexuales pueden influir en nosotras psicológicamente. Es una dicotomía muy interesante, a mi entender, la que entraña que podemos estar muy desconectadas de lo que nos está pasando en realidad cuando nuestras hormonas fluctúan y, en cambio, nos sintamos tan preparadas para actuar como un policía con nosotras mismas cuando no menstruamos ni sentimos dolores.

Es muy fácil interpretar estas fluctuaciones de ánimo y ponerles la etiqueta de «malas» o de «poco saludables». A menudo, cuando experimentamos fluctuaciones hormonales van seguidas de momentos en los que nos vigilamos constantemente. Si eres una de esas personas que sienten que tienen bajones de ánimo antes de que les venga la regla, ¿nunca te has dicho: «Ojalá fuera de otra manera»? ¿Por qué soy así? ¿Te has dejado caer en este embrollo existencial? ¡Bien sabe Dios las veces que yo lo he hecho! Y es muy duro. Está claro que el ciclo menstrual no es el único proceso que viven las mujeres, y que implica tener fluctuaciones hormonales. Entre los diversos procesos tenemos los anticonceptivos hormonales, los tratamientos de fertilidad, el embarazo, el parto, los abortos, el amamantamiento, la menopausia y las enfermedades reproductivas como la endometriosis y el síndrome de los ovarios poliquísticos (SOP). Todo ello afecta al equilibrio de nuestras hormonas, y tiene toda suerte de efectos en nuestra salud física y mental. Comprender las hormonas y su funcionamiento, y el momento cuando actúan a lo largo de nuestro ciclo menstrual, además de las consecuencias que puedan desprenderse de todo ello, es la clave fundamental para que comprendamos el resto.

Cada ciclo menstrual puede dividirse en cuatro fases principales: la fase menstrual, la fase folicular, la fase ovulatoria y la fase lútea. En la descripción siguiente trabajaremos considerando un período que tiene una duración promedio de 28 días, y daremos por sentado que la menstruación dura cinco días (incluidos esos molestos restos que salen al final y que hacen que no sepamos si vale la pena ponernos una toallita sanitaria). En función de que tu ciclo sea más o menos corto los días variarán, sin duda, pero te harás una idea sobre la estructura y, si llevas un registro de tu ciclo, serás capaz de aplicártela a ti misma.

La fase menstrual (días del 1 al 5)

El primer día del período empieza el primer día del ciclo. Un rápido descenso de los estrógenos y la progesterona provoca contracciones en el suave recubrimiento del útero, y este recubrimiento se expulsa a través de la vagina. El descenso de estas hormonas puede desencadenar un ansia por consumir alimentos ricos en carbohidratos, como el azúcar (chocolate, pasteles, galletas y todas esas cosas tan buenas), el pan y la pasta. La explicación más válida es que la caída en el nivel de estrógenos puede desencadenar un descenso en el nivel de serotonina en el cerebro (que es uno de los moderadores de nuestro estado de ánimo), y entonces el cuerpo nos dice que consumamos más carbohidratos para suplirlo.

No hay dos mujeres que pasen de igual modo por la misma experiencia cuando tienen el período. Algunas sangran poco; otras, en cambio, sangran mucho. El término médico empleado para denominar los períodos abundantes se denomina «menorragia», que puede ir acompañada de un dolor tremendo (dismenorrea). Sangrar en abundancia no significa necesariamente un mal funcionamiento, pero sí puede tener un efecto profundo en nuestros planos físico y emocional y trastocarnos el día a día. Podemos sentir el dolor como unas punzadas en el abdomen que se extienden hacia las lumbares y bajan por los muslos. Podemos sentir espasmos agudos, que son tan fuertes que te dejan sin respiración, o notar un dolorcillo más constante. Como un mordisqueo. El dolor, por otro lado, puede variar de un período a otro. Algunos períodos nos parecerán un soplo de aire fresco comparados con otros que hayamos vivido. En mi caso, yo me pasaba casi todos los meses, al menos un día, metida en la cama, o tumbada en el sofá, sumida en una neblina de paracetamol y codeína. Y cuando tenía un empleo a jornada completa, tenía que tomarme una tarde o una mañana libres una vez al mes debido al dolor de la menstruación.

Este dolor se origina cuando la pared muscular del útero se contrae (se tensa). El útero, en realidad, siempre tiene contracciones, pero son tan sutiles que no llegamos a sentirlas. Durante el período, en cambio, las paredes uterinas se contraen más intensamente para favorecer la expulsión del revestimiento. Lo que constriñe los vasos sanguíneos que revisten el útero, y de forma temporal se interrumpe el suministro de sangre (y, como consecuencia, el suministro de oxígeno) que el útero recibe. En ausencia de oxígeno, el tejido uterino libera sustancias químicas que desencadenan el dolor. Mientras tanto, para evitar las contracciones, el revestimiento del útero también produce compuestos llamados prostaglandinas, lo que es fundamental en toda esta historia asociada al dolor de la regla.

Las prostaglandinas desempeñan un papel determinante al generar una reacción inflamatoria en el cuerpo: es el modo que tiene el sistema inmunitario de abordar las infecciones y las heridas. [23] Las prostaglandinas, que se encuentran en casi todos los tejidos de los seres humanos y de algunos animales, se generan en el útero durante el período, porque, en realidad, es una herida lo que se produce. El revestimiento del útero se rompe, y como conservarlo en nuestro interior podría ser perjudicial para nosotras, las contracciones resultan necesarias para poder expulsarlo de nuestro cuerpo. (Este mecanismo es lo que explica que se usen prostaglandinas para inducir el parto.) Hay estudios que indican que las mujeres que sienten más dolor durante el período quizá hayan acumulado una mayor cantidad de prostaglandinas, o quizá hayan fabricado más de la cuenta. Las prostaglandinas también son las responsables de la diarrea y de la flatulencia excesiva que muchas mujeres experimentan justo antes del período. Pero también durante él, y provocan que los intestinos se contraigan junto con el útero. Tener muchas contracciones implica, por decirlo de algún modo, tener que ir bastantes veces al baño.

Como regla general, podría decirse que, a mayor cantidad de prostaglandina, más dolor. Un exceso de prostaglandina en el organismo se relaciona con una mayor cantidad de achaques y de dolores musculares o reumáticos, de esos que nos recuerdan los síntomas de un resfriado o la gripe, y que pueden hacer que las mujeres piensen que «han contraído algo» justo antes de que les venga la regla. Las mujeres con enfermedades dolorosas, como la fibromialgia, la artritis, la endometriosis o bien migrañas, quizá experimenten un brote de sus dolencias antes de la menstruación, o durante el período en concreto, a causa de todas las prostaglandinas de más que fabrican. Por poner un ejemplo, un estudio realizado sobre una población de 1.697 mujeres y publicado en el *Journal of Headache and Pain* en 2015 reveló que casi el 60 % de las mujeres que padecen migraña afirmaron que consideraban que había una relación entre la migraña y la menstruación.[24]

Un dolor agudo a veces puede indicarnos la existencia de una enfermedad subyacente. Los médicos le dan a este estado el nombre de «dismenorrea secundaria».

Entre las enfermedades que pueden causar un dolor agudo y un sangrado abundante, tenemos:

- La endometriosis: las células que, normalmente, revisten el útero empiezan a crecer en otro lugar distinto, como en las trompas de Falopio, los ovarios y el intestino. Estas células pueden causarnos un dolor intenso cuando las expulsamos. Los tejidos cicatrizados pueden empezar a entrelazar diversas estructuras entre sí formando unas bandas llamadas adherencias que provocan dolores digestivos y abdominales cuando vamos al retrete, o bien al mantener relaciones sexuales. En los casos más severos, las adherencias pueden llegar a causar una obstrucción intestinal, que a veces requerirá una intervención quirúrgica.
- Fibrosis: son tumores no cancerígenos que crecen en el útero.
- Enfermedad inflamatoria pélvica (EIP): el útero, las trompas de Falopio y los ovarios contraen una infección bacteriana y sufren una inflamación severa.

- Adenomiosis: el tejido que, normalmente, constituye el revestimiento del útero empieza a crecer en el interior de la pared muscular.

Un dispositivo intrauterino (DIU), como el Mirena o una espiral de cobre, a veces es el causante de los dolores severos que aparecen con la regla durante los primeros meses de llevarlo puesto.

Cuando las menstruaciones abundantes y dolorosas están causadas por una enfermedad subyacente, es posible que la mujer tenga períodos irregulares, que sienta dolor durante las relaciones sexuales, sufra pérdidas entre períodos o expulse un flujo vaginal que no huele, que digamos, a rosas. Si se presenta cualquiera de estos síntomas, hay que ir al médico.

La fase folicular (días del 1 al 13)

Esta fase se inicia también el primer día del período, y dura hasta la mitad del ciclo. Durante esta fase, el hipotálamo estimula la glándula pituitaria para que libere la hormona folículo-estimulante (HFE), tal y como ya lo hacía incluso antes de nuestro primer período. Los ovarios están constituidos por unos sacos (los folículos), y los óvulos viven en su interior, suspendidos en un fluido. Los folículos presentan distintas fases de desarrollo dentro de los ovarios en un momento dado. La HFE hace lo que su nombre indica, y provoca que un folículo de uno de los ovarios (conocido como el «folículo dominante»), junto con el óvulo que contiene, madure y crezca. Este puede llegar a alcanzar los tres centímetros de diámetro, que sería más o menos el tamaño de una fresa.

A medida que el folículo crece (hacia el final de esta fase) se produce un aumento de los estrógenos. En este estadio, el folículo es la fuente principal que nos proporciona los estrógenos que tenemos en el cuerpo. Y lo que suele pasar es que experimentamos un cambio en el flujo vaginal, que se vuelve más húmedo y viscoso, y además adopta la consistencia de una clara de huevo cruda.

Cuando los estrógenos alcanzan el nivel umbral, el diminuto óvulo ya está listo para emprender su viaje. Una vez que los estrógenos ya han llegado a su punto máximo, el cerebro provoca el surgimiento de la hormona luteinizante (HL) para desencadenar la ovulación. Unas veinticuatro horas después, mediante enzimas que tienen por objeto rasgar la pared del folículo y abrir en él un boquete, el óvulo se abre paso a través de él y se libera.

Este pico de estrógenos que se da justo antes de la ovulación, y en función de la sensibilidad que presentes a las fluctuaciones hormonales, puede provocarte dolores de cabeza, hinchazón, cansancio, náuseas, un bajón de ánimo, ansiedad y dificultad para conciliar el sueño. He vivido durante años estos episodios de ansiedad, de náuseas y de punzadas en la cabeza que parecían venir de la nada, sin que ningún factor estresante los provocara ni hubiera desencadenante alguno que fuera capaz de reconocer (terminas reconociendo estos episodios a medida que pasan los años). Recuerdo que me ponía muy nerviosa al ver qué me estaba pasando, y me decía: «¿Por qué...? Pero... ¿por qué? ¡Si no hay ninguna razón que lo explique!» Este nivel más profundo de autorreflexión, estos pensamientos desesperados en busca de una explicación, son los que nos desquician. Y entonces, lo que parecía que iba a ser una tarde en la que te sentías un poco alterada, se convierte en unos días interminables en los que tenemos la certeza de que estamos cayendo en pendiente y terminaremos sufriendo una crisis nerviosa.

Tras descargar una aplicación para registrar el período e introducir en ella todos mis datos, descubrí que estos episodios que parecían surgir de la nada se producían, sobre todo, antes de la ovulación. No exagero si te digo que para mí fue como una revelación. Tras pasarme toda mi vida adulta gestionando la ansiedad que me asaltaba en distintos aspectos y formas, y a partir de estudiar la mente humana, para nada se me escapa que la idea de que existe una explicación precisa que da buena cuenta de todos esos períodos cuando una está baja de ánimos o sufre ansiedad es un anatema. Nunca dejamos de reaccionar y de adaptarnos a las turbulentas olas de la vida. Los factores estresantes, como las exigencias del trabajo, los problemas en nuestras relaciones, las preocupaciones económicas y las enfermedades, nos generan una gran tensión, y nuestra resilencia (o vulnerabilidad) es el resultado de muchas variables complejas que se hallan en nuestra naturaleza y en la manera cómo nos han criado. Pero, y siempre hay un «pero» para todo, saber que mi biología forma parte de este plan, que la producción de hormonas es algo temporal, a veces ha representado para mí la piedra de toque. Tras consultar mi calendario, entiendo que es posible que me sienta un poco rara durante esos días. Y también soy consciente de lo que me va a suceder. Gracias a eso, y a lo largo de los años, he llegado a sentirme un poco más preparada.

El panel del circuito de la ansiedad

Sabemos que las hormonas sexuales femeninas pueden influir en el cerebro, afectar el estado de ánimo y determinar las reacciones ante las presiones a que nos vemos sometidas.

Y eso es debido a que creemos que tienen influencia en varios neurotransmisores, que son los mensajeros químicos del cerebro. Los estudios todavía no han establecido con exactitud qué sucede en nuestro cuerpo cuando tenemos mucha ansiedad y nos sentimos mal, porque los mecanismos subyacentes son muy complicados. Sin embargo, a medida que seguimos investigando la conexión que existe entre la mente y el cuerpo, podría resultarnos muy útil conocer los hallazgos que se han hecho hasta el día de hoy.

La amígdala, esa parte del tejido nervioso en forma de pequeña almendra que es básica para el procesamiento emocional, interpreta que hay un peligro potencial (que puede ser nuestros propios pensamientos angustiosos) y envía una señal de alarma al hipotálamo, que se comunica con el resto del cuerpo a través del sistema nervioso para darnos la energía suficiente para luchar, quedarnos inmóviles o salir corriendo (huir). El hipotálamo activa el sistema nervioso simpático, que siempre está activo, a un nivel muy básico, para preservar la homeostasis (la estabilidad interna del cuerpo, como, por ejemplo, la temperatura), pero además desempeña el papel fundamental de estimular las reacciones de huida o de lucha. El procedimiento consiste en enviar señales a las glándulas suprarrenales, que, a su vez, reaccionan bombeando la hormona epinefrina (adrenalina), que es la que penetra en el flujo sanguíneo.

Cuando la adrenalina circula por el cuerpo, vemos que se producen cambios fisiológicos. Las manifestaciones de la ansiedad que experimentamos probablemente difieran de una persona a otra (se han documentado, hasta la saciedad, miles de síntomas en todo el mundo), pero sí sabemos que el corazón puede latir más rápido de lo normal para enviar sangre a los músculos y a los órganos vitales. La tensión arterial puede subir. Quizá respiremos más entrecortadamente, y se expandan los alvéolos que hay en los pulmones para que podamos obtener el mayor volumen posible de oxígeno cada vez que respiramos. Todo este oxígeno añadido se envía al cerebro para que esta sensación de alerta acuciante aumente. Las manifestaciones fisiológicas de la ansiedad, en mi caso, suelen consistir en una sensación de náusea, un fastidioso dolor de cabeza, una sensación de hormigueo, mareos y la sensación de que mi vientre podría llegar a convertirse en un arma de guerra. Vamos, para partirse de risa... Es difícil de creer, pero este caos abdominal es reflejo de una función evolutiva. Cuando el cerebro interpreta que nos están atacando, el flujo sanguíneo pasa de los intestinos al corazón, a los pulmones y a los músculos para que podamos salir corriendo a toda velocidad. Es una reacción primaria que todavía no se ha adaptado a la manera cómo vivimos los humanos en la actualidad. En épocas prehistóricas, este traspaso del flujo sanguíneo procedente de los intestinos nos impelía a vaciar la vejiga y a defecar, para despojarnos del más mínimo gramo de materia extra para poder huir de un oso o un mamut a la velocidad del rayo.

Durante el proceso, la adrenalina provoca la liberación de la glucosa (el azúcar en sangre) en el flujo sanguíneo para aportar energía a todo el cuerpo. Todo este sistema se activa con tanta rapidez, y de una manera tan imperceptible, que, a veces, ni siquiera somos conscientes. De hecho, es tan eficaz, que nuestro cerebro puede montarnos en esta atracción de feria hormonal antes de que nuestros centros visuales tengan la oportunidad de procesar la información entrante y veamos de una manera consciente el peligro. Por eso somos capaces de hacer cosas como esquivar a un ciclista que circula a toda pastilla cuando cruzamos un paso de peatones incluso antes de pensar en lo que estamos haciendo, y terminar con esa sensación de canguelo que te da saber que te has librado por los pelos.

Cuando esa subida drástica de adrenalina empieza a menguar, el hipotálamo entra en la segunda fase del sistema de reacción ante el estrés: el eje HPS. (Cada vez que veo estas siglas, me imagino a Alan Partridge pronunciando estas mismas palabras: un buen indicador de aprendizaje, tal como resultó ser, para el examen de psicobiología que entraba en uno de los cursos de mi máster en Psicología.) Este circuito comprende el hipotálamo, la (glándula) pituitaria y las (glándulas) suprarrenales. Si el cerebro sigue percibiendo que hay algo que entraña peligro, el eje HPS reacciona ante una serie de señales hormonales para mantener controlado el acelerador del sistema nervioso simpático. El hipotálamo enviará la hormona liberadora de corticotropina (HLC), que va directa a la glándula pituitaria. Este mecanismo desencadena la liberación de otra hormona suplementaria, la hormona adrenocorticotropina (HACT). Esta hormona se dirige a las glándulas suprarrenales y estimula la producción de cortisol, que es una hormona esteroide, al igual que el estrógeno y la progesterona.

Mientras el cortisol esté invitado a la fiesta, nuestro cuerpo permanecerá en un estado de alarma total. Los niveles de cortisol bajarán cuando la amenaza (o lo que nuestra mente percibe como tal) desaparezca. El sistema nervioso parasimpático, el «freno» que se activa ante tanta conmoción, calma nuestra reacción ante el estrés. Son muchas las personas a las que les resulta muy difícil echar el freno. Y yo soy una de ellas.

El estrés constante mantiene activado el eje HPS. Resulta interesante recalcar que uno de estos factores estresantes puede seguir activo cuando llevamos demasiado tiempo sin comer. Cuando tenemos hambre, liberamos en el estómago una gran cantidad de una hormona llamada grelina, que aumenta nuestra motivación para buscar y consumir alimentos. Ciertos estudios demuestran que los niveles elevados de grelina también podrían activar este eje HPS. Como tenemos receptores de grelina en el hipotálamo, cuanto más circule esta hormona del hambre, más angustiados nos sentiremos. Podríamos incluso decir que sentimos rabia de tanta hambre que tenemos Se han llevado a cabo diversos estudios con animales que demuestran que inyectar grelina en el hipotálamo provoca un aumento de las conductas que parecen ansiosas, y eso implicaría que existen circuitos cerebrales solapados que median entre la ingesta de alimentos y la conducta emocional. Entre el cerebro y los intestinos, por consiguiente, hay, sin la menor duda, una conexión hormonal de categoría M1.

Por suerte, hay diversas maneras de gestionar los efectos que provoca el eje HPS cuando está activado, y unas de las más fáciles es comerte un bocadillo antes de que el hambre haga que te tiemblen las manos y te embarques en una guerra silenciosa contra todos los que te rodean. Son muchos los casos que demuestran que el ejercicio practicado con regularidad disminuye los niveles de cortisol y de adrenalina en el flujo sanguíneo. Practicar con regularidad distintas técnicas de relajación, como el *mindfulness*, puede provocar algunos cambios en nuestra función cerebral, e impedir que la amígdala envíe señales de alarma con tanta ligereza. Nuestras funciones básicas también merecen un respeto. Y sí, ya sé que resulta aburrido leer esta clase de comentarios, pero, de alguna manera, todas queremos que nuestro cuerpo funcione de una manera eficiente, aunque parezca aburrido; piensa que, cuando el cuerpo no funciona bien, es cuando podemos llegar a encontrarnos mal de verdad. Somos máquinas orgánicas que requieren que se cumplan ciertos requisitos para ser capaces de funcionar de una manera óptima. La fórmula fundamental para la vida humana, en último término, sería esa que dice: Prepárate para sufrir si no te concedes todo aquello que necesitas; es decir, una dieta variada, un sueño equilibrado, agua suficiente y cultivar las relaciones con otros seres humanos de manera habitual.

La fase ovulatoria (día 14)

La ovulación suele iniciarse alrededor del día 14 del ciclo. En un ciclo de 28 días, contando los cuatro días de sangrado, eso equivale aproximadamente a unos diez días después de que el sangrado haya terminado, y a dos semanas antes del inicio del siguiente período. Esta guía hay que tomarla de un modo aproximativo, porque ya verás que nunca se presentan dos ciclos idénticos.

Unas veinticuatro horas después de que el cerebro haya desencadenado el incremento de la hormona luteinizante (HL), el óvulo rasga el saco en el que se encuentra. En esto consiste la ovulación. Aunque el óvulo parezca muy pequeño (y mida alrededor de 0,1 mm de diámetro, que en realidad equivaldría al tamaño de un grano de arena), no hay ninguna célula en todo nuestro cuerpo tan grande ni visible a simple vista. Bajo el microscopio, se parece a un planeta: ideal para alojar algo que tiene el poder de iniciar una vida humana nueva.

Aunque algunas mujeres no sienten nada cuando ovulan, otras, en cambio, entre las que yo me incluyo, experimentan mucho dolor. El dolor de la ovulación, conocido como *Mittelschmerz* (palabra alemana compuesta por los términos «medio» y «dolor»), puede ser una experiencia que abarque desde unas leves punzadas, que pueden durar tan solo unos minutos, hasta un malestar intenso que puede llegar a durar un par de días. El dolor en general aparece en uno de los dos costados del bajo vientre o de la pelvis; el costado varía cada mes, en función del ovario del que se vaya a desprender el óvulo. Sentir náuseas es algo habitual cuando el dolor es muy agudo. A mí me suele durar unas veinticuatro horas la difusa y sudorosa inmadurez de esos días.

Cuando ovulamos, el fluido localizado en el interior del folículo, junto con una pequeña cantidad de sangre, se liberan por la acción del ovario. Se cree que el fluido o la sangre, o bien ambos a la vez, pueden llegar a impregnar la pared del ovario e irritar los nervios que revisten la cavidad abdominal; sin embargo, la causa exacta del dolor que provoca la ovulación es desconocida.

Para hacerte una idea de lo dolorosa que puede llegar a ser la ovulación para algunas mujeres, recuerdo una conversación que sostuve sobre este tema con un especialista en ginecología al que llamaré señor C. Un día fui a su consulta del National Health Service para hablar sobre los posibles tratamientos que podía recomendarme para mi síndrome premenstrual. Hablamos largo y tendido sobre la ovulación, porque es en esos días cuando mis síntomas psicológicos empeoran. El señor C me dijo que en muchas ocasiones visita a mujeres que acuden a Urgencias con lágrimas en los ojos diciendo que sienten un dolor muy agudo en el bajo vientre y en la pelvis, y que la única causa clínica que se determina es ovulación reciente.

La endometriosis puede provocar muchos dolores durante la ovulación, como también los tejidos cicatrizados (por ejemplo, de una cesárea o de la extracción del apéndice) que ejercen presión sobre los ovarios y estructuras circundantes como los intestinos. Las infecciones de trasmisión sexual, como la clamidia, por ejemplo, que pueden causar inflamaciones y cicatrices alrededor de las trompas de Falopio, también pueden ser una de las razones de que sintamos dolor durante la ovulación.

La fase lútea o secretora (días 15 al 28)

Esta fase sigue inmediatamente a la ovulación y continúa hasta el final del ciclo. Durante esta fase el óvulo se desplaza por la trompa de Falopio a través de los cilios (unas células que parece que tuvieran pelillos y que se localizan en el revestimiento de las trompas.) Un óvulo maduro vivirá en el interior de la trompa de Falopio entre doce y veinticuatro horas. Es el tiempo de que dispone para conseguir que el esperma lo fertilice. Como llevan diciéndonos desde siempre, a modo de advertencia, el esperma es capaz de sobrevivir más tiempo que un óvulo, incluso cinco días más. Eso significa que, si el esperma entra en el útero unos días antes de que el óvulo se haya abierto camino hacia la trompa de Falopio, aún está a tiempo de fertilizarlo.

Los niveles de progesterona empiezan a aumentar para preparar el útero por si se fertiliza el óvulo y se implanta en el revestimiento de la pared uterina. La progesterona es una hormona sedante y, a medida que aumentan sus niveles, nos puede provocar un bajón. Podemos sentir que estamos físicamente cansadas, mentalmente aturdidas, notarnos más introvertidas y ansiar vivir metidas bajo una mantita y con nuestro chándal de lunares puesto. Una expareja mía le puso nombre a esta manera de sentirnos: *innich*. Y se abrazaba a sí misma mientras la pronunciaba. Parece ser que es una palabra alemana, pero todavía no he descubierto su significado. Además, ella tampoco habla alemán, o sea que… ¡vaya usted a saber! De todos modos, a mí me da igual, y sigo usando esta palabra porque creo que encaja bien.

La Asociación Nacional del Síndrome Premenstrual (ANSPM, o NAPS, según se lean las siglas en inglés), que es un muy buen recurso para las mujeres que sufren dolores, así como para los profesionales de la salud no versados en esta área de la salud de la mujer, sostiene que el síndrome premenstrual puede clasificarse como tal a partir de contar con un determinado número de síntomas, de los que ya se han identificado más de 150. [25] La ANSPM proporciona una lista de los síntomas psicológicos y de conducta más comunes. Como, por ejemplo, los cambios de humor, la depresión, el cansancio, la fatiga o la letargia, la ansiedad, el descontrol, la irritabilidad, la agresividad, la rabia, los trastornos del sueño y los antojos alimentarios. Los síntomas físicos más habituales son una mayor sensibilidad en los pechos, hinchazón, aumento de peso, torpeza y dolor de cabeza. Las observaciones de esta asociación refieren lo siguiente:

> No hay nadie que experimente todos los síntomas que han sido identificados. Uno de estos síntomas puede ser el predominante. Cada uno de los síntomas puede variar de intensidad durante el ciclo, e incluso de un ciclo a otro. Es posible que otros nuevos síntomas hagan su aparición durante el síndrome premenstrual que está sufriendo una mujer. Los síntomas pueden experimentarse de una manera continuada desde la ovulación hasta la menstruación, siete días antes, durante la ovulación

misma, y entonces dura entre tres y cuatro días, y otra vez justo antes de que se produzca la menstruación siguiendo otros patrones. Hay mujeres que no sienten aliviarse sus síntomas hasta el día cuando el flujo es más abundante.

Una serie de estudios muy interesantes indican que las mujeres que en realidad tienen el síndrome premenstrual cada mes podrían ser muy sensibles a la fluctuación de sus niveles de progesterona. Como les sucede a otros esteroides sexuales que son cruciales, los estrógenos, la progesterona puede tener efectos muy marcados en el cuerpo. Puede provocar estreñimiento, porque hace que las digestiones sean más lentas, retención de líquidos (incluida esa hinchazón que trae aparejada), y un hambre canina; por no hablar de los antojos relacionados con alimentos calóricos y grasos. Un estudio de investigadores tunecinos publicado en la revista científica *Annals of Endocrinology* en 2016 descubrió que las mujeres pueden consumir 500 calorías de más al día durante los días previos al período.[26] Y todo eso porque nuestro cuerpo cree que podríamos habernos quedado embarazadas durante la ovulación, y quiere que absorbamos más cantidad de nutrientes de los alimentos que tomamos. La progesterona quiere que comamos por dos. Es interesante destacar que tenemos pruebas que demuestran que los niveles elevados de progesterona en el cuerpo pueden retrasar la cicatrización de las heridas durante esta fase. Un estudio publicado en la revista científica *Clinical and Experimental Dermatology* de 2015 reveló que, cuando se tienen niveles muy altos de progesterona, las enfermedades como el acné, la psoriasis, los eczemas y la dermatitis podrían empeorar.[27] Y argumenta que eso es debido a que la función inmunitaria se encuentra más limitada; es decir, que hay menos capacidad de luchar contra la enfermedad. En la fase folicular, cuando los niveles de progesterona son más bajos, el cuerpo parece capaz de curarse con mucha mayor rapidez.

Comer poco durante la fase lútea puede hacernos más vulnerables a los cambios de nuestro estado de ánimo, que pueden ser importantes. Y ello se debe a que los niveles altos de progesterona nos vuelven más sensibles a las bajadas del nivel de azúcar en sangre. Lo mejor es comer con regularidad y no pasar hambre. Yo siempre llevo conmigo algo para picar, unos pequeños salvavidas para mi estado de ánimo. Los frutos secos me salen de los bolsillos, y están esparcidos incluso sobre la mesa de mi despacho. Los plátanos se ponen negros y se agrietan dejando entrever la pulpa en el interior de mi bolso, que más bien parece la silla de un carro de bebé por el olor que desprende. A pesar de que los incontenibles antojos por consumir alimentos ricos en azúcar pueden ser muy difíciles de combatir en estos momentos, por no hablar del placer instantáneo que nos procuran cuando nos damos el capricho. (Yo me pirro cada mes, sin falta, por esos pasteles de cumpleaños infantiles que venden y que son tan baratos: en concreto, por el de Colin el Gusano, de Marks and Spencer). Quizá no sea muy buena idea ingerirlos en grandes cantidades, porque entonces los picos de azúcar en sangre suben que es un escándalo, y eso mismo provoca que, en muy tiempo, bajen en picado. Como en esta fase somos especialmente sensibles a los bajones de azúcar en sangre, este descenso hará que nos sintamos para el arrastre. Se sabe que los niveles altos de progesterona provocan que la libido caiga en picado, pero, en cambio, también consiguen que nos sintamos más unidas a nuestro compañero o a nuestra compañera. Quizá esa sea la razón de que nos muramos de ganas de que nos abracen, de que nos den la mano y nos acaricien el pelo, y no nos apetece tanto que se lancen a por nosotras buscando el sexo puro y duro.

Al final de esta fase, el óvulo se desintegra si no ha sido fertilizado, y eso provocará que los niveles de estrógenos y de progesterona disminuyan rápidamente. La caída de estas hormonas marca el inicio de las contracciones en el suave revestimiento del útero (que pueden empezar un par de días antes del comienzo de la menstruación, y de ahí el dolor que sentimos durante el período previo al sangrado), y entonces la fase menstrual vuelve a empezar. Es en esos momentos cuando un cuantioso número de mujeres que dicen padecer los síntomas psicológicos que acarrea el síndrome premenstrual refieren que notan una gran sensación de alivio. A mí me suele embargar una sensación de euforia cuando me ocurre, un bienestar casi adictivo, y entonces voy al baño y descubro que me ha venido la regla. Este patrón se repite tantas veces que dudo que sea una coincidencia.

La tiroides

Una de las causas posibles de sufrir irregularidades en el período o de tener un sangrado abundante es padecer un trastorno de la tiroides. Si tienes muchos dolores todos los meses y ni siquiera se lo has dicho al médico, es muy probable que cuando vayas, quiera comprobar la salud de la tiroides. Si no te lo propone él, pídeselo tú. Con un sencillo análisis de sangre bastará.

La tiroides es una glándula endocrina en forma de pajarita que se ubica en el cuello, frente a la laringe (el órgano de la fonación), y está constituida por dos lóbulos, cada uno de ellos del tamaño de media ciruela, situados a ambos lados de la tráquea. La tiroides produce dos hormonas que circulan por el torrente sanguíneo: la tiroxina (T4) y la triyodotironina (T3). En las células y en los tejidos del cuerpo, la T4 se convierte en la T3. Es la T3, derivada de la T4 o secretada directamente como T3 desde la glándula tiroidea, la que tiene actividad biológica e influye en la actividad del resto de las células. Esta hormona es esencial para que las células funcionen bien y conserven nuestro metabolismo en forma (que es el proceso químico al que recurre el cuerpo para convertir los alimentos en energía), y también para preservar las funciones coronaria y digestiva, el control muscular, el desarrollo cerebral, la salud de los huesos y la gestión del estado de ánimo.

Tanto hombres como mujeres son susceptibles de padecer un trastorno de la tiroides, aunque lo más habitual es que lo sufran las mujeres, y eso puede afectar a su aparato reproductor. Las enfermedades de la tiroides están clasificadas en dos categorías: el hipertiroidismo (cuando la tiroides es hiperactiva) y el hipotiroidismo (cuando la tiroides es hipoactiva). Las causas que provocan estas enfermedades son múltiples y variadas. Otro tipo de trastorno de la tiroides es la enfermedad de Hashimoto, que es una variante del hipotiroidismo y, en concreto, está causada por un trastorno autoinmunitario; es decir, que el sistema inmunitario ataca la glándula tiroidea. De todos modos, en realidad desconocemos cuáles son las causas exactas que provocan este fenómeno. Como la tiroides se deteriora con el paso del tiempo, y ese deterioro a veces empieza con una fase hiperactiva, es incapaz de fabricar una cantidad suficiente de la hormona tiroidea y entonces se vuelve hipoactiva.

Entre los síntomas de una tiroides hipoactiva se cuentan los siguientes: cansancio excesivo, mayor sensibilidad al frío, aumento de peso, depresión, estreñimiento, lentitud para razonar, dolores musculares y debilidad, piel seca, uñas y pelo quebradizos, pérdida o debilitación del cabello y, a veces, hinchazón en el cuello cuando la glándula se agranda (el bocio). La enfermedad de Graves, llamada así por Robert Graves, un médico irlandés que fue el primero en diagnosticar esta enfermedad a sus pacientes en el siglo XIX, es la causa más común en los casos de hipertiroidismo que vemos en el Reino Unido, y es mucho más habitual que lo padezcan las mujeres que los hombres. Algunos de los pacientes que padecen la enfermedad de Graves tienen bocio, y otros, además, sufren problemas oftálmicos, o lo que se conoce como la enfermedad ocular tiroidea, en la que los ojos se vuelven prominentes, tanto que parece que vayan a salirse de sus cuencas, y además les duelen mucho. Existe un vínculo entre la enfermedad de Graves, esta enfermedad autoinmunitaria que parece haberla provocado el sistema inmunitario del cuerpo cuando ataca a la tiroides por error y la vuelve hiperactiva, y la endometriosis.[28]

A veces, una tiroides hipoactiva puede provocar menstruaciones más abundantes. Los estudios indican que la causa podría atribuirse a uno de estos tres factores: en el caso de que no dispongamos de una cantidad suficiente de la hormona tiroidea, los ovarios quizá no sean capaces de fabricar progesterona en cantidad suficiente, una de cuyas propiedades es la de disminuir el flujo, y entonces nuestros sangrados serán más abundantes; en segundo lugar, una cantidad insuficiente de la hormona tiroidea puede indicar que no fabricamos suficientes enzimas coagulantes que impidan que sangremos en abundancia; y, en tercer lugar, si no fabricamos una cantidad suficiente de esta hormona tiroidea, no podemos disponer de la cantidad necesaria de una globulina fijadora de las hormonas sexuales (SHBG, según las siglas en inglés), que es una proteína que se fija a los estrógenos y limita la cantidad a la que se ve expuesta nuestro cuerpo. Sin una cantidad adecuada de SHBG, estaremos más expuestas a los estrógenos. Cuando los niveles de estrógenos son muy elevados, el revestimiento del útero puede llegar a engrosarse todavía más, y entonces las menstruaciones serán más abundantes.

Cuando la función tiroidea está dañada, los síntomas del síndrome premenstrual pueden empeorar en algunas mujeres. Si eres una de esas personas que sienten cansancio, que hacen las cosas con lentitud, refieren tener mucho dolor y están muy tristes cuando les viene la regla a causa de las fluctuaciones de sus niveles hormonales, cobra mucho sentido decir que cuando hay un trastorno subyacente de la tiroides, en el que pueden observarse varios de estos síntomas, una llegue a encontrarse incluso peor. Como parte del máster de Psicología tuve que trabajar con un psicólogo clínico del National Health Service que supervisaba dos equipos multidisciplinares: uno trataba a pacientes bariátricos (los que son intervenidos quirúrgicamente para perder peso), y el otro a los pacientes apuntados en el servicio de tratamiento del dolor crónico. Resultó ilustrativo comprobar que había muchas mujeres que parecían padecer una tríada de dolores crónicos (y me refiero a trastornos como la fibromialgia), o que tenían fatiga, presentaban irregularidades en la tiroides y padecían enfermedades del sistema reproductor, como el síndrome de ovario poliquístico, la endometriosis o, por supuesto, los incómodos síntomas del síndrome premenstrual. La explicación de estas conexiones no nos la puede dar un solo y único factor, aunque los defensores de la medicina naturópata afirmen todo lo contrario.

El «estrés suprarrenal», o «fatiga suprarrenal», suele citarse mucho en la medicina holística, sobre todo en relación con la salud de la mujer. La última vez que fui a Los Angeles a ver a mi hermana, porque es allí donde vive, la gente solo hablaba de eso. Esta teoría afirma que las glándulas suprarrenales (las glándulas endocrinas que tenemos justo encima de los riñones y que son las encargadas de fabricar varias hormonas distintas, incluidas la adrenalina y el cortisol) se fatigan, por así decirlo, y pierden parte de su eficacia cuando el cuerpo se ve sometido a una gran presión, ya sea emocional o debida a una enfermedad crónica. Como síntoma principal por decirlo de alguna manera, se cita la fatiga, pero también se citan las ansias de consumir alimentos salados y la dependencia de la cafeína. No existe ninguna prueba científica que sea lo bastante sólida como para que podamos afirmar que la fatiga suprarrenal existe como tal. Las revisiones sistemáticas de los estudios publicados establecen, una y otra vez, que eso no existe. Sin embargo, hay mucho dinero en juego cuando se trata de vender suplementos naturópatas y ofrecer terapias sanadoras a mujeres que se encuentran perdidas porque no se encuentran bien, que quizá tienen síntomas de algún problema orgánico subyacente o, sencillamente, están cansadas de la vida que llevan. El efecto placebo que obtienen de hablar con alguien que les dice que entiende qué les está pasando, que les presta atención, que les puede llegar a dar explicaciones que parecen muy científicas y, en algunos casos, incluso a pautarles analíticas, puede ser muy fuerte.

Lo cierto es que el modo cómo nuestros distintos sistemas hormonales interactúan con nuestra función cerebral, y la influencia que el estrés y la ansiedad pueden tener en el modo de funcionamiento de nuestras hormonas, son muy difíciles de medir con precisión. Se sabe que la función tiroidea puede cambiar durante el embarazo debido a que presentamos niveles más altos de estrógenos, pero cuando se establece esa interrelación, ahí las cosas se complican. Tiene sentido decir que, si una mujer se siente desbordada por los síntomas que presenta una endometriosis, por ejemplo, su estado de ánimo en general se vea comprometido. El dolor te deja agotada. Y estar cansada todo el tiempo puede llegar a convertirte en una persona triste y apática.

Un análisis clínico que indique cuáles son tus niveles hormonales es la única manera de descubrir con precisión el grado de salud de tu tiroides. Un análisis de sangre del tipo «analítica de la función tiroidea» indica los niveles de la hormona estimulante de la tiroides (TSH) y de la tiroxina (T4) en la sangre. Un nivel alto de la TSH y un nivel bajo de la T4 en el flujo sanguíneo podría indicar que la glándula tiroidea es hipoactiva. Si los resultados de la analítica demuestran que tienes una TSH elevada, pero cuentas con una T4 normal, corres el riesgo de que, en el futuro, tu glándula tiroidea sea hipoactiva, momento cuando el médico de cabecera podría recomendarte que te hagas una analítica de vez en cuando para monitorizar el problema.

La mayoría de las mujeres que padecen el síndrome premenstrual no tendrán problemas con la tiroides. Sin embargo, cuando estos síntomas te impiden funcionar bien en tu día a día, vale la pena que se lo digas al médico. Un trastorno de la tiroides detectado a tiempo puede tratarse con muy buenos resultados. La tiroides hipoactiva se trata con unas pastillas tomadas a diario de un substitutivo hormonal llamado levotiroxina en substitución de esa hormona tiroxina que la tiroides no fabrica bien. Al principio tendrás que hacerte varios análisis de sangre hasta determinar cuál es la dosis correcta que necesitas de levotiroxina. En la mayoría de los casos, tendrás que tomar la pastilla durante toda la vida. Los medicamentos antitiroideos se usan para tratar la tiroides hiperactiva y así impedir que la tiroides produzca una cantidad excesiva de hormonas.

TERCERA PARTE

«Varium et mutabile semper femina.»
(La mujer es siempre variable y tornadiza.)

Virgilio, *La Eneida*

Durante siglos se ha considerado que el cuerpo femenino precisa ser regulado y controlado. Incluso en la actualidad, cuando expresamos el dolor que va asociado a nuestro cuerpo, digamos lo que digamos, o bien hagamos lo que hagamos, nos malinterpretarán o seremos objeto de rechazo. Fueron otros (normalmente hombres con mucho poder) quienes decidieron darle un significado y un valor determinados a nuestro dolor. Y eso nos pone las cosas difíciles cuando queremos hablar de lo que nos provoca desazón, porque tenemos miedo de que nos juzguen. Una y otra vez recibimos el mensaje de que siempre hay algo, de que siempre hay alguien, que tiene más importancia que nuestra incomodidad. Hay un vínculo muy claro entre el tratamiento histórico que se le ha dado a la mujer supuestamente histérica (y eso incluye a cualquier mujer, de hecho, debilucha por definición, pero también voluble y poco de fiar, que actúa bajo la influencia de unas hormonas que le controlan la mente) y el movimiento #MeToo, por ejemplo, porque era de esta manera como se les decía a las mujeres que su silencio era más valioso que su dolor. «Calladita estás muy mona», era el mensaje. A las mujeres se les hizo creer que para tener éxito en el futuro tenían que tragarse su dolor y metérselo donde nadie pudiera oírlo ni verlo. Los traumas se bloqueaban a tiempo. Y las reputaciones masculinas quedaban indemnes por encima de todo.

Aún en la actualidad, las mujeres de casi todos los ámbitos de la sociedad encuentran difícil que los demás se tomen en serio su dolor, y creo que es importante que examinemos la razón. A veces ni siquiera nosotras mismas nos tomamos el dolor en serio. Hemos sido condicionadas para creer que cualquier otra cosa que no sea el dolor nos aparta por completo del ideal, porque, históricamente, nos castigaban si incurríamos en lo que se consideraba que eran «excesos». A mí me llevó varios años admitir, en voz alta y clara, ante mí misma y ante los demás, que a veces lo paso francamente mal con los síntomas premenstruales: tengo náuseas que van acompañadas de vómitos grisáceos, dolores de cabeza, dolor en la espalda, pechos más tensos que la piel de un tambor, mucha ansiedad y un estado de ánimo muy bajo, que se caracteriza por la crítica feroz que hago de mí misma, y, por supuesto, no vayamos a olvidar las lágrimas. Y digo que lo admito porque, como mujer, verbalizar un dolor que indeleblemente va ligado al hecho de ser mujer es como llevar una carga. Los síntomas pasan, pero te quedas agotada. En mi cotidianeidad voy trampeando, casi siempre, pero algunos meses la experiencia llega a incidir de plano en mi sentido de identidad. Incluso en las conversaciones de mujeres en las que precisamente hablamos de nosotras mismas, nuestro lenguaje está muy marcado por la historia. Lo llevamos debajo de la piel, en los músculos, en los huesos y en el cerebro. Jane Ussher, una psicóloga que ha escrito mucho sobre los constructos que nos hacemos del cuerpo femenino y de la supuesta locura de las mujeres durante estos últimos treinta años, escribe en su libro *Managing the Monstrous Feminine:*

> A lo largo de la historia, y entre culturas muy distintas entre sí, el cuerpo reproductivo de la mujer ha provocado fascinación y miedo. Es un cuerpo que se considera peligroso y que ha sido profanado, el mito del monstruo femenino encarnado, aunque también es un

> cuerpo que provoca admiración y deseo, embeleso, por los misterios que alberga.[29]

Ussher, al igual que otros psicólogos críticos, afirma que debemos tener en cuenta lo subjetivo que es el cuerpo de la mujer y, por lo tanto, lo subjetivas que serán las experiencias de la mujer que habita en ese cuerpo. Quizá sea esta historia de mitos y de miedos de la que habla Ussher la que me hizo sentir como una especie de traidora por admitir que el síndrome premenstrual me deja completamente fuera de juego. Al fin y al cabo, las mujeres llevan luchando tanto tiempo para sacarse de encima esa imagen de esclavas del ciclo lunar, histéricas y acaparadoras de chocolate… ¿Por qué iba a querer admitir que sufro, o que en cierta manera soy menos capaz, menos estable o emocionalmente fiable por ser mujer?

De todos modos, tiene que ser verdad que mis fluctuantes hormonas son, en parte, las que tejen la trama de la ansiedad en mi vida. Los factores estresantes, como los cielos plomizos, las preocupaciones económicas, las discusiones o tener que llevar al perro al veterinario tres veces en tan solo quince días, van variando en la medida cómo consideramos que somos capaces de gestionarlos bien. Que mi resilencia haya cambiado es producto de muchas cosas, pero mi bioquímica también tendrá algo que ver, ¿o no? Me pregunto qué pasaría si yo no fuera quien en realidad soy: una mujer blanca, con estudios superiores y con una gran tenacidad que dispone del tiempo y del espacio suficientes para ponerse a valorar su salud mental. Quizá si no me viera a mí misma bajo esta óptica forense que me considera una mujer del mundo occidental, estaría más tranquila (o no me sentiría tan inclinada a opinar). ¿Cómo decidir cuándo tengo que dejar de buscar este glorioso y santificado equilibrio hormonal del que habla toda la gente y empezar a aceptarme a mí misma como el proceso en marcha que soy, como un ser en constante movimiento y cambio? ¿Hay algo que pueda hacer?

La feminidad patológica

Es por sentido común, y no por la reticencia de una teoría feminista crítica, que afirmamos que los puntos de vista dominantes en la sociedad sobre los procesos femeninos son los que determinarán nuestra propia perspectiva. Además, tenemos que pensar también dónde encaja aquí el feminismo. El miedo a considerarme a mí misma desde una perspectiva patológica explica en gran parte que me resistiera durante tanto tiempo a ponerme en tratamiento para aliviar mi síndrome premenstrual. ¡A ver si todo esto me pasa porque tengo útero! Pero, al mismo tiempo, era como si mis hormonas tuvieran el poder de controlar ese estado de ánimo mío que supuestamente era normal. Y todas estas cosas provocan una gran tensión interior.

¿Por qué iba yo a conformarme? ¿Dónde trazo la línea entre lo que es propio de mí y lo que no e intento reconciliarme con esta situación? Emprendí el viaje de aceptación de mi ansiedad, reconocí la complejidad de unos hechos traumáticos que había vivido a una edad temprana y, con la ayuda de unos buenos terapeutas, me situé en ese punto en el que ya sé que esta propensión a la ansiedad es probable que nunca me abandonará, aunque llegará el momento cuando sabré gestionarla. Casi todas las veces. Ahora bien ¿debería aplicar esta misma manera de pensar a lo que claramente es un desencadenante de esa ansiedad? Y aquí me refiero en concreto a mis hormonas. ¿Por qué las opciones de tratamiento para esas mujeres tan parecidas a mí que tienen problemas de salud mental provocados por las hormonas son tan limitadas? ¿Mejorará el panorama en un futuro? ¿Podría ser que nuestro sistema de sanidad pública todavía no se haya puesto al día respecto a las realidades contextuales de lo que implica ser mujer y que solo podamos optar a un tratamiento integral, minucioso e individualizado si podemos permitirnos pagar un ojo de la cara por él?

Para responder a todas estas preguntas, tenemos que reconocer el hecho fundamental de que el estigma que va asociado a los procesos reproductivos de la mujer sigue vivito y coleando. Sé que eso es así, todas nosotras sabemos que es así, porque, en caso contrario, no sentiríamos esa repentina sensación de alivio cuando alguien se atreve a hablar del período, de lo que significa en realidad el parto, el aborto o la menopausia, y otras mujeres exclaman: »¡Ay, gracias a Dios que puedo hablar de esto!»

Este estigma es como un iceberg. La punta superior, la que sobresale del agua, es el sufrimiento diario que padecen las mujeres en su ciclo menstrual, en el embarazo, en la menopausia o en cualquier otro proceso por el que estén atravesando; estamos hablando de un sufrimiento que no se sienten capaces de expresar en su plenitud, quizá por miedo a sentirse avergonzadas, a repugnar a los demás o porque les preocupe un posible despido. La estructura profunda de ese iceberg es el modo cómo la sociedad ha contemplado y tratado, trata y contempla todavía, la salud y el dolor de las mujeres, y toda esa miríada de problemas que acarrean consigo.

Una noche de verano cuando viajaba en el Metro en la hora punta, miré alrededor y me fijé en todas las mujeres que iban en el vagón. Mujeres maduras vestidas con traje chaqueta que se marchaban pitando hacia los barrios residenciales al finalizar el trabajo. Mujeres embarazadas que se llevaban las manos a los riñones cuando se levantaban de sus asientos.

Adolescentes pringosas de sebo que olían a Daisy, el perfume de Marc Jacobs. Mujeres mayores que se sostenían en pie, estoicamente, junto a las puertas. Todas ellas tenían alguna historia que contar sobre su sistema reproductor y el modo cómo este había influido en sus vidas. Me pregunté si habrían hablado del tema con alguna otra persona, si habrían compartido el dolor que debían de haber sufrido. Me fijé en una anciana que apoyaba la cabeza en el cristal y pensé: ¿cuánto tiempo llevas guardando tu secreto?

Las huellas

El mundo externo influye en nuestro mundo interior. El cuerpo no existe en un vacío sociocultural. La membrana que se ubica entre nosotras y el mundo es permeable en más de un sentido. No solo estamos hechas de carne y hueso. Sin duda hemos venido al mundo con una constitución genética que predeterminará algunas de nuestras características fisiológicas (el cabello y el color de los ojos y de la piel, por ejemplo). Y, en algunos casos, ciertas patologías (o enfermedades), pero ¿hasta qué punto la sociedad y el mundo en que hemos nacido modelan nuestra manera de pensar?

El debate naturaleza versus crianza es uno de los temas filosóficos más antiguos que encontramos en el seno de la psicología, si es que no es el más fundamental para comprender cómo somos en tanto que especie. En la actualidad, se acepta que ambos factores desempeñan un papel crítico, pero vale la pena revisar alguna de las ideas históricas que se alojan en el origen mismo de este campo, sobre todo si lo que nos preocupa es la conexión que existe entre el cuerpo y la mente.

En el siglo XVII el filósofo John Locke, en el *Ensayo sobre el Entendimiento Humano*, popularizó la teoría de la *tabula rasa* (o pizarra en blanco) de Aristóteles, que afirmaba que al nacer la mente de los humanos está vacía y carece de ideas innatas. Por extensión, nuestra mente estaba constituida por la experiencia y el conocimiento (que dejaban su huella en la pizarra). La postura de Locke ha sido rebatida varias veces a lo largo de los siglos, y no concuerda con los hallazgos de la neurociencia moderna. Conforme las herramientas de que disponemos para estudiar el cerebro se han ido volviendo más sofisticadas, hemos podido aprender que, de hecho, el cerebro está preorganizado y programado para procesar la información sensorial, las emociones y el control de la motricidad; pero también sabemos que las partes del cerebro encargadas de estos procesos afinan sus funciones con el paso del tiempo. Aun así, Locke sigue siendo considerado uno de los padres de la epistemología, que es el estudio del origen, la naturaleza, los métodos y los límites del conocimiento humanos. La idea de una pizarra en blanco puede resultar atractiva para quienes encuentren inquietante la noción de que estamos determinados por los genes. Por otro lado, la teoría también implica que la sociedad no conoce límites para modelar la psicología del ser humano. La postura de Locke, aun cuando somos conscientes de lo compleja que resulta la interacción de las distintas variables que constituyen lo que sabemos y nuestra manera de congeniar con el mundo, es una verdad como un templo: cuán permeables somos al mundo en el que hemos nacido; permeables ante las cosas y las personas que aparecen en nuestro entorno en las distintas etapas de nuestra vida. Esta idea es importante cuando tratamos de comprender las relaciones existentes entre la mente y el cuerpo de las mujeres.

Desde el primer momento en que me vino la regla, sentí la necesidad de ocultar ese cuerpo que se había vuelto fértil. O, al menos, las partes más problemáticas, vaya. La atracción que ejercían mis pechos, mis piernas y otras zonas de mi piel desnuda se manifestaba con mayor claridad a medida que iba creciendo. He celebrado, y también he rechazado, esta misma atracción en distintos momentos de mi vida. La incomodidad y la vergüenza que por instinto sientes ante el proceso natural de la menstruación, de todos modos, nunca me han abandonado. Empezó con la sangre y el dolor, con el mensaje que me enviaba este cuerpo de carne y hueso. Durante muchos años la vergüenza y, más tarde, el asombro que sentía ante mi propio cuerpo, me resultaron imposibles de expresar. No me salían las palabras de la boca, porque no sabía qué palabras elegir. ¿Cómo empezar a explicar algo así? ¿Cómo decir lo indecible?

Aunque pueda deprimirnos oírlo en la sociedad moderna y occidental en la que las mujeres hemos luchado más que nunca por una igualdad sistémica, es un hecho que durante siglos nos han contado que nuestros cuerpos reproductores eran aberrantes y tenían que ser controlados. Regulados. La sociedad sigue moviéndose hacia delante, pero muy despacio. Como mujer nacida en la década de 1980, soy producto tanto de la sociedad progresista en la que vivo como de los usos que impusieron las sociedades precedentes. La historia no desaparece. Solo podemos alcanzar a comprender por qué sigue existiendo el estigma que va asociado a nuestros procesos reproductores si destinamos unos minutos a considerar el panorama anterior.

En *Managing the Monstrous Feminine*, Jane Ussher argumenta que la menarquía señala el inicio de la vigilancia del cuerpo fértil, y marca el punto cuando «la niña se convierte en mujer; cuando la inocencia de la infancia puede trocarse en el paquete de monstruosidades que asociamos a una fecundidad abyecta». Es bien cierto que, en función de la cultura en que se encuentren, nuestros cuerpos se posicionan de distinta manera cuando empiezan a menstruar. La sangre a menudo se convierte en un signo de contaminación que hay que disimular con sumo cuidado. La menstruación en sí misma es considerada causa de debilidad y de desconfianza. Y, sin embargo, también empezamos a ser vistas como objetos sexuales, seductoras y amenazantes: un papel complicado que desempeñamos durante el resto de nuestras vidas, hasta que nos llega la menopausia, y esta falta del ciclo menstrual (junto con la pérdida de nuestra capacidad de traer hijos al mundo), nos marca y nos convierte en viejas brujas arrugadas que no inspiran deseo alguno. Todo un nuevo ecosistema de estigmas cobra vida.

Por supuesto, también hay mujeres que vivieron una experiencia positiva y divertida con su primer período. Tengo un par de amigas cuyas madres les organizaron una fiesta para celebrarlo. Por eso me parece justo afirmar que, si el inicio de la menstruación fue algo positivo, probablemente debió de ser así porque estas mujeres contaron con alguien que estaba preparado. Alguien para quien los cuerpos y las funciones que estos desempeñan forman parte de sus conversaciones diarias. Es obvio que nuestros padres influyen en la relación que tenemos con nuestro propio cuerpo de una manera relevante. Existen muchas y muy variadas normas culturales ligadas a nuestras secreciones corporales, y el modo cómo las censuramos o nos mantenemos alejadas de ellas, en gran parte se debe a lo que nos enseñaron y terminamos por integrar durante nuestra primera juventud.

Los fluidos

Las distintas categorías que damos a las funciones corporales destinadas o no al consumo público siempre me han causado (a falta de una expresión mejor) fascinación. La mayoría de personas no consideramos que sea un problema sonarnos estrepitosamente la nariz con un pañuelo desechable para limpiarnos los mocos cuando estamos en un lugar público y tenemos un resfriado. Y nos da igual cuando hacemos ruido al mear en un retrete público, aunque nos puedan oír las que están haciendo lo mismo. Los hombres lo hacen de pie, uno al lado del otro y sin compartimentos divisorios, en los urinarios. Hay gente a la que poco le importa hacer sus necesidades en los retretes públicos; y me refiero a esas personas que no dedican ni un solo minuto en malgastar el tiempo forrando de papel higiénico la taza del váter o recurriendo al truco de tirar de la cadena con una exactitud cronometrada para sofocar el ruido. (Hay retretes en Japón que hacen todo eso por ti, y más cosas todavía de las que podamos imaginar. Me muero de ganas de descubrir qué se siente cuando setenta y ocho variaciones secuenciales de agua a presión apuntan a tus nalgas desnudas, al tiempo que una música *gagaku* suena en un altavoz.) A otras personas, en cambio, les da pavor que alguien las pueda oír (y aquí es como si oyera la voz de mi padre) haciendo popó. Hay gente que encuentra muy normal escupir en la calle, o eructar viajando en transporte público. Lo cierto es que, aunque todos somos seres que olemos mal, metemos ruido y expulsamos fluidos, los límites psicológicos que ponemos a todo eso varían en función de lo que estemos expulsando, del lugar dónde lo hagamos y de la manera cómo hablemos de todas estas cosas.

De pequeña viví en un hogar en el que no se consideraba problemática la desnudez. Nos bañábamos todos juntos, íbamos al retrete y dejábamos la puerta abierta y ventoseábamos con toda naturalidad. Mis hermanos y yo debíamos de considerar la desnudez menos interesante incluso que dar vueltas corriendo alrededor de las alfombras. Mi hermana y yo nos acicalábamos la una a la otra como suelen hacer los chimpancés, y todavía lo hacemos cuando podemos, porque ahora ella vive en la otra punta del planeta. En cualquier caso, a todos nos enseñaron buenas maneras, y nos dijeron que lo que hacíamos o decíamos en casa no siempre es lo que se hace o se dice en público, o cuando estamos con otras personas que no conocemos bien. Ahora que ya soy adulta, no me ando con muchos remilgos para hablar de mis funciones corporales. Soy capaz de leer las señales que me envían los demás, por supuesto, pero mi punto de referencia, sin lugar a dudas, es el de compartirlo todo. En líneas generales, siempre he tenido lo que considero que es una relación sana con mis funciones corporales. Sin embargo, aquella apertura total que mostraba de pequeña cambió cuando me vi en la encrucijada de la pubertad.

A medida que mi cuerpo se iba desarrollando, me moría de vergüenza cada vez que mamá colgaba en el tendedero mi sujetador para hacer ejercicio de la marca Tammy Girl. Y cuando me vino el período, la idea de que mi ropa interior manchada de sangre, o incluso la caja en que venían los tampones, quedara a la vista de todos (incluso de mi dulce, comprensivo y, en principio, impávido padre), me resultaba insoportable. Estas funciones eran, y son, distintas de las demás. ¿Pero, por qué? ¿Por qué la sangre que sale del cuerpo de una mujer, de mi propio cuerpo, cotiza tan al alza ante quienes se andan con tantos remilgos? Y no hablo solo de la sangre, sino de lo que esta significa: que eres una mujer, y, además, una máquina temperamental de dar a luz.

Recuerdo cuando Kiran Gandhi, una corredora de la Maratón de Londres de 2015, captó la atención de todos los medios internacionales porque hizo toda la carrera menstruando. Durante las horas previas al inicio de la carrera, mientras se estaba preparando, Gandhi se dio cuenta de que acababa de venirle la regla. «No conozco a ningún hombre que se meta un trozo de algodón entre las pelotas para salir a correr 42 kilómetros», dijo en el podcast de ABC *Ladies, We Need To Talk.*[30] «Tuve que tomar una decisión drástica, y prioricé mi comodidad; por eso decidí salir a correr, aunque estuviera sangrando.» Gandhi sabía que su decisión se interpretaría de una manera muy radical. «Sabía que estaba luchando contra un estigma, enfrentándome a la vergüenza que sentía, pero también sabía que estaba en mi derecho de hacerlo.» En el apartado de las imágenes de Google, podemos ver una gran cantidad de fotografías de Gandhi terminando su primera maratón con una enorme mancha oscura entre las piernas. En cuanto a mí, y a pesar de que soy una mujer fascinada por todo lo que expulsa su propio cuerpo, encuentro asombroso que podamos ver estas imágenes, porque esta clase de cosas no suelen verse nunca. Las ocultamos a cualquier precio. «Hacer lo que hice me dio mucho poder», comentó la corredora. «Me dije a mí misma que lo que estaba haciendo era increíble... que estaba corriendo y menstruando a la vez... Y tuve una inmensa sensación de poder.»

La carrera que Gandhi hizo mientras menstruaba fue muy intensa, sobre todo porque sabemos lo lejos que las mujeres son capaces de llegar para ocultar la sangre de la menstruación. La doctora Carla Pascoe, investigadora de la Universidad de Melbourne, se ha especializado en estudiar los cambios de actitudes respecto a la menstruación durante este último siglo. En una entrevista que concedió a ABC Australia, Pascoe dijo que este tabú se había convertido en algo «sutil y complejo». «Y, fundamentalmente, si podemos decir que todavía existe un tabú en todo lo relativo a la menstruación, es porque todavía hay gente que gana dinero a su costa. Si analizas bien los anuncios de las empresas que fabrican productos de higiene íntima, la mayoría se resumen así: «Compre nuestro producto, porque podemos ofrecerle la manera perfecta de disimular su menstruación». En un artículo titulado *Silence and the History of Menstruation*, Pascoe entrevistó a varias mujeres, cuyas franjas de edades eran muy distintas, que explicaron lo lejos que estaban dispuestas a llegar para ocultar que tenían el período.

> Las mujeres me contaron que cuando iban a casa de alguien y en el baño no había un cubo para tirar el papel higénico, envolvían la compresa o el tampón en papel de váter y los metían en el bolso para tirarlo luego, al llegar a casa. Y estoy hablando de mujeres adultas. Entre las adolescentes, había una que envolvía y metía las compresas en una bolsa que colocaba debajo de la cama porque no quería que su familia la viera tirando esas cosas a la basura. [31]

Pascoe dijo que las mujeres también disimulaban cuando iban al supermercado a comprar productos para su higiene íntima, y que les costaba mucho hablar del período, incluso con su propia pareja sentimental. «A menudo, incluso en el espacio compartido con nuestras relaciones íntimas, percibimos una cierta sensación de incomodidad,» siguió diciendo Pascoe. «A las mujeres les resulta difícil considerar si pueden mantener relaciones sexuales durante el período, porque no saben si eso les repugnará a los hombres.»

La palabra «repugnar» es un término muy interesante, porque, en general, es una reacción que se produce a la vista de algo que es animal o visceral. Implica que, muy a su pesar, la persona está expulsando al exterior algo que forma parte de su naturaleza, algo que, curiosamente, guarda una cierta similitud con la intrigante expresión «fuera de sí». Fijémonos en que recurrimos a esta expresión siempre que describimos una experiencia que entraña una gran intensidad emocional, sea positiva o negativa. La literatura inevitablemente recoge esta expresión y nos retrotrae a los tiempos de la antigua Grecia cuando «al lado» significaba «lejos de» o «fuera del interior de». Para los griegos de la antigüedad, las experiencias perturbadoras o eufóricas podían provocar que el alma de una persona saliera del cuerpo y, de hecho, permaneciera a su lado, junto a ella.

Una de las voces más acertadas que refieren el miedo que sentimos cuando vemos lo que excreta nuestro cuerpo es la de la psicoanalista y filósofa búlgara Julia Kristeva. En 1980 esta autora escribió un ensayo muy extenso titulado *Powers of Horror*, que trataba sobre el tema de lo abyecto. Según Kristeva, lo abyecto guarda relación con la reacción de terror que los humanos experimentan ante la amenaza de una ruptura del significado. El ensayo comienza así: «Se cierne sobre nosotras, en lo tocante a lo abyecto, una de esas violentas y oscuras revueltas del ser que apuntan a la amenaza que parece emanar de un exterior o un interior desorbitados, que es expulsada más allá del alcance de lo posible, lo tolerable o lo impensable.»[32]

Esta reacción, según plantea Kristeva, es causada por la pérdida de la distinción existente entre el yo y el otro, entre nosotras y otra cosa distinta o, por lo general, otra persona. Y lo que, como regla general, provoca la reacción más fuerte de todas ellas es la visión de un cadáver: el recordatorio más escalofriante que tenemos de nuestra propia naturaleza orgánica. Contemplar un cadáver humano es presenciar el recordatorio de que estamos hechas de una materia que puede morir, y que, de hecho, morirá, que puede descomponerse y dispersarse en esporas como un melocotón podrido. En la actualidad, es probable que la mayoría no veamos muchos cadáveres a lo largo de nuestra vida, pero Kristeva creía que existían otras cosas que provocaban la misma reacción en nosotras. En concreto, hablamos de los fluidos o secreciones corporales: pus, sudor, leche materna, heces, orina, semen, mucosidades; y también la sangre.

Todo eso implica que nuestro cuerpo carece de límites. Y, sin límites, la noción que tenemos de nosotras mismas como seres controlados peligra. Ver estos límites, oírlos u olerlos, aunque sea durante un breve lapso de tiempo, puede hacernos sentir que estamos en el interior del otro, que formamos parte del otro. Que somos amorfas. Inestables. En alguna parte recóndita y primigenia de nuestro ser, todo eso resulta amenazante. Repugnante, en el sentido más amplio de la palabra. Y esta idea de lo que es abyecto podemos aplicarla a la manera cómo el cuerpo femenino fecundo es contemplado y considerado en la sociedad.

Con nuestras secreciones, ondulaciones y pliegues, que se multiplican por diez cuando entramos de plano en el tema de la reproducción, damos la impresión de andar desatadas por la vida. Estamos muy lejos ya de ese yo prepubescente de silueta vertical (que todavía no ha sufrido el cambio que provoca la fertilidad), y todavía más lejos de las líneas diáfanas que tiene el cuerpo masculino. Nuestras curvas y nuestros fluidos nos hacen más parecidas a los animales, que, siguiendo el razonamiento de Kristeva, podrían servirnos de recordatorio de lo frágiles y mortales que somos. La muerte del cuerpo humano provoca un asco extremo. Planteárnoslo en todo su realismo nos revuelve por dentro.

Por supuesto, solo estamos apuntando algunas ideas que puedan ayudarnos a comprender cuál es el lugar que ocupamos en el mundo, y no estamos obligadas a comulgar con ellas, ni a pensar que tenemos que aplicarlas a nuestra propia vida. Y eso es porque los cuerpos de las mujeres no son abyectos. Nuestra constitución no es peligrosa, impredecible ni terrorífica porque en ella pueda crecer un bebé, y porque se prepare para eso todos los meses. Lo único que ocurre es que nuestros cuerpos han sido, por decirlo de alguna manera, adscritos a este ámbito.

La histeria: «un animal en el interior de otro animal»

«Un animal en el interior de otro animal» es la definición que Areteo de Capadocia, un médico griego, dio del útero. Dijo que era un órgano que «se mueve por sí mismo, que va de un lado a otro y está situado en los costados».

En la antigua Grecia se creía que el útero de la mujer «vagaba errante por el cuerpo». Las mujeres de aquel entonces tenían el mismo sistema reproductor que las actuales y, sin duda alguna, debían de experimentar los mismos cambios psicológicos y fisiológicos que nosotras debido a las fluctuaciones hormonales del ciclo, del embarazo y la menopausia. Dado que las hormonas y los cuerpos femeninos en general nunca se llegaron a comprender del todo, las mujeres, debido a sus cambios de humor y a lo volubles que se mostraban, fueron consideradas seres irracionales incapaces de controlarse. Desprovistos de medios para enmendar su mala biología, por decirlo de alguna manera. La conducta errática (palabra que procede del verbo en latín *errare*, y que, por supuesto, significa «errar» o «deambular»), que la mujer manifestaba fue denominada «histeria».

En la época victoriana, la histeria mantenía una estrecha relación con la moral. Cuando una mujer ingresaba en un manicomio con un cuadro extremo de histeria, apartarla de la vista del público y diagnosticarle una enfermedad era como darle la oportunidad de que pudiera seguir conservando su dignidad y su reputación. Asimismo, los manicomios eran el sitio para restaurar el honor de las mujeres de mala vida, término que se usaba en general para describir a las mujeres de clase baja que habían mantenido relaciones sexuales fuera del matrimonio y, por supuesto, a las prostitutas. Se creía que estas mujeres habían perdido el control, y que, por eso, se hallaban sumidas en el pecado y albergaban los deseos más impíos.

Recordemos, una vez más, lo vago y subjetivo que podía llegar a ser un diagnóstico de histeria. La paciente diagnosticada de histeria presentaba alguno de los síntomas incluidos dentro de un amplio abanico de manifestaciones entre las que estaban las siguientes: nerviosismo, insomnio, hinchazón, respiración entrecortada, conducta alborotadora, deseo sexual, desmayos o irritabilidad.

La mayoría de las mujeres establecen sus propias asociaciones con la palabra histeria. Las mías son abundantes. Son producto de muchos años de cultivar en secreto en mi interior el delicado fermento de la creencia de que rozo el borde de la locura, o de que estoy a punto de perder el control; y me refiero al control de mis emociones, de mis apetitos, de mi sexualidad, de mis fantasías, de mi cuerpo y de su húmedo mundo interior. A veces creo que estoy en un tris de explotar; y de soltar cualquier cosa, lo que sea, porque ignoro qué es, de soltarlo sobre cualquiera y sin saber la razón, porque siempre he creído en secreto que soy, bueno... que lo que soy, por decirlo de alguna manera, es demasiado intenso. Casi todas las mujeres que conozco, y con ello quiero decir que conozco bien, me han hablado de estas creencias, y me han dicho que, en general, se sienten arropadas por ellas, porque si admitieran el miedo que les da, eso significaría que tendrían que enfrentarse a la idea de que quizá, y probablemente, nuestra autonomía no sea tan inherente a nosotras, que nuestra feminidad, o condición femenina, siempre acabará por pillarnos.

Estoy tan cansada de todo esto…

El concepto de histeria —palabra que procede del término griego que se utilizaba para designar el útero, *hystera*— se menciona en los *Tratados hipocráticos,* una recopilación de más de sesenta tratados de medicina de la antigua Grecia que recogían las enseñanzas de Hipócrates, a quien, en general, consideramos el fundador de la medicina como una ciencia racional. Hipócrates fue uno de los primeros en hablar del útero errante, y en creer que la histeria, el término cajón de sastre que se usaba para referirse a casi todas las enfermedades y los excesos emocionales de la mujer, desde un dolor de cabeza a un ataque de epilepsia, pasando por el empleo de lenguaje soez, era consecuencia de que el útero se separara de la cavidad pélvica y se desplazara por todo el cuerpo.

El alcance de esta creencia culminaba en la idea de que el útero debía ser confinado, que debía mantenerse en un lugar propio, para que las mujeres fueran más estables y se mostraran menos peligrosas. Es más, se creía que el ciclo menstrual era fuente de desvaríos, y no solo físicos, sino también morales. Los médicos de la antigua Grecia recetaban de todo para mantener quieto este molesto órgano. El masaje pélvico era el mejor remedio, y consistía en extender rítmicamente unos aceites templados y de olor dulzón sobre toda la zona genital externa, el clítoris y la entrada de la vagina, con el objetivo de atraer al errante útero al lugar que le era propio. No hay duda de que esta práctica provocaba un efecto, digamos, muy, pero que muy, terapéutico en las mujeres.

Que las mujeres tuvieran orgasmos sin que nadie entendiera cómo estaba compuesto su cuerpo resulta una fuente de consuelo si una se plantea cómo nos han ido encajonando desde…

Pues sí, yo diría que desde tiempos inmemoriales. En el libro que escribió Jane Rowlandson, *Women and Society in Greek and Roman Egypt,* podemos encontrar la siguiente cita:

> Los hipocráticos creían que el útero ascendía por el cuerpo de la mujer cada vez que este se calentaba y se secaba por un exceso de trabajo o por la ausencia de irrigación de la semilla masculina, y que entonces partía en busca de otros lugares frescos y húmedos en un esfuerzo por restaurar su equilibrio. A medida que el útero intentaba abrirse paso hacia esos lugares más poblados y situados en el centro del tronco de la mujer, dicho movimiento causaba estragos en su bienestar físico y mental, e incluso provocaba que la mujer se desmayara o se quedara sin habla. Unos hedores nauseabundos al olfato y unos aromas dulces en la vagina eran los remedios que se recetaban con el objetivo de atraer al útero hacia su lugar de asentamiento.[33]

¡Caliente y seco por un exceso de trabajo! ¡Ausencia de irrigación de la semilla masculina!

Parece tan bovino. Te hace pensar en esas vacas viejas y exhaustas que los granjeros intentan que sigan criando. Unas vacas perennemente preñadas, cuyas ubres rezuman leche. El sexo y el embarazo, durante mucho tiempo, fueron los únicos remedios considerados definitivos para curar la histeria. Según los profesionales de la medicina, sin actividad sexual regular, el útero de la mujer se secaba y, probablemente, se desplazaba fuera del lugar que le correspondía. En fin, que los malentendidos sobre nuestra biología son muy pintorescos. Y, por si fuera poco, la biología femenina no se libraba de la etiqueta de ser defectuosa por naturaleza.

Este malentendido tuvo consecuencias muy importantes para las mujeres en el ámbito social. Las mujeres no acudían a las clases de filosofía que daba Aristóteles, por ejemplo, porque él creía en la existencia de esta biología defectuosa. No creía que las mujeres pudieran recibir educación ni participar en política porque, durante el ciclo menstrual, los cambios hormonales las volvían propensas a experimentar cambios emocionales y a convertirse en seres incapaces de controlarse. Con todo lo dicho hasta ahora, ¿cómo iban a ser capaces siquiera de tener sentido de la justicia? A las mujeres no les estaba permitido formar parte de un jurado ni ser magistradas. Eran una desviación a la normativa del varón estable; y, de hecho, su fisiología era el distintivo que marcaba su clase social y, digámoslo ya sin tapujos, su inferioridad.

La caza de brujas

En la actualidad, hay mujeres que gobiernan. Hemos alcanzado la gloria y la grandeza en la industria, la política, el derecho, la ciencia, la tecnología, los viajes espaciales, el arte, la música, el deporte y muchas otras cosas más en el mundo entero. De hecho, en realidad hemos cambiado el mundo. Pero, ¿se ha extinguido por completo la asociación negativa de nuestros procesos biológicos y nuestras capacidades, sobre todo teniendo en cuenta que ahora somos más conscientes que nunca de nuestros cambios hormonales? No estaría yo tan segura… A mi entender, las cosas solo han cambiado en apariencia. Para comprender los motivos, aunque pueda parecer que dejamos de mirar hacia el futuro y adoptamos una actitud involutiva, hemos de tener en cuenta el pasado para comprender cuál es el lugar que seguimos ocupando en la actualidad.

Las ideas naturalistas de la antigua Grecia dieron paso a una obsesión por las posesiones demoníacas durante la Edad Media, tiempos en que se creía que cuando las mujeres eran propensas a la melancolía o mostraban cualquier otro síntoma de histeria (por ejemplo, cuando tenían un ataque), eso se debía a que estaban controladas por fuerzas demoníacas. Si los médicos no eran capaces de diagnosticar la causa de la enfermedad, entonces se trataba de obra del diablo. Desde el siglo XIV hasta finales del siglo XVII la obsesión por la brujería se propagó por toda Europa. Millares de supuestas brujas fueron ejecutadas. Durante los juicios por brujería que tanta mala fama le dieron a Salem, y que se celebraron en el Massachusetts colonial desde 1692 hasta 1693, doscientas personas fueron acusadas y juzgadas por practicar brujería. Fueron condenados a la horca cinco hombres, dos perros y catorce mujeres, por considerar que todos ellos mostraban señales de estar poseídos. Esta diferencia numérica ha pervivido a lo largo de los siglos.

El sistema jurídico que conocemos en la actualidad es el resultado del sistema de evaluación que los que detentaban el poder social aplicaron en los juicios por brujería, y de la reconsideración del modo cómo todos los juicios, y me refiero a todos absolutamente, se realizaban. Al final resultó evidente que el derecho a contar con un abogado de elección propia, con un magistrado y un jurado imparciales y partir del supuesto de que una persona era considerada inocente hasta que se demostrara lo contrario eran libertades humanas fundamentales. Sin embargo, seguimos recurriendo al término «caza de brujas» cuando nos referirnos a acusaciones y a interrogatorios que son legales. Es este un término que suelen emplear, mayoritariamente, los hombres en las ocasiones cuando las mujeres se unen para denunciarlos por mal comportamiento. Está claro que nos estamos refiriendo a Harvey Weinstein.

Cuando arrestaron a Weinstein, en la primavera de 2018, por haber perpetrado una serie de agresiones sexuales contra distintas mujeres, entre las que se incluía una violación, se activó el detonante para que el movimiento #MeToo hiciera volar por los aires la presa. Los diques que protegían a los hombres como Weinstein (construidos a base de mucho dinero, y también de mucho poder) y les evitaban tener que enfrentarse a las consecuencias de sus actos cedieron ante los testimonios que presentaron las supervivientes de los casos de agresión. Sus cimientos empezaron a tambalearse cuando al cabo de cinco extraordinarios días del mes de octubre de 2017, Weinstein recibió dos impactos críticos por obra de un par de titulares que encabezaban sendos artículos que editaron dos importantes periódicos de Estados Unidos. El primero llevaba la rúbrica de Jodi Kantor y Megan Twohey, del *New York Times*. El artículo relataba con todo lujo de detalles los ocho acuerdos de tapadillo a los que Weinstein había llegado con distintas mujeres que lo habían denunciado por acoso sexual y por contactos físicos indebidos en un intervalo de tiempo que abarcaba treinta años. Con posterioridad, Ronan Farrow expuso en *el New Yorker* todos los pormenores de la presunta agresión de Weinstein a la actriz Lucia Evans y a otras doce mujeres más. Kantor, Twohey y Farrow, como era de esperar, compartieron el Premio Pulitzer al Servicio Público por su trabajo. Posteriormente, aparecieron nuevos relatos de otras mujeres que fueron sumándose a los anteriores, hasta que de todo eso emergió un patrón terrible. Weinstein recurría sin cesar a su colosal riqueza, y tenía acceso a todo el arsenal legal que el dinero puede procurar en estos casos, para silenciar las acusaciones. Se dice que prometía a las mujeres que nunca se quedarían sin trabajo en el futuro a cambio de su silencio, que imponía cláusulas de silencio en sus acuerdos judiciales y publicaba en la prensa sensacionalista calumnias sobre las mujeres que llegaban a acusarlo, casi siempre basadas en fuentes anónimas. Era incapaz de controlar lo que la actriz Salma Hayek calificó de «rabia maquiavélica»[34], de la misma manera que tampoco parecía ser capaz de controlar la fría y patológica necesidad que tenía de dominar a las mujeres. Tenía a su servicio una red de asesores paralegales, de relaciones públicas, de contables y abogados encargados de barrer debajo de la alfombra las historias de esas mujeres. Sin embargo, de alguna manera al final lograron abrirse paso y salir a la luz. Y esas mujeres dejaron entrever la porquería que había oculta debajo de esa alfombra.

Tras las primeras denuncias, fueron apareciendo más mujeres dispuestas a contar las agresiones de Weinstein. Y en ese momento recuperaron el poder que les había sido robado. Mientras escribía este libro, Weinstein se había confesado inocente de todos los cargos por abusos sexuales de los que se le acusaba, y su caso seguía pendiente de veredicto. Pero su carrera profesional está acabada. La Academia de Cine lo expulsó de sus filas. Su empresa está en quiebra. Su esposa se ha divorciado de él. Sus aliados políticos lo han abandonado. Tanto si se dedica a pasar el tiempo que le queda de vida mirando la pared de cemento de su celda como si logra zafarse de todo este asunto, lo cierto es que el caso Weinstein ha cambiado las cosas.

Es posible que Weinstein haya estado en el ojo del huracán, pero el perímetro de este huracán sigue expandiéndose. El movimiento #MeToo ha sido testigo de la caída de centenares de hombres poderosos pertenecientes a distintos sectores industriales del mundo entero que han sido acusados de mantener una conducta sexual inapropiada. Somos testigos del momento decisivo que está viviendo la sociedad, del cambio sísmico que se está dando en la fuerza que tienen los testimonios de las supervivientes de situaciones en las que se ha incurrido en un gran abuso de poder.

Algunos comentaristas (la mayoría, varones) recurrieron a la expresión «caza de brujas» cuando el movimiento #MeToo empezó a cobrar impulso. Que esta analogía arcaica siga empleándose con tanta frecuencia me resulta fascinante y asombroso. En la entrevista que le hicieron para el programa *The Late Late Show,* emitido por la cadena RTE, el actor Liam Neeson comentó que la enorme cantidad de acusaciones de conducta sexual inapropiada en el entorno de la industria del espectáculo le recordaba un poco a la caza de brujas, comentario que le hizo ganarse un buen rapapolvo por parte del público. La actriz francesa Catherine Deneuve también tuvo que enfrentarse a críticas muy duras cuando empleó el mismo término para describir la situación que se estaba dando después de que saliera a la luz el caso Weinstein. Woody Allen, que se ha ganado una turbia reputación por derecho propio, comentó que tenía miedo de que se estuviera generando «un ambiente propicio para la caza de brujas, una atmósfera parecida a la que debió de vivirse en Salem». (Allen se pronunció luego sobre Weinstein y dijo que ese hombre era un enfermo.)

Cuando acusaciones como las de mantener una conducta sexual inapropiada con las mujeres (y con los hombres) saltan a la palestra, también sale a relucir esa horrible expresión que podría definirse como «histeria de masas». Pocos hombres fueron perseguidos durante la celebración de los juicios de Salem. La ironía que se oculta tras la elección de estos términos es francamente amarga. Nos retrotrae a una historia espantosa, y se ha convertido en un código recurrente para decir que las mujeres mienten. Se echa mano de este código cuando se quieren dar por terminadas acusaciones muy graves que desafían la posición de poder que ostentan los hombres. Y este es un tema sistémico. No es necesario desenterrar a las brujas. Debemos cuestionarnos esa misma implicación de que unas vivencias normales y corrientes tengan que aislarse para poder ser cazadas para empezar. Los hombres, cuando se refieren a lo que en realidad son acusaciones graves de agresión sexual, recurren a expresiones como «pánico moral», o bien dicen que «lo políticamente correcto es una locura», o hablan de una «caza de brujas», porque están asustados ante la posibilidad de perder su autoridad y su poder. Como dijo la escritora Lindy West en un artículo de opinión que firmó para el *New York Times* (y tituló con suma gracia: «Sí, esto es una caza de brujas. Yo soy bruja, y prepárate, porque voy a cazarte»), cuando Allen y otros hombres como él nos advierten de que estamos inmersos en una caza de brujas, «lo que están describiendo es un ambiente que lo que espera de ellos es que se comporten con la atención, la consideración y el temor a las consecuencias que los demás consideramos que forman parte de la profesionalidad básica y del respeto por la humanidad que compartimos».[35] En el mismo artículo, West nos recuerda a las mujeres que, aunque carezcamos de poder institucional, tenemos una historia propia, y nos sentimos lo bastante poderosas para contarla. «¡Que vienen las brujas!», dice West, «pero piensa que estas brujas no vienen a cobrarse tu vida. Las brujas venimos a cobrarnos tu legado. El coste de ser Harvey Weinstein es el de que ya nunca más se pueda ser un Harvey Weinstein.»

Una malignidad tremenda está siendo combatida al fin. Negar esta realidad y decir que existe una caza de brujas es reconocer que se tiene mucha prisa por ponerle freno a todo lo que pueda implicar rendir cuentas. Recordemos cuál ha sido nuestra historia y creemos un futuro distinto. Recordemos que el sistema judicial y la sociedad, en su sentido más amplio, tradicionalmente no han creído en las mujeres, y denunciemos en voz alta y clara estos términos repulsivos cada vez que los oigamos en boca de alguien. El lenguaje tiene una gran importancia, porque lo que en realidad está en juego es la seguridad de las mujeres.

La reputación

Al usar expresiones como «caza de brujas», lo que estamos diciendo en realidad es que la seguridad de las mujeres vale menos que las corrompidas reputaciones de Weinstein, Bill Cosby, James Toback, Roman Polanski, Woody Allen y otros personajes de la misma ralea. Estamos obsesionados con la reputación masculina, con el culto al genio artístico y con la posibilidad de soslayar la conducta de ese genio por obra y gracia de lo que ha creado. En fin, lo de siempre. En 2014, cuando el *New York Times* publicó una carta al director de Dylan Farrow en la que esta compartía públicamente, y con todo lujo de detalles, las agresiones sexuales de que las que había sido objeto a los siete años de edad en una buhardilla supuestamente por parte de su padre, Woody Allen, fueron desestimadas por varios famosos que consideraron que estas acusaciones pertenecían al ámbito privado y carecían de toda prueba. ¡Qué turbio! En fin, sin comentarios… Farrow siguió contando la misma historia durante muchos años, y cada vez que lo hacía provocaba un rechazo vehemente por parte de Allen. Desde que las acusaciones pasaron a formar parte de todas las conversaciones, muchos empezaron a decir: «Pero, ¿y todas esas películas: *Manhattan*, *Annie Hall* y *Hannah y sus hermanas*?» Ahora bien, desde finales de 2017, y gracias al movimiento #MeToo, la masiva reivindicación cultural de todas las consecuencias que acarrean las agresiones sexuales parecen haber despertado una gran compasión por

Farrow. Por primera vez, el longevo e intocable legado de Allen se ha visto amenazado. Son muchos los actores que han declarado que nunca más volverán a trabajar con este prolífico director de cine. En la actualidad, se considera muy tóxico todo lo que tiene que ver con Allen, pero estas cosas llevan su tiempo, y el hombre todavía sigue haciendo películas.

Como recalcó la escritora Hadley Freeman en el *Guardian*, «la saga de Allen siempre se ha caracterizado por tener una naturaleza cambiante».[36] Cuando en 1992 se hizo público que Allen vivía una historia de amor con Soon-Yi Previn, la hija que había adoptado Mia Farrow y que, por aquel entonces, tenía 20 años, la actriz acusó públicamente a Allen de haber abusado sexualmente de su hija adoptiva Dylan. «La reacción que tuvo el público ante el escándalo fue cambiando con el tiempo», escribe Freeman. «En la década de 1990 la gente parecía mucho más escandalizada porque Allen estuviera manteniendo una relación con su hija Soon-Yi, con quien en la actualidad lleva casado más de 20 años, que por la posibilidad de que quizá hubiera abusado de una niña.» Sin duda, una parte del público se sintió asqueada desde el estreno de *Manhattan*, la película que Allen rodó en 1979 y que trata de la relación que el personaje interpretado por él mantiene con una colegiala de 17 años, pero que, efectivamente, hubieran existido unas supuestas agresiones sexuales en su propio hogar nunca terminó de aclararse. La opinión pública no es imparcial. Sin embargo, cuando te planteas que la reputación artística de Allen pueda haberse convertido en una fuente de protección para él, en unas anteojeras que se han puesto los aficionados a sus películas para no ver que pueda haber sucedido algo tan terrible, te hace reflexionar largo y tendido sobre las cosas que afectan a nuestro juicio (y lo fácil que todo esto resulta) cuando se trata de escuchar qué cuentan las mujeres sobre sus traumas y sufrimientos.

Se ha asumido durante muchísimo tiempo que lo que cuentan las mujeres no es fiable. Y esta misma historia pervive en el tejido social de nuestros días. Cuando una mujer dice que se siente afligida, o que se ha sentido afligida en el pasado, es como si sus palabras salieran de uno de esos globos de las historietas para decir: «Estas palabras no deben tomarse al pie de la letra.» Tal y como el dios Mercurio advirtió con solemnidad en la *Eneida* de Virgilio: *Varium et mutabile semper femina* («La mujer siempre es voluble y cambiante»). Sentirnos escuchadas de verdad para empezar, cuando hablamos de nuestras angustias, sean estas cuales sean, sigue pareciéndonos raro a las mujeres; igual que cuando decimos que nos han hecho daño, que estamos tristes o asustadas, y se da por sentado que se trata de una especie de resaca histérica y profunda. Porque es imposible que las cosas sean como decimos.

La falta de poder que podemos llegar a sentir cuando hablamos de nuestras propias experiencias es el producto de tantas capas de un dominio patriarcal absoluto que es difícil saber por dónde hay que empezar. Los sistemas que se concentran en el interior de este puño cerrado son muchos: son los sistemas político, sanitario y judicial; y de una manera contundente, aunque a veces también con sutileza, nuestras experiencias terminan refractadas a través de este poder masculino. A veces acabamos cuestionándonos las cosas, o les damos un nuevo marco de referencia, cuando ya sabíamos que eran ciertas, porque la vida se nos complica mucho de tanto insistir. Muchas veces todo esto tiene que ver con la reputación. Tenemos miedo de perder la propia y, desde su posición de poder, los hombres tienen miedo de perder la suya.

Lo cierto es que no he dedicado demasiado tiempo en mi vida a plantearme la naturaleza del campo de fuerzas que representa la reputación masculina. Sé lo que sucede cuando los hombres se sienten amenazados, por supuesto que sí. He visto a un colega a quien denuncié por acoso laboral enrojecer y echarse a temblar mientras estaba tecleando con furia y a toda velocidad sentado junto a mí después de haber regresado ambos de una reunión en Recursos Humanos. He visto la incredulidad en las cejas levantadas de un médico de cabecera mientras le decía que sí, por cuarta vez, que era verdad que tenía unas menstruaciones muy dolorosas y que me gustaría que, por favor, me enviara al ginecólogo. Me he fijado en los rostros de amigos y de colegas, varones todos ellos, crispados, arrugados como el papel de periódico, cuando los artistas que tanto veneraban eran acusados de conducta improcedente. A veces se necesita una voz que se erija en referente para que seamos capaces de valorar lo que tienen en común todas estas experiencias.

Llevo años leyendo libros sobre teoría crítica feminista, desde mis tiempos de estudiante de Filología Inglesa, a inicios de la década de 2000, pero el ámbito académico no siempre se ha adherido a sus postulados. En mi caso en concreto, nada marcó tanto mi experiencia de ser mujer como la comedia titulada *Nanette* que vi representar a la monologuista australiana Hannah Gadsby en junio de 2018. El monólogo de 45 minutos con que nos obsequió Gadsby fue lo más irreverente que haya visto jamás: una deconstrucción constante del arte de contar chistes y de la manera cómo los traumas pueden atajarse y bloquearse empleando frases sucintas para arrancarnos una buena carcajada. Sin embargo, Gadsby también dedicó gran parte de su espectáculo a arremeter contra ese mito que dictamina que «hay que separar el arte del artista» al hablar de ciertos hombres que han recurrido al abuso de poder, como Woody Allen, Louis C.K. o Pablo Picasso. Gadsby recalca que los hombres con tanta notoriedad suelen ser la norma, y no la excepción, y que son estos mismos hombres quienes alimentan la creencia popular según la cual «Que les den a las mujeres y a los niños; lo único que importa de verdad es la reputación de los hombres.» Gadsby nos pide que cuestionemos su humanidad. «Estos hombres controlan nuestra historia, y, en cambio, conectan muy poco con su propia humanidad; y a nosotros nos da igual, siempre y cuando consigan aferrarse a su valiosa reputación.»

Unos momentos antes de concluir su puesta en escena, Gadsby le vuelve a dar un par de vueltas a la historia que cuenta al inicio del espectáculo sobre un hombre que la amenazó con darle una paliza en una parada de autobús porque ella se había puesto a hablar con la novia de él. «Ay, perdone, lo siento… Yo no pego a las mujeres. Me he confundido. Pensé que era usted un marica que intentaba ligar con mi novia.» «¡Menudo tipejo!», se ríe la actriz, y con ella también se ríe el público. Sin embargo, lo que sucedió en realidad no tiene un final feliz, porque luego ese hombre regresó y le dijo: «¡Ah, eso sí que no! ¡Ahora lo comprendo todo! Tú eres un marica, pero también eres una mujer; o sea que ahora sí que puedo darte una paliza…» Gadsby vuelve a contar su experiencia, pero ahora ya no ríe. Mis ojos brillaban con lágrimas de emoción. «Y dicho y hecho. Ese hombre me dio una paliza tan brutal… Me dio una paliza de la hostia, y nadie hizo nada para detenerlo.» Mientras Gadsby va esbozando el retrato de los distintos traumas que ha tenido que sufrir a lo largo de la vida relacionados con la misoginia y la homofobia, el público permanece en silencio. Y eso es algo intencional. Gadsby quiere que el público, y quienes la estén viendo desde casa, compartan la misma tensión. Sobre todo, quienes no saben qué significa ir por la vida sintiendo un constante recelo: el que inspiran los hombres blancos y heteros. «Esta tensión que siento no es solo mía, también es vuestra,» afirma la actriz cómica. En esos momentos las lágrimas corrían por mis mejillas. «Pero ya no estoy dispuesta a ayudaros más.»

Aunque, por lo que parece, Gadsby ya se las tuvo que ver con lo que representa ser lesbiana en la isla de Tasmania, un estado australiano rural, *Nanette* encajó a la perfección con el movimiento #MeToo y, tal como demuestran las reacciones de mujeres de todo el mundo, sacudió las raíces más profundas de las vivencias femeninas. Gadsby hablaba para todas esas mujeres que han ahogado u omitido algunos episodios de las dolorosas experiencias que han vivido por miedo a incomodar a quienes las escuchaban; por miedo a perturbar el *statu quo*; por miedo a ser consideradas de una determinada manera, de esa manera en concreto, y ya sabes a lo que me refiero: a ser una desviada, una anormal, una persona demasiado emocional, a pasarte de rosca para mostrarte aceptable ante los demás o por no ser lo que debería ser toda mujer; por miedo a acabar con todo lo que se había conquistado tras tantos años de empoderamiento femenino si sucumbíamos, por así decirlo, al dolor de las experiencias pasadas; por miedo a no ser escuchadas; por miedo a la soledad que te deja quebrantada cuando hablas alto y claro y tus palabras no se posan en ningún lugar, sino que flotan hacia el cielo.

Por miedo.

No seas tan sensible

Otro fragmento que considero relevante de *Nanette* es cuando Gadsby se refiere a esa frase que a menudo nos farfullan a las mujeres cuando expresamos nuestras emociones: «¡No seas tan sensible!» Tuve una compañera que una vez me dijo que necesitaba curtirme más para caminar bien derecha por el mundo, una perla de consejo que intenté seguir durante un tiempo, pero si quieres que te diga la verdad, ¡menuda tontería! Yo soy una mujer que siente cosas.

«Me han dicho tantas veces que deje de ser sensible que esto ya es un auténtico escándalo. Y, además, siempre me lo dicen gritando, que es algo que demuestra ya de por sí la poca sensibilidad que uno tiene, por cierto» dice Gadsby en el escenario. «"Deja de ser tan sensible", me dicen. Pero yo no lo entiendo. ¿Qué tendrá la insensibilidad que requiera de nuestro esfuerzo? Pues, en mi caso, la sensibilidad es mi fortaleza. Te lo aseguro. Mi sensibilidad es lo que mejor me ha funcionado para transitar por los difíciles caminos que trae la vida. Por eso, cuando alguien me dice que no sea tan sensible, ¿sabes qué? Me siento como esa nariz a la que un pedo le quiere dar una lección. Y no es ese el problema.» Sus palabras me llegaron al alma.

Sinceramente, ya he perdido la cuenta de cuántas veces he visto que un pedo le daba una buena lección a una nariz. O la de veces que yo misma he sido esa nariz que se encuentra al otro extremo del pedo. Llevo toda la vida oyendo decir que soy demasiado sensible. Pero si ser sensible significa estar abierta y reaccionar ante las emociones de los demás, si eso significa ser la amiga a la que las demás recurren cuando les pasa algo realmente importante, cuando les tiembla el suelo porque están desesperadas o porque tienen un hijo enfermo, o alguien les ha hecho un daño irreparable, para mí eso es un privilegio. He tardado treinta y cuatro años, y muchísimas horas de terapia, en darme cuenta de que, en realidad, no puedo cambiar mi sensibilidad, y además es que tampoco quiero, porque ¿por dónde diablos voy a empezar? ¿Qué parte de mi persona voy a ponerme a deshilachar, cuando todo eso es, precisamente, lo que me convierte en la persona que soy yo en realidad?

Desde pequeña me he recreado en los detalles que observamos en el mundo natural: los surcos de la arena en marea baja, las diminutas y plateadas bolitas y las concavidades amarillas de las franjas de liquen, el caliente terciopelo de los ollares de un caballo, la atractiva rojez del escaramujo, la pelusa del tallo de la hoja de una higuera, parecida al lanugo de un bebé... En los momentos de auténtica angustia, que han sido unos cuantos a lo largo de la vida, los detalles insignificantes de este enorme mundo que me rodea, el derroche de colorido y de vida que hay ahí fuera, y que continúa siendo lo que es con independencia de lo que le suceda al mundo, más allá de mi ser de carne y hueso, son las cosas que me han dado más consuelo. Me considero una persona que se fija de una manera crónica en todo lo que le rodea. Conocer que esas frondosas odiseas de clorofila que harían sonrojar a un acuarelista existen en el mundo exterior, las estructuras irregulares de la corteza y del fangoso barro, los organismos acuáticos, los animales, los pájaros y los insectos que viven en conformidad con su propia naturaleza frente a mi puerta de entrada han logrado que siempre quisiera seguir adelante. Si yo no hubiera sido una persona tan sensible, me pregunto si el resultado habría sido el mismo. Aunque, en realidad, no importa. No lo cambiaría por nada del mundo.

Una vez hablé con la novelista Charlotte Mendelson y le comenté que yo siempre me fijo en todo. El último libro publicado por la autora, *Rhapsody In Green*, que es su primer ensayo, por cierto, trata en principio de la obsesión fortuita que la escritora siente por la jardinería, y de todo el caos que algo así conlleva. Sin embargo, más allá de las deliciosas descripciones que hace de las hojas y los tallos, y de las bromas sobre los pulgones, las alubias y las babosas, vemos el espíritu de una persona que probablemente siempre se está fijando en todas las cosas, y se deleita en sus detalles como una manera propia de conectar con un mundo que nos puede parecer complicado, alarmante e incómodo en determinados momentos. Sus novelas, que han sido distinguidas con galardones (*Love In Idleness*,

Daughters of Jerusalem, *When We Were Bad*, *Almost English*), están impregnadas de una sensibilidad humana y de una delicadeza que parece que las recorren como si de una arteria se tratara. Mi intuición no parece haberme llevado a engaño.

«Me han dicho muchas veces que soy una persona sensible, pero nunca me lo han dicho como un cumplido,» me contó Mendelson. «Porque el significado que eso tiene, al menos para una mujer, es que una es demasiado emocional, demasiado susceptible, y que se enfada en seguida. Y probablemente sea verdad; no dudo que mi vida sería más fácil si las cosas me importaran menos. Pero si no reaccionara con tanta intensidad, si no estuviera tan alerta y fuera incapaz de ver cuándo los demás están incómodos, esos pequeños gestos que revelan sus pasiones y sus miedos, no sería novelista.» Y si fuera menos consciente del mundo que le rodea, dice Mendelson que se sentiría «privada de una de las mayores alegrías de mi vida: los minúsculos detalles que observamos en la naturaleza, las venas de las hojas, las motas de las piedras, las cortezas, los pellejos y los zarcillos. Ser una persona que se fija en todo es como una maldición, pero también es una bendición; porque todo eso es lo que me convierte en la persona que en realidad soy.»

¿Cuántas mujeres no habrán oído que les dicen que son demasiado sensibles si expresan su tristeza, su miedo o su rabia? ¿Cuántas no habrán oído que les dicen que se toman las cosas a la tremenda? ¡Como si llegar a la conclusión de que tomarnos las cosas a la tremenda no fuera algo extremadamente subjetivo que, en el fondo, está en función de los pensamientos y los temores de cada individuo! Imagino que a todas nos habrán dicho algo así en un momento dado. Un colega que trabaja conmigo en VICE, un día que celebrábamos la fiesta de Navidad para el personal, me miró con las pupilas dilatadas por la cocaína que había esnifado y me dijo que, a pesar de que me consideraba «increíble», a veces tenía la impresión de que actuaba «muy a la defensiva.» Por si no había dicho lo suficiente, añadió que eso desanimaba a cualquiera. Poco después volví a casa. He oído estos mismos comentarios en pubs, en salas de estar, en dormitorios comunales, gimnasios, hospitales y en cualquier otro lugar imaginable; por eso supongo que tú también habrás pasado por lo mismo. Normalmente, estos comentarios suelen hacerlos los hombres. Y los he oído en boca de hombres a los que respeto, incluidos los que forman parte de mi propia familia, aunque también en boca de hombres a los que no respeto. Lo cierto es que también he oído hablar así a otras mujeres, y por eso no puedo dejar de preguntarme qué les habrá sucedido para que se expresen de ese modo. En general, de todos modos, son los hombres quienes hacen esta clase de comentarios. Nos consideran demasiado sensibles, personas que, con el tiempo, se vuelven locas. Pero ¿qué me dirías si yo te digo que esta locura, de hecho, es rabia: una rabia que lleva siglos cobrando velocidad? Recuerdo que mi amiga Sophie Heawood, que es escritora, una vez colgó un comentario titulado «Princess Diana Was As Mad As Any Other Woman» [«La princesa Diana estaba tan loca como pudiera estarlo una mujer cualquiera»]. En él se decía que la gente había tratado a Diana como si se hubiera vuelto majareta («Cuanto más tiempo lleva muerta esta mujer, más la adoro»):

> Cuantos más años cumplo, más claramente veo que tachan de locas a las mujeres cuando, en realidad, lo que sucede es que ahora están más informadas, se sienten más poderosas y están rabiosas. [37]

Después de que lo colgara, el breve comentario de Heawood fue retuiteado miles de veces. Tantas, que ya ha pasado a formar parte de su biografía y, según me ha comentado ella misma: «Bien podrían grabarlo en mi propia tumba».

Otro tuit que vi, y que se hizo viral (cosechó 18.000 retuits y 73.000 *likes* en la época que se escribió), fue el de Erin Keane, editora ejecutiva del grupo de medios de comunicación Salon Media Group:

> Todas las mujeres que conozco llevan tantos años acumulando rabia en el cuerpo. Y por eso empezamos a sentir como si de todas las bocas a la vez fueran a salir abejas zumbando.

Estas mujeres tienen razón. Por supuesto que la tienen. Si hay mujeres que se dedican a compartir sus sentimientos es porque sabemos que las cosas son así. Nuestras células se han ido impregnando de todo eso. Nuestras opiniones, emociones y conducta se han considerado patológicas, y se han descrito como antinaturales; y por eso las mujeres se han ganado el calificativo de excesivas, volubles y, tal cual lo digo, poco dignas de confianza, tanto si la persona que lo dice lo cree firmemente como si no, y ya llevamos mucho tiempo así. Resulta pertinente, resulta facilísimo, incluso, jugar esa carta que dice que la mujer se convierte en un monstruo cuando nadie quiere escuchar lo que tiene que decir. O bien cuando esta misma mujer no tiene la capacidad de hablar. Los zarcillos del estigma, la vergüenza y la otredad de aquellos tiempos cuando todavía se creía en la histeria siguen extendiéndose para desplazarnos del lugar que nos corresponde. Es el vapor que todas respiramos a diario, un día sí y otro también. Pero llamemos a las cosas por su nombre, y digamos que esta actitud resulta deshonesta, lo cual ya dice mucho de por sí, por no decir muchísimo, de la persona que hace esta clase de comentarios. Forzando un poco más las cosas, podríamos decir que es como si estuvieran abusando de nosotras emocionalmente. La frase «eres demasiado sensible» es la expresión a la que recurren esas personas que han hecho algo desagradable y quieren que creas que no es así. Abusan de ti emocionalmente porque, si oyes esa frase repetidas veces, la posibilidad de que pueda llegar a ser cierta irá apoderándose de tu mente como lo haría una seta venenosa.

Explotar

Estos últimos años parece como si hubiéramos vivido un ajuste de cuentas; muy difícil de definir en parte; pero, sin duda alguna, un ajuste que ha arrasado como un tsunami gracias al movimiento #Metoo. La parte restante de este ajuste, según mi entender, ha consistido en ver un retrato realista de las mujeres en las pantallas de la televisión y del cine, retratos que, por supuesto, han elaborado otras mujeres. Me viene a la cabeza la serie *Fleabag*, de Phoebe Waller-Bridge. *Fleabag*, que empezó siendo una obra de teatro alternativo que se estrenó en Edimburgo, es una comedia oscura con distintas lecturas. A primera vista, es la historia de una joven urbana que se encuentra en ese doloroso territorio que tan familiar nos resulta a todas y que consiste en sentirse como si una estuviera tardando demasiado en comprender quién es en realidad y qué es lo que desea, y, por si fuera poco, fuera actuando como una idiota por el camino (tanto con los demás como consigo misma). Sin embargo, y con suma rapidez, esta serie de seis episodios de Waller-Bridge desarrolla su trama hasta adoptar los tintes de una feroz disección del dolor, de los recuerdos, los traumas, la amistad, las dinámicas familiares, la autoestima y el sufrimiento causado por amor. Los hilos que hilvanan los retazos de este mosaico emocional es la rabia femenina. Y eso es algo que no debería de parecernos revolucionario, pero que, de hecho, lo es.

En el primer episodio de *Fleabag*, una frase define a la perfección el tono que mantienen todos los capítulos de la serie. Fleabag, una muchacha de la que ignoramos el nombre, se encuentra una noche en el atelier de su madrastra, un personaje que es pasivo-agresivo (Olivia Coleman), y, hablándole a la cámara en tono confidencial, dice las siguientes palabras: «No es que mi madrastra sea mala; es que es una auténtica puta.» Los fonemas de esta palabra que empieza por «p» suenan como balas. La chica sonríe tensa. Está pálida.

En una entrevista que le hicieron a Waller-Smith cuando se estrenó la serie en la BBC Three, la autora declaró: «... Sé que muchas compañeras han sentido un gran enojo. Creo que la reacción que la mujer tiene en un primer momento es la de sentirse culpable, y pienso que luego tiene la necesidad de pedir excusas sin saber exactamente por qué... El prototipo del «joven enfadado» está muy arraigado [en nuestra propia cultura], pero parece que el de la mujer enfadada no se ha llegado siquiera a considerar.»[38] Con *Fleabag*, la autora lo ha conseguido. Escribí un artículo sobre esta serie para el *Guardian*, y resultó que, durante varios días, fue el más leído de toda la página web. Las ganas de revolverse de rabia existen.

Durante muchos años la televisión convencional parece haber estado evitando plantearse la rabia femenina, a excepción de esa rabia que pueda expresar una víctima o de la simple, y tan temida, histeria femenina; es decir, la rabia de esa chica loca que no logra controlarse. Las mujeres que tienen la misma edad de Fleabag (en ningún momento se nos dice la edad que tiene el personaje, pero Waller-Bridge tiene treinta y tres) crecieron al igual que ella viendo series como *Friends* y *Sexo en Nueva York*, series en las que la anatomía de las amistades femeninas es explorada en toda su magnitud, pero en las que la rabia individual de la mujer quedaba reservada en los guiones para compartirla con una amiga íntima. Los entornos seguros donde volcar la rabia emocional que sentían las mujeres de *Sexo en Nueva York*, para deshacerse de todo aquello más crudo y genuino, eran la mesa donde almorzaban o algún bar *funky* del centro; no eran esas aceras, como vemos en *Fleabag*, en las que la chica camina haciendo resonar sus pasos con lágrimas de rabia y de furia rodándole por las mejillas. Esos agujeros desolados, que son silenciosos y también ruidosos, se presentan sin ninguna excusa que valga.

Fleabag no merecía ser comparada con ninguna otra serie que hubiera sido escrita por mujeres mayores (las comparaciones que hicieron con la serie de televisión *Girls* fueron numerosas), pero lo que sí podemos decir es que Waller-Bridge llevó a la pantalla algo que parece formar parte de este cambio que estamos viendo que se ha dado en medio de la calma chicha en que han estado navegando los guiones de televisión hasta ahora, y que permite que se desarrollen y aireen las complejidades de los personajes femeninos.

A pesar de que las dos series son muy diferentes entre sí (en una se oyen muchos comentarios ingeniosos sobre el ano, y en la otra, no tantos), mirando *Fleabag* recordé la sensación que me había provocado la primera temporada de la magnífica miniserie *Top of the Lake*, de Jane Campion. Robin Griffin (Elizabeth Moss), una agente de policía de Sidney que regresa a su pueblo natal de Laketop, un lugar perdido en Nueva Zelanda, para investigar el embarazo y la posterior desaparición de la casa rural en la que vive de una chica de doce años llamada Tui, nos tiene continuamente en vilo. En un episodio, Robin le clava un dardo en la espalda a un hombre en un bar de mala muerte porque le da rabia la manera cómo este se pone a hablar del caso Tui, un gesto que resulta extremadamente violento por lo gratuito que resulta. Pero luego vamos descubriendo que Robin tiene muchas razones para sentir rabia. Le da rabia la violencia sexual, y la perspectiva de lo que pueda haberle sucedido a Tui, la misoginia endémica que existe tanto en su comunidad natal como en los miembros de la policía de la localidad, la tensa relación de convivencia que mantiene en casa con su prometido, el cáncer de su madre y los pocos indicios, que se nos van mostrando, de un trauma infantil que padeció y que implicaría a algunos de los hombres del pueblo con los que ahora se ve obligada a tratar. *Top of the Lake* es una serie asombrosa por distintas razones, pero las maneras como Robin expresa su rabia, inmensa como esas montañas de South Island que la rodean, y el papel tan determinante que tienen para la trama de la serie representaron todo un desafío. Las emociones femeninas más desgarradoras se ponen tan de relieve en la pantalla que una siente escalofríos.

A lo largo de todo el guión, y de las frases que pronuncian los actores, los personajes femeninos desatan su rabia, que no siempre está justificada. A veces es desagradable de contemplar, y no tiene una razón clara que la justifique. Pero así son las cosas para muchas mujeres, que viven y respiran durante toda su vida acumulando rabia y, sin embargo, todavía sienten que deberían ponerse un tapón en la boca por miedo a las filtraciones, que podrían interpretarse como un defecto de carácter. Por eso resulta emocionante contemplar a estas mujeres. Waller-Bridge volvió a hacer algo parecido en 2018 con *Killing Eve*, una gloriosa serie de suspense ganadora de un Emmy que está basada en la recopilación de cuatro novelas tituladas *Codename Villanelle*, de Luke Jennings. Ridley Scott la ha descrito como una amenaza para la industria del cine. Con esta serie,

Waller-Bridge provoca una descarga de 10.000 voltios desde el otro lado del tan manido juego del gato y el ratón, representado por tantas y tantas series de misterio plagadas de personajes masculinos.

En *Killing Eve*, tanto la espía (Eve Polastri, interpretada por la incansable y divertidísima Sandra Oh) como la hábil asesina (Villanelle, (interpretada con bravo ingenio por Jodie Comer) son mujeres. Uno de los rasgos más curiosos de la serie es que, a menudo, sientes que te dan ganas de ser como Villanelle, de besarla o, como mínimo, de rendirle toda tu admiración, a pesar de tanto degüello, de tantos disparos y de tantas veces como Vilanelle observa ese último aliento exhalado con una sonrisa de niña pintada en el rostro. En una entrevista que concedió a el *Guardian*, la actriz Fiona Shaw, que interpreta a Carolyn, la jefa del MI5 que supervisa la operación de búsqueda de Villanelle, dice que la manera como *Killing Eve* coquetea con la amoralidad es lo que confiere tanta intensidad a la serie: «No hay ningún mérito en todo esto; y las mujeres que salen no tienen ningún mérito. Es fantástico que exista una antiheroína como Villanelle, que hace todo aquello que a una se le podría ocurrir pero que jamás se atrevería a hacer. ¡Y que, además, le salga bien! Es fantástico... Es como si optaras por el demonio sin tener que asumir las consecuencias que de ello se derivan. Ella siempre sale indemne, y los demás son los que se mueren. Creo que es una serie muy lúdica, y de lo más anárquico.»[39]

Las mujeres llevábamos mucho tiempo expuestas a la vigilancia de personas que estaban esperando a que explotásemos. Pero es ahora cuando, en principio, parece que empezamos a explotar en nuestros propios términos.

Ay, Señor... Pero ¡qué vigiladas hemos llegado a estar!

La vigilancia

Como expuso Michel Foucault en el primer volumen del estudio que realizó sobre la sexualidad en el mundo occidental, y que tanta mala fama le procuró, *Historia de la sexualidad,* desde inicios del siglo XVIII los especialistas en medicina han estado sometiendo el cuerpo femenino al escrutinio y la vigilancia, tanto a nivel físico como bioquímico. Este enfoque considera el cuerpo femenino como un pozo inevitable de maldad, locura o debilidad. Así es cómo una tiranía de «verdades» sobre lo que es normal o anormal, en términos de sexualidad femenina, ha persistido a lo largo del tiempo.

El siglo XVIII, conocido también como el Siglo de las Luces, fue una época crucial para la medicina. El estudio del cuerpo humano y de su conservación, así como la manera de entenderlo y de tratarlo cuando funcionaba mal empezó a expandirse. El conocimiento científico fue desinflando paulatinamente el discurso reinante hasta entoces. Se descubrió el origen de muchas enfermedades y trastornos, junto con los remedios potenciales. Los edictos religiosos del siglo XVII, junto con los rituales asociados al cuerpo femenino fértil y la manera cómo se frenaban sus excesos empezaron a abandonarse poco a poco. Pero no del todo. Solo tenemos que fijarnos en los rituales religiosos que celebran la menstruación, y que todavía existen en muchas culturas actuales, para comprobar que aún hay gente que intenta reprimir este terror asociado a la abyección para poder recobrar así la tan anhelada pureza.

Según las estadísticas de la Organización Mundial de la Salud, en pleno siglo XXI 200 millones de mujeres y de niñas no tienen acceso a prestaciones sanitarias adecuadas. El estigma que representa la menstruación, y la desinformación que existe sobre ella, son tan considerables en Irán que el 48 % de las muchachas de ese país creen que es una enfermedad. En Bolivia, las chicas son obligadas, incluso por los maestros, a no tirar las compresas en el cubo de la basura de casa, porque según las creencias tradicionales, mezclar las compresas con el resto de la basura puede provocar enfermedades o cáncer. Un informe de la UNESCO de 2014 estimó que una de cada diez niñas que viven en el África subsahariana no va a la escuela cuando tiene el período.[40] Según algunas estimaciones eso equivaldría al 20 % de los días del curso escolar.

Hablemos también de la ley judía sobre la *niddah.* En el libro del Levítico, la Torá prohíbe tener relaciones sexuales a la *niddah*, palabra que se usa para describir a la mujer que tiene la menstruación, o bien a la mujer que ya la ha tenido pero que todavía, tal como es de rigor, no se ha sumergido en un *mikveh* o baño ritual. Otras normas incluyen dormir en camas separadas cuando la mujer tiene el período y, para algunas parejas ortodoxas, no mirar el cuerpo desnudo del otro.

No había vuelto a leer la Biblia, ni se me había ocurrido abrirla, desde las clases de religión n la escuela. Pero si quería documentarme, estaba obligada a hacerlo. Me pareció importante intentar comprender la genealogía de esta fijación que tenemos sobre la falta de limpieza. Es algo que me resulta ajeno y arcaico, porque yo soy atea y blanca, y además vivo en el mundo occidental; pero no es lo mismo para millones de personas.

> Cuando una mujer tenga flujo,si el flujo en su cuerpo es sangre, ella permanecerá en su impureza menstrual por siete días; y cualquiera que la toque quedará inmundo hasta el atardecer.
>
> También todo aquello sobre lo que ella se acueste durante su impureza menstrual quedará inmundo, y

> todo aquello sobre lo que ella se siente quedará inmundo. Cualquiera que toque su cama lavará su ropa, se bañará en agua y quedará inmundo hasta el atardecer. Y todo el que toque cualquier cosa sobre la que ella se siente, lavará su ropa, se bañará en agua y quedará inmundo hasta el atardecer. Sea que esté sobre la cama o sobre aquello en lo cual ella se haya sentado, el que lo toque quedará inmundo hasta el atardecer. Y si un hombre se acuesta con ella y su impureza menstrual lo mancha, quedará inmundo por siete días, y toda cama sobre la que él se acueste quedará inmunda...
>
> Cuando ella quede limpia de su flujo, contará siete días; después quedará limpia. (Levítico 15:19-29)

La Iglesia empezó a mostrarse más permisiva en el siglo xviii. Sin embargo, los tratados médicos de la época referían que los cuerpos femeninos (a pesar de la constante disección y escrutinio a que eran sometidos por ser portadores de bebés, hecho que, por lo tanto, y por supuesto, claro, implicaba que era importante comprenderlos para que la raza humana siguiera reproduciéndose) eran considerados, en gran medida, cuerpos masculinos inferiores. Aquella biología defectuosa de que hablaba Aristóteles todavía campeaba por sus fueros. Otros puntos de vista científicos y progresistas consideraban que hombres y mujeres eran muy parecidos, o bien equivalentes entre sí; enfoque que valía para huesos, músculos, cerebro y otros órganos y el sistema nervioso. Pero las mujeres todavía estaban determinadas por el papel biológico que desempeñaban (la maternidad) y por los órganos que les permitían cumplir con ese papel. Deberíamos tener presente, además, que la medicina era una profesión exclusivamente masculina, que ejercían algunos hombres que tenían un acceso privilegiado e ilimitado al cuerpo de la mujer. Las mujeres eran rajadas en las mesas de operaciones y encerradas en manicomios porque los hombres las consideraban excesivas: demasiado emocionales, demasiado sexuales, demasiado alborotadoras, demasiado gritonas, demasiado tristes, demasiado irritables, demasiado exigentes con ellos y con toda la sociedad. Por otro lado, los médicos no se conformaban con tan solo entender las razones por las cuales las mujeres parecían tristes o locas; lo que querían era disminuir la influencia que estas ejercían en las personas de su entorno.

Ser mujer en el siglo XIX no era lo que hoy en día llamaríamos pan comido. La sociedad victoriana ponía un gran énfasis en la pureza femenina y en el ideal de toda mujer que se preciara como tal, que consistía en ser esposa, madre y ama de casa. Al ser las guardianas del hogar y de la familia, se decía que las mujeres eran más emocionales y amables por naturaleza. Esta percepción de la feminidad alimentó la creencia popular de que las mujeres eran inherentemente más vulnerables a las enfermedades y a los trastornos que los hombres; sobre todo al de la histeria, que resultó básico para poder diagnosticar de locura a muchas pacientes. A los hombres también se los diagnosticaba de histeria, pero no con tanta frecuencia como a las mujeres, por lo que parece. Atribuir esta enfermedad a la naturaleza femenina encajaba con el modelo victoriano que se tenía de las mujeres, quienes, al menos las que pertenecían a las clases media y alta, eran totalmente dependientes de sus padres y de sus maridos. Con tan poco poder, tan poco control e independencia como tenían en su vida cotidiana las amas de casa respetables, con la hija y la madre sometidas a la fuerza al patriarcado y a las ideologías de género de la sociedad, no es de extrañar que a las mujeres les costara tanto arreglárselas por sí mismas.

Los manicomios eran instituciones públicas. Y, como tales, la población en general las tenía en su punto de mira y las juzgaba. La opinión era muy importante. Las personas que dirigían estas instituciones sabían que era muy importante que las consideraran innovadoras y progresistas por los tratamientos que impartían. El London Asylum for the Insane se inauguró en Canadá en 1870, y durante un tiempo fue dirigido por un comisario llamado doctor R. Maurice Bucke, que creía que los órganos reproductores de las mujeres estaban relacionados intrínsicamente con las enfermedades mentales. Por esa razón, los tratamientos que el doctor Bucke aplicó en este manicomio incluían la histerectomía, porque él creía que extrayendo un útero destrozado las mujeres recuperarían la cordura. En un artículo titulado «The Evolution of Mystic», incluido en una edición de 1966 de la revista científica *Canadian Journal of Psychiatry*, se establece que, a pesar de las críticas de otros médicos, que consideraban que sus procedimientos invadían otras prácticas médicas que nada tenían que ver y que se estaba mutilando a mujeres lunáticas indefensas, Bucke siguió practicando la histerectomía en ese manicomio como el remedio más eficaz para combatir la histeria hasta su fallecimiento, en 1902. [41]

La extraordinaria historia de las mujeres diagnosticadas de histeria recluidas en manicomios es algo de lo que son muy conscientes los psiquiatras actuales. ¿Cómo podría ser de otra manera? El dominio masculino era la piedra angular sobre la que se basaba la psiquiatría victoriana. La proliferación de manicomios que se dio entre 1800 y 1900 y el número de mujeres que ingresaron en ellos ilustra de forma patente que muy pocas voces femeninas intervinieron en la política y, por consiguiente, en la dotación de una mayor autonomía para las mujeres. De todos modos, algunas de ellas saltaron a la palestra. Una americana llamada Elizabeth Packard fue una conocida reformadora social que, tras estar recluida tres años en un manicomio, ingresada contra su voluntad por su marido en 1860 porque la consideraba loca al cuestionarle sus creencias religiosas y morales, algo que por aquel entonces podía hacerse sin recurrir a una vista pública ni requerir de consentimiento alguno, inició una campaña para exigir una legislación que protegiera a los dementes y mejorara los derechos de las mujeres casadas. Otro personaje que jugó un papel importante en la reforma de la atención de la salud mental fue Dorothea Dix, una de las reformadoras de manicomios más influyentes del siglo XIX. Dix desempeñó un rol fundamental en la fundación o expansión de más de treinta hospitales dedicados al tratamiento de los enfermos mentales, y encabezó un movimiento contrario a la idea de que los que padecían un trastorno mental no podían recuperarse ni recibir ninguna clase de ayuda.

Estas mujeres tan brillantes ayudaron a cambiar el flujo de la marea, aunque el mar siguiera siendo un cúmulo de aguas turbulentas. Sin embargo, no fue hasta finales del siglo XIX cuando la histeria pasó a ocupar el centro de la atención médica y dejó de considerarse una dolencia exclusivamente femenina. Mientras todo eso ocurría, los úteros no eran únicamente lo que los médicos se dedicaban a extraer de los cuerpos femeninos.

¡El clítoris, el malo de la película!

Una mañana que me encontraba en la Biblioteca Británica para documentarme y revisar la bibliografía médica de la época victoriana, descubrí que los cirujanos también se dedicaban a practicar la ablación del clítoris de las mujeres.

Me imaginé que me explotaba el cerebro y los sesos pringaban a la persona sentada frente a mí y le echaban a perder el jersey tan precioso que llevaba.

La clitoridectomía, o sea, la ablación (extirpación quirúrgica del clítoris), fue el tratamiento que durante un tiempo se consideró que era el más adecuado para la histeria. Isaac Baker Brown, un eminente ginecólogo inglés del siglo XIX y cirujano obstetra que fue nombrado miembro del Colegio de Cirujanos en 1848, se dedicó a experimentar buscando nuevas maneras de intervenir los quistes y los tumores ováricos. En 1858 Baker Brown inauguró una clínica en Notting Hill llamada (¡Agárrate fuerte!) The London Surgical Home for the Reception of Gentlewomen and Females of Respectability suffering from Curable Surgical Diseases (Residencia Quirúrgica Londinense para la Acogida de Damas y Mujeres Respetables con Enfermedades Quirúrgicas Reversibles). En esta sede practicaba lo que denominaba sencillamente «la operación». Baker Brown tenía toda clase de teorías sobre las conexiones que existían entre el cuerpo y la mente de una mujer. En la segunda edición de su libro, titulada *On Surgical Diseases of Women* (1861), se incluía una enfermedad llamada hipertrofia e irritación del clítoris.[42] Baker Brown creía que esta irritación, que también denominaba excitación periférica del nervio pudendo, podría tener efectos relevantes en el sistema nervioso de las mujeres hasta el punto de volverlas estériles. La masturbación para él era sinónimo de locura. La incapacidad que la mujer tenía de controlarse podía generarle dolencias en la médula ósea, deformidades y, en último caso, la muerte. Es decir, las mujeres que se corrían también se dirigían corriendo hacia su propia tumba. Pero hete aquí que, por suerte, ¡había cura!

La manera convencional de tratar los genitales irritados y la manía que se asociaba a ellos incluía el llenado de la vagina de agua con hielo o la aplicación de sanguijuelas en los labios vaginales para que estos bichos, literalmente, te mordisquearan hasta chuparte la vida de las partes más delicadas y con mayor concentración de vasos sanguíneos que tenemos. Las heridas solían rezumar durante horas. Durante días, incluso. Sin embargo, Baker Brown pensó que había que encontrar una solución más definitiva. Y la halló en la cirugía, a la que se dedicó desde 1859 hasta 1866, época en la que operó a mujeres que sufrían epilepsia y, todavía más espeluznante, a niñas de tan solo diez años de edad. Es casi imposible imaginar la conversación que debían de tener el padre o la madre de una niña de diez años con un médico que les propone algo así. Este médico operó a cinco mujeres que habían tenido la locura de querer divorciarse de sus maridos, y en los informes médicos de todos esos casos quedó registrado que las mujeres habían regresado con sus maridos tras la extirpación del clítoris. Baker Brown terminó siendo objeto de comentarios negativos por parte de otros colegas de profesión que cuestionaron sus pretendidos éxitos e informaron de que estaba operando a mujeres con la mente trastornada y a pacientes que no le habían dado su consentimiento. Fue expulsado de la Sociedad Obstétrica de Londres en 1867; hace apenas unos 150 años. En la actualidad, condenamos de manera furibunda la mutilación genital femenina que practican otras culturas tachándola de acto bárbaro e inhumano. Y una se queda de piedra cuando constata que eso también sucedía en la Gran Bretaña victoriana.

El clítoris tuvo un papel relevante en la comprensión de la histeria y su tratamiento médico durante todo este período. Cuando los médicos no lo extirpaban se dedicaban a estimularlo manualmente para que la paciente se corriera y pudiera librarse de su desgraciada dolencia. Y no porque el placer estuviera implícito en el trato. Las mujeres de la era victoriana no debían sentir deseo sexual. Y si lo sentían, solo les estaba permitido cuando el pene del hombre ya las había penetrado. La histeria se consideraba una enfermedad que no tenía nada que ver con el sexo. La cura más recurrente (si la mujer no era ingresada a la fuerza en un manicomio) era, como desde tiempos de la antigua Grecia, el masaje pélvico.

La estimulación del clítoris se consideraba el tratamiento paliativo para esta enfermedad. Las mujeres iban al médico, o, mejor dicho, si iban era porque las obligaban sus maridos con la intención de que las curaran de una supuesta dolencia que encajaba con el diagnóstico de la histeria. Por eso, en las consultas, los médicos se dedicaban a hacer estos masajes pélvicos y a provocar orgasmos de padre y muy señor mío en las mujeres. Sin embargo, no empleaban la palabra «orgasmo»: cuando el rostro de la mujer se ruborizaba, y se la veía aliviada, feliz y más liviana tras el masaje, decían que la paciente había experimentado un «paroxismo histérico». Frasecilla con gancho donde las haya.

En el libro *La tecnología del orgasmo: la «histeria», los vibradores y la satisfacción sexual de las mujeres*, la investigadora estadounidense Rachel Maines formula la hipótesis de que los médicos trataban a las pacientes «confiados en la creencia de que solo la penetración resultaba sexualmente estimulante para las mujeres. Por eso el espéculo y el tampón fueron en un primer momento elementos más controvertidos dentro de los círculos médicos que el vibrador.» [43] Si una mujer expresaba el deseo de estimularse el clítoris con un vibrador, eso significaba que, sin lugar a dudas, estaba enferma. Como es natural, la curación de esta supuesta histeria solo duraba un cierto tiempo. Y las mujeres tenían que regresar una y otra vez a la consulta en busca de alivio, ese alivio, como es de imaginar, que no encontraban en casa.

Con el nacimiento de la Revolución Industrial la electricidad sirvió para que funcionaran los aparatos domésticos. Los vibradores entraron en el hogar y las mujeres pudieron ocuparse de ellas mismas en la intimidad. Estos aparatos se anunciaban con grandes titulares en todas las revistas femeninas, y recibían el nombre de «varitas de masajear», aunque nadie mencionaba su función sexual. Sin embargo, todo eso cambió en la década de 1920. Los vibradores empezaron a hacer su aparición en películas subidas de tono (consideradas la pornografía de la época, que se producía calladamente y en secreto), y la función que tenían de proporcionar placer sexual cada vez fue más difícil de ignorar. Y las revistas, poco a poco, dejaron de vender sus espacios publicitarios a los fabricantes de vibradores.

Es interesante recalcar que el primer vibrador a pilas lo inventó en la década de 1880 un hombre llamado Mortimer Granville, que en realidad se mostró firmemente contrario a la idea de utilizarlo para excitar el clítoris (decía que era un «percutidor», y que servía para aliviar los dolores y las dolencias musculares). Granville intentó, por todos los medios, distanciarse de lo que él consideraba un mal uso del instrumento por parte de los médicos al intentar obligar a las mujeres a alcanzar el paroxismo. En el libro que publicó en 1883, *Nerve-Vibration and Excitation as Agents in the Treatment of Functional Disorder and Organic Disease*, Granville escribió:

> Nunca he llegado a percutir a una paciente... He evitado, y seguiré evitando, tratar a las mujeres por percusión, sencillamente porque no quiero que me embauquen, ni quiero contribuir a engañar al prójimo, siguiendo los antojos que provoca el estado histérico

> o los fenómenos característicos de las enfermedades miméticas.[44]

En otras palabras, nuestro amigo Mortimer creía que las mujeres fingían que estaban enfermas para correrse.

Dada la aceptación que fue adquiriendo el masaje pélvico como forma de tratamiento, las mujeres supieron exactamente lo que tenían que hacer con cada parte de su cuerpo para tener un orgasmo. Sin embargo, el placer sexual de las mujeres, sobre todo el que se experimenta a través del clítoris, llegó a convertirse en una obsesión y en una fuente de grandes vejaciones por parte de los médicos. Sabemos que Sigmund Freud, neurólogo de profesión, estaba fascinado por la histeria. El estudio del caso más famoso de la historia del psicoanálisis es el caso de Anna O, que fue en el que basó el primero de sus *Escritos sobre la histeria*, de 1895, uno de los libros con más renombre de la psicología. El caso habla de una paciente, cuyo nombre auténtico era Bertha Pappenheim, que recurrió a Breuer, colega de Freud, porque padecía dolores de cabeza, trastornos visuales, alucinaciones, parálisis parciales y problemas del habla. Breuer le diagnosticó histeria y la visitó a diario. El médico se dio cuenta de que su enfermedad mejoraba cada vez que le daba la oportunidad de hablar largo y tendido, de vaciar su mente delante de él y liberarse de sus pensamientos angustiosos. Siguieron manteniendo este diálogo desde diciembre de 1880 hasta junio de 1882. Fue la misma Pappenheim quien acuñó la frase «la curación por el habla», y a menudo se cita este caso como ejemplo del origen del psicoanálisis. Su tratamiento contribuyó a que llegara a comprenderse mejor la influencia que los traumas del pasado y los recuerdos subconscientes tienen en la mente consciente, además de recurrir a la práctica de la regresión y la hipnosis como un medio para identificar las posibles causas de un trastorno mental. Freud se refirió a este caso muchas veces a lo largo de toda su carrera profesional.

Una cosa que a Freud le costó mucho aceptar en sus escritos sobre la histeria fue que pudiera alcanzarse el placer femenino mediante la estimulación del clítoris. Pues sí, ¡y lo que llegó a pesarle mentalmente la relación que las mujeres mantenemos con estos pequeños órganos que nos pertenecen (y que surgen del mismo tejido evolutivo que el pene y están diseñados para el placer)! En 1905 Freud declaró que las mujeres que tenían orgasmos mediante la estimulación del clítoris eran inmaduras: «La supresión de la sexualidad por vía del clítoris es una precondición necesaria para el desarrollo de la feminidad, porque el clítoris es inmaduro y masculino por naturaleza.»[45] Freud creía que, tras la pubertad, las mujeres solo deberían tener orgasmos mediante la penetración vaginal. Esta teoría no estaba basada en la observación y, por supuesto, tampoco en el conocimiento de la anatomía femenina. Sin embargo, esta noción en sí misma, (la idea de que existe un orgasmo adecuado y maduro que está almacenado en la vagina de las mujeres, y que le toca a ella encontrarlo) todavía, y a pesar de todo lo que ya conocemos sobre el placer femenino, sigue vigente en la sociedad moderna. ¡Imagínate que a los hombres les dijeran que deberían dejar de disfrutar de sus tontos y queridos penes!, ¡que dejaran de toquetearse y que, por decir algo, se dispusieran a tener orgasmos solo por el ano! ¡Pues váyase usted directo al psiquiátrico, queridísimo señor, si ve que el culo no le sirve!

El retorno al cuerpo sexual

Cuando el libro de Naomi Wolf *El mito de la belleza* se publicó en 1991, muchos pensaron que la escritora había iniciado otra ola de feminismo tras modernizar una idea que era muy antigua, la de que las mujeres seguían viéndose reducidas a su propio cuerpo. En 2012, Wolf publicó otro libro, *Vagina: una nueva biografía de la sexualidad femenina*, que se vendió como si fuera un tratado sobre la importancia de las experiencias que tiene el cuerpo de una mujer en la mayoría de ámbitos de la vida. El texto es fruto de una epifanía que Wolf tuvo tras una crisis médica. Si en el pasado, cuando tenía orgasmos, veía «los colores como si fueran más brillantes», llegó un momento en que dejó de vivir el sexo «en su dimensión poética. Al revés, las cosas me parecían discontinuas, como si estuvieran separadas de mí.» Wolf fue primero al ginecólogo, y luego consultó con otro médico (el que ella denominó «el hombre de los nervios»), que le dijo que lo que tenía, en un grado muy sutil, se llamaba espina bífida. Wolf tenía la columna vertebral un poco ladeada, y esta le comprimía el extremo del nervio pudendo que finaliza en el canal vaginal. El hombre de los nervios la operó para liberar la presión que las vértebras ejercían en ese nervio en concreto. Fue todo un éxito. «Después de hacer el amor volví a experimentar una sensación de gran interconexión,» dice la autora, «eso que los poetas y los pintores románticos denominan "lo sublime".» El hombre de los nervios de Wolf le dio toda suerte de explicaciones y le aclaró que los impulsos del nervio pélvico viajan hacia el «cerebro femenino», y que, dado que la fisiología de cada mujer es distinta, nuestra capacidad de tener orgasmos ruidosos depende en gran parte de la conexión neuronal. No depende de que la cultura en la que vivimos nos haya condicionado históricamente ni nada parecido. Pues vaya...

Los críticos optaron por dos caminos diferentes después de que se publicara este libro sobre la vagina. En un comentario en su página web, *Brain Pickings* (o «Preguntas sobre el cerebro»), la escritora y crítica Maria Popova describió esta obra como «una fascinante exploración de la ciencia que se oculta tras la muy incomprendida conexión mente-cuerpo que hay entre el cerebro y los genitales, la conciencia y la sexualidad, lo poético y lo científico». En el *New Yorker*, la escritora Ariel Levy no quedó tan prendada de la cuestión. En su artículo, titulado «The Space in Between», (El espacio intermedio), Levy escribe que muchas feministas «se quedarán perplejas al descubrir que Wolf, en su octavo libro, ha ubicado la esencia del ser femenino justo en el mismo lugar donde empezó: en el cuerpo, y además en un lugar muy concreto».[46]

Tras la lectura de este libro, pensé que la veneración que Wolf siente por un banquero de inversiones reconvertido en sanador sexual que se llama Mike Lousada era un poco... llamémosle preocupante. Este tal Lousada está especializado en dar masajes en la zona del yoni (palabra sánscrita que significa vagina, útero o fuente),y en hacer *tapping* en el yoni, tratamientos que, tal como Wolf los describe, «van directos al trauma que está almacenado en los genitales».[47] Lousada suele dar estos masajes desnudo, y afirma que «en general no mantiene relaciones sexuales con sus clientes, a menos que sea extremadamente terapéutico». Lo que más me gusta, de todo lo que cuenta Lousada, es que afirma que en una ocasión «tuvo una visión de la divinidad en el interior de una vagina», y que «vio una imagen de la Virgen María». Como nos aclara Levy, no todas las vaginas desean lo mismo: «Wolf olvida que las vaginas, como sus siervas, las mujeres, tienen personalidades y preferencias distintas. Si mi vagina oyera que una compañera potencial le murmura: "Bienvenida seas, diosa mía", se volvería hacia mí y me diría: "Larguémonos de aquí por piernas".» Creo que la mía se autoinmolaría.

En otras palabras, Wolf ha invitado a las mujeres a probar algo nuevo devolviendo el emplazamiento de nuestra conciencia a ese lugar que tenemos entre las piernas. O, al menos, le ha prestado un poco más de atención y lo ha considerado el centro del control del tráfico aéreo que rige el resto de nuestra persona. El debate que surgió en torno a *Vagina: una nueva biografía de la sexualidad femenina* fue muy interesante, porque, en el fondo, se planteaba la cuestión de si nos convenía, o no, volver a retomar nuestro cuerpo sexual. Los polvorientos vestigios de la historia pueden resultar sorprendentes, una auténtica locura y, a veces, desternillantes. ¿Corremos el riesgo de ser reduccionistas si hablamos de la ignorancia de la historia y de las múltiples tácticas de control (intencionadas o no) que esta ejerce sobre el cuerpo sexual de la mujer; el *locus* de la última batalla del feminismo radical? ¿Deberíamos dejarlo correr? Depende de dónde hayas fijado los parámetros del pasado, me imagino, porque los médicos siguieron diciendo hasta bien entrada la década de 1960 que las mujeres que necesitaban una estimulación del clítoris para tener orgasmos estaban perturbadas. En cincuenta años pueden pasar muchas cosas, por supuesto, pero de todo eso no hace tanto tiempo. En el libro que publicó en 1964 el psiquiatra Frank S.Caprio, titulado *The Sexually Adequate Female,* se afirma: «Cada vez que una mujer es incapaz de alcanzar el orgasmo con el coito, siempre y cuando aceptemos que su marido es la pareja que le conviene, y prefiere la estimulación del clítoris a cualquier otra forma de actividad sexual, se considera que es frígida y que necesita ayuda psiquiátrica.» [48]

En la actualidad, conocemos mucho mejor la anatomía del clítoris. Y nos equivocaríamos de plano si diéramos por sentado que lo único que tenemos ahí es esa ultrasensible y diminuta pirámide de carne que se ubica entre los labios. En el año

2005, la uróloga australiana Helen O'Connell publicó un extenso estudio anatómico titulado *Anatomy of the Clitoris*[49], y a partir de entonces el conocimiento que tenemos de la sexualidad femenina empezó a cambiar. Hace un extenso repaso de diversos estudios que abarcan la disección, la microdisección, las imágenes por resonancia magnética (IRM), la reconstrucción anatómica modular en tres dimensiones y la histología, y establece que el clítoris, de hecho, es un órgano en forma de espoleta (como la horquilla que forman las clavículas de un ave) de unos 9 centímetros de largo y de unos 6 centímetros de ancho. Parecido a una gaviota en pleno vuelo que estuviera moviendo las alas hacia abajo. El «glande» del clítoris solo es la punta visible; el órgano se ensancha en el interior de la vulva y se divide en dos fragmentos, como si fueran dos piernas, la crura, que es adyacente a la vagina y a la uretra. O'Connell recurre a la expresión «troncos neuronales», que me encanta y no me cansaría nunca de repetir. «La pared vaginal, de hecho, es el clítoris,» sostiene la autora. «Si retiras la piel de la vagina, la que reviste sus paredes laterales, de hecho, llegas a los bulbos del clítoris (que son cuerpos en forma de media luna de tejido eréctil).» Ese misterioso punto G que tanta obsesión lleva generando desde hace tiempo, y que está situado en la parte delantera de la vagina de la mujer, forma parte de la estructura clitoriana.

Hay que investigar mucho más todavía para comprender la manera cómo el clítoris se conecta con otras estructuras corporales, así como con el sistema nervioso y con el sistema circulatorio, pero ya podemos hacerle el signo de la victoria tranquilamente a Freud, porque ahora sabemos que hay partes del clítoris que se encuentran ocultas, tanto en la vagina como en la uretra y en el ano. Por consiguiente, aunque durante la penetración se estimule una parte distinta del clítoris de la que es estimulada durante la masturbación, el placer seguirá siendo clitoriano.

¿Te corres otra vez?

Podría parecernos que el orgasmo se localiza en un lugar específico de nuestro cuerpo, pero esos breves momentos de éxtasis que experimentamos (si hay suerte) durante las relaciones sexuales o la masturbación, en realidad son el producto de una combinación de varios procesos neuronales, cognitivos, emocionales, somáticos (relativos al cuerpo) y viscerales.

La estimulación genital envía poderosas señales al sistema límbico, esa parte del cerebro que gestiona las emociones, los recuerdos y la excitación. Este sistema comprende el hipocampo, que es donde «viven» nuestros recuerdos y fantasías, por decirlo de alguna manera. Que el hipocampo se active cuando estamos excitadas, explicaría que te vengan a la mente imágenes de exparejas, colegas de trabajo, personajes de novela o la visión de esa persona que te sirvió el café esta misma mañana cuando estás a punto de tener un orgasmo. Una amiga me dijo en una ocasión que siempre le viene a la mente un muro de piedra seca, que se encuentra en concreto en los Cotswolds en plena campiña inglesa, cuando va a correrse: una percepción curiosa, y sin duda fascinante, de la topografía que ha elaborado su cerebro. Mi amiga cree que, en un momento dado de su vida, cuando tenía sus primeros orgasmos, le vino una imagen de ese muro a la mente en el momento de correrse, y que, en la actualidad, su cerebro asocia esta imagen a la fase preorgásmica, que su hipocampo se ha asido a esta imagen como el chófer que se encuentra en el aeropuerto se aferra al cartelito que lleva con un nombre apuntado. El sexo puede ser una experiencia muy emocional. A veces, incluso nos hace llorar. Dado que la amígdala, que forma parte del sistema límbico, desempeña un papel fundamental en nuestro procesamiento de las emociones, tiene sentido decir que entramos en un estado de intensas emociones. Existe una necesidad y un propósito primigenios cuando entregamos nuestro cuerpo a otra persona, pero aquí también entra en juego la vulnerabilidad. En esta entrega necesitamos procesar el elemento del miedo, aunque no sea algo a lo que podamos asignarle palabras de una manera consciente.

Es curioso, pero los estudios realizados sobre el cerebro con ayuda de resonancias magnéticas muestran que el orgasmo causa un descenso considerable en la activación de las regiones cerebrales que van asociadas al miedo, al control de la conducta y a la ansiedad. El córtex frontal tiene mucho que ver con el razonamiento moral y el juicio social, y ambas cosas se anulan durante el orgasmo, que logra que dejemos de emitir juicios morales y pensamientos sobre nosotras mismas. Quizá por eso decimos tanto que «nos perdemos» durante el sexo. El aumento de actividad que se observa en el córtex del cíngulo anterior y en la ínsula, asociados ambos a la reacción de placer que nos proporciona el cerebro, podría contribuir a inhibir la sensación de dolor en algunas personas, o a conseguir que resulte agradable un cierto nivel de dolor (como que te tiren del cabello, te muerdan, te arañen, te estrujen, te den un golpe o cualquier otra cosa que sirva para que te derritas) cuando practicas el sexo. Hay ejemplos que demuestran que los umbrales del dolor de las mujeres aumentan más del doble durante el orgasmo, y cuando estamos a punto de alcanzarlo.

La oxitocina, hormona y neurotransmisor a la vez, es generada por el hipotálamo durante el orgasmo. Sus niveles aumentan con rapidez durante la excitación sexual, y alcanzan el clímax en el mismo momento del orgasmo. De hecho, hay estudios que demuestran que la intensidad de un orgasmo guarda relación con la cantidad de oxitocina producida. En otras palabras, cuanta más oxitocina, más te tiemblan las piernas. Se ha descubierto que los niveles de oxitocina fluctúan durante el ciclo menstrual de la mujer, que presentan su nivel más bajo en la fase lútea y el más elevado en las fases ovulatoria y folicular. Habrás oído decir a menudo que la oxitocina es «la hormona del amor», o «la sustancia química del abrazo», porque se sabe que genera una sensación de bienestar, que reduce la ansiedad y hace que aumente nuestra confianza.

El marinado químico que experimentamos tras un orgasmo también incluye una avalancha de dopamina, que ha resultado ser el neurotransmisor clave y responsable de que tengamos orgasmos. La liberación de dopamina se activa gracias al núcleo accumbens (el centro de recompensas del cerebro), que nos gratifica tras haber mantenido relaciones sexuales. Esta zona es la misma que se activa cuando recurrimos a las drogas, el alcohol, la nicotina, la cafeína y el chocolate, todas ellas cosas adictivas, que explicarían en potencia que el sexo y la necesidad de mantener relaciones sexuales puedan parecernos una droga. La bibliografía más reciente también sugiere que las conductas autolíticas y suicidas pueden conceptualizarse como adicciones, porque el sistema de recompensa dopaminérgico se activa durante este proceso.

Actualmente, disponemos de un gran número de estudios basados en resonancias magnéticas obtenidas del cerebro que demuestran que el sistema de recompensa dopaminérgico se activa durante la excitación sexual y el orgasmo. En su mayoría, proceden de escáneres IMRf (imágenes por resonancia magnética funcionales), que son pruebas no invasivas que recurren a ondas de radio y a fuertes campos magnéticos para crear imágenes detalladas del cuerpo, pero estas imágenes no son de órganos y tejidos, sino de la circulación del flujo sanguíneo en el cerebro. Cuando el flujo de sangre aumenta, se dice que hay actividad neuronal, y eso significa que las células nerviosas se excitan y se ponen a trabajar. Las imágenes son una maravilla de contemplar por el modo cómo brillan las zonas por donde fluye la sangre en esas imágenes en negro y gris del cerebro, como si fueran luces de Navidad que resaltan en la oscuridad. Pero, en concreto, los escáneres del cerebro obtenidos durante el orgasmo, y cuyas imágenes podemos encontrar en Google, son espectaculares: se trata de grandes ondas desmadejadas de colores rojo, amarillo y naranja parecidas a las flores, como las amarilis, las clavellinas y las begonias. Y que para obtener estas imágenes una de las participantes del estudio fuera capaz de masturbarse, o que fuera estimulada por su amante, hasta alcanzar el orgasmo, mientras yacía en el interior de un escáner y con los investigadores presentes, al otro lado de un delgado panel de cristal, es relevante. Esperemos que unas buenas cortinas preservaran su pudor y garantizaran la decencia de la prueba.

La oxitocina

En las mujeres, la oxitocina es muy conocida por el papel que desempeña en el parto y la lactancia. Sobre todo, porque la liberamos en la etapa final del desarrollo del feto, cuando el bebé ya está preparado para nacer, y porque provoca las contracciones uterinas que lo expulsarán de tu cuerpo y lo traerán a este mundo. A veces, cuando me detengo a reflexionar sobre esta separación entre dos cuerpos, uno diminuto, desnudo y de color rosáceo, y otro grande, despatarrado y exhausto, unidos todavía por el plateado cable de la fuerza vital, me da vueltas la cabeza.

La acción de la oxitocina durante el parto es fascinante. La oxitocina se libera en un bucle de retroalimentación positiva. El bebé que viene al mundo es enorme y pesa mucho, por eso presiona el cérvix. Los músculos del cérvix reaccionan ante la presión que va en aumento alargándose y abriéndose poco a poco, sin dejar de enviar impulsos nerviosos al cerebro. El cerebro libera oxitocina, que sigue dilatando y ablandando el cérvix. Al contar con un espacio mayor, el peso del bebé va empujando en un movimiento descendente este cérvix ablandado para abrirlo todavía más. La acción de la oxitocina desencadena que se libere una mayor cantidad de esta hormona. La oxitocina es tan esencial en el alumbramiento que, en su lugar, se utiliza una sustancia que imita su estructura química, la pitocina, cuando hay que provocar el parto. Los medicamentos que bloquean la acción de la oxitocina (como el Tractocile) se emplean para evitar los partos prematuros, porque sin el estímulo de la oxitocina, las contracciones uterinas se detienen.

Otra función que tiene la oxitocina es la de favorecer la lactancia, y desempeña un papel muy importante en la subida de la leche. Es lo que le sucede a la mayoría de hembras de los mamíferos, y no solo a los seres humanos. Otras hormonas como la prolactina son las que se involucran en la producción real de la leche. Pero la oxitocina es fundamental para que la leche suba y para que de esa forma el bebé pueda alimentarse. Este proceso simplificado puede detallarse de la siguiente manera: el bebé succiona el pezón de la madre; la sensación que provoca la succión envía unas señales al cerebro; el hipotálamo se estimula y provoca que se libere oxitocina; la oxitocina ayuda a contraer los músculos periféricos de los alvéolos de nuestros pechos (la masa de tejidos en forma de uva que segregan la leche); la presión en los alvéolos empuja la leche hacia los senos lactíferos y, como el bebé sigue succionando, termina consiguiendo que salga leche. Mientras escribo recuerdo el día que fui a visitar a mi mejor amiga, Kate, después de que diera a luz a su hija, ahora ya en primaria, en el suelo de la sala de estar de su casa. Al entrar en la sala, Kate se estrujó uno de los pezones, lo dirigió hacia mi rostro y me lanzó un líquido blanco como el algodón que pasó como un chorro arqueado por encima de mi nariz. Más tarde, cuando metimos en la cama a la diminuta recién nacida, que no dejaba de hacer pucheros y de resoplar, para inspeccionarle bien los pliegues de los brazos, el suave lanugo de los hombros y los sabrosos deditos de los pies, Kate se sacó el pijama y me pidió que le dijera qué me parecía su cuerpo desnudo después del parto. Solo pude pensar en lo que ese cuerpo había hecho unos días antes y, en aquel momento, pensé que la figura que lucía mi amiga, probablemente, era la imagen más intensa que jamás hubieran visto mis ojos.

Cuando dar el pecho produce tristeza

La investigación que realicé sobre la lactancia materna me hizo pensar en algo que, en realidad, solo he llegado a comentar con mis mejores amigas. Hubo algunas que se identificaron conmigo, pero otras me miraron con unos ojos como platos y exclamaron: «Pero, ¿qué dices?» A veces, cuando algo entra en contacto con mis pezones (por ejemplo, cuando tengo relaciones sexuales, cuando me roza demasiado el *top* que me pongo, cuando los sujetadores de deporte me aplastan los senos o cuando me seco después de la ducha), siento como si me invadiera... la tristeza. Pero solo me dura un momento. Es una sensación extraña, que no siempre experimento. Recuerdo que hace unos años hablé del tema con Nell, otra de mis amigas íntimas, y ella me contó que le pasaba lo mismo cuando daba del pecho. Es una sensación que te causa cierto embarazo. Nell estaba amamantando a su precioso bebé, de diez meses de edad, y me contó que notó esta misma sensación cuando empezó a dar el pecho a su hijo, aunque otras madres ya le habían advertido de que podría experimentar algo parecido. Cuando su compañera le preguntó cuáles eran las sensaciones que tenía al dar el pecho, ella tan solo le contestó: «Siento mucha tristeza». «El día que me subió la leche, *fiuuuuuu*... [Y cito textualmente las palabras con las que chateamos por WhatsApp.] Duró unos segundos, pero fue muy intenso. Lloré hasta quedarme agotada.» Personalmente, nunca me hubiera imaginado nada parecido. Mi pobre y querida amiga... Al cabo de un tiempo, pude charlar largo y tendido con Nell, y me enteré de que esta sensación tiene un nombre: reflejo disfórico de la eyección de la leche (o D-MER, según las siglas en inglés). Era la primera vez que oía hablar de ello.

El reflejo disfórico de la eyección de la leche se empezó a citar en los estudios científicos para referirnos al estado que afecta a las lactantes solo a inicios de la década de 2000. Este estado se caracteriza por provocar una sensación de disforia repentina, palabra que, etimológicamente, es antónimo de euforia y, según el testimonio que han aportado diversas mujeres, puede abarcar desde la nostalgia y la tristeza hasta el miedo, la ansiedad, la paranoia, la irritabilidad y el desasosiego. Y todo esto puede suceder justo antes de que suba la leche, aunque, por lo general, solo dure unos minutos. He consultado varios foros en internet de mujeres que dicen haber experimentado este estado con tanta intensidad que dejaron de amamantar a sus hijos y cambiaron a la leche maternizada, o adelantaron el destete. El D-MER es más bien la reacción fisiológica provocada por determinadas sustancias químicas que experimenta nuestro cerebro antes que un problema originado por diversas causas, como una depresión o una ansiedad generalizadas; por eso, que en nuestro historial médico conste que tenemos problemas de salud mental no parece ser un factor de riesgo. Ahora bien, si sientes un miedo intenso cuando estás amamantando a tu bebé, ese miedo provocará que, en general, sientas más ansiedad o te notes más turbada cuando vuelvas a tener que dar el pecho. El término D-MER sale a la luz cuando buscas en Google expresiones como «tristeza al amamantar» (Imagínate cuántas madres angustiadas del mundo entero no estarán sentadas en el sofá sosteniendo a su bebé en un brazo mientras, con la mano que les queda libre, navegan por Google), y esta información se propaga a un ritmo que genera un número cada vez mayor de contenidos y una mayor conciencia de comunidad.

Hay pocos estudios sobre el D-MER en la actualidad, pero contamos con pruebas preliminares y anecdóticas que demuestran que puede tratarse, incluso si es grave. Por si fuera poco, las primeras investigaciones indican que cabe atribuir su origen a un descenso inadecuado de la dopamina en el momento mismo que se da el reflejo de la eyección de leche. La dopamina inhibe la prolactina, que es la hormona implicada en la producción de leche. (La prolactina, además, cumple otras funciones de amplio espectro, tanto en los hombres como en las mujeres: desde actuar directamente sobre nuestro sistema reproductor hasta influir en nuestro comportamiento y regular el sistema inmunitario. Unos niveles demasiado altos de prolactina en los hombres pueden provocar un síndrome de deficiencia de testosterona, que se caracteriza por un estado de ánimo alterado, por un aumento del tejido mamario, un menor grosor muscular y una pérdida de la libido o de la capacidad de mantener una erección.) Por consiguiente, en las mujeres los niveles de dopamina tienen que descender, para poder permitir que asciendan los niveles de prolactina de forma que pueda generarse más leche. En general, este descenso apenas resulta perceptible para las madres que están dando el pecho. En las madres que padecen el D-MER, en cambio, la dopamina desciende con tanta brusquedad que llegan a sentirse disfóricas. Dado que el D-MER solo se ha identificado como tal desde hace unos quince años aproximadamente, una no puede dejar de preguntarse por la clase de conversaciones que debían de mantener las mujeres que acusaban estos síntomas con las personas que les prestaban servicios médicos. ¿Las atribuían a ese término tan vago que ha dado en llamarse «depresión posparto»? Decidí preguntárselo a mi madre, que me dio el pecho a principios de la década de 1980, y lo que me contó fue que experimentó una leve aunque perceptible disforia conmigo, con mi hermana y con mi hermano, pero que pensó que todo aquello formaba parte del proceso. «Te decían que todo era cuestión de las hormonas, como si eso te dejara las cosas más claras. Y tú decías, "Ah, bueno...", y seguías dando de mamar.»

Para aclararme sobre la particular tristeza que experimento por la estimulación de mis pezones, introduje varios términos en Google y el buscador me remitió a un cúmulo de páginas con comentarios de mujeres que, aunque no amamantaban, afirmaban que les sucedía lo mismo. No me esperaba todo aquello, pero parece que rondan muchos pezones por ahí que la hacen sentir a una nostálgica. Ahora bien, no he encontrado ni un solo estudio que dé una explicación fiable del fenómeno, salvo uno fechado en 2011 que está basado en imágenes por resonancia magnética y que firma el doctor Barry Komisaruk, un psicólogo de la Universidad Rutgers que dedicó varios años a investigar la neuropsicología de los orgasmos y que fue el primero en localizar el orgasmo femenino en el cerebro.[50] En

2011 Komisaruk reclutó a once mujeres sanas que no estaban embarazadas cuyas edades oscilaban entre veintitrés y cincuenta y seis años. Tendidas en la camilla de un escáner para obtener imágenes por resonancia magnética del cerebro, las mujeres se estimulaban el clítoris, la vagina, el cérvix y los pezones. Se golpeteaban rítmicamente con un dedo los pezones y empleaban un consolador de plástico en la vagina y el cérvix. La estimulación de los pezones iluminó la zona del cerebro que capta las sensaciones pectorales, como era de esperar. Pero una región del cerebro denominada lóbulo paracentral de la superficie medial (situada justo en la parte superior, donde se ubicaría el punto medio de los cascos que usamos para escuchar música), que es la que capta las sensaciones genitales, también se iluminó. Komisaruk estableció la hipótesis de que, al estimular los pezones, como sucede cuando se da de mamar, se libera oxitocina. Y ya sabemos que esta hormona desencadena contracciones en el útero. Por eso es posible, afirmó, que la estimulación de los pezones desencadene contracciones que provoquen una sensación en la región genital del cerebro. En otras palabras, podemos desencadenar la liberación de oxitocina sin ser madres, a resultas de la estimulación de los pezones. Como mujer que todavía no ha tenido la ocasión de dar de mamar, he de decir que me pone un poco nerviosa pensar lo rara que me haría sentir esa estimulación constante aplicada a mis pezones.

CUARTA PARTE

«Es algo químico», o lo que es fijo y lo que no

Dado que los así llamados «excesos» de las mujeres, sean del tipo que sean, siempre han estado vinculados a los órganos reproductores, tendría sentido pensar que el descubrimiento de las hormonas del sexo y de la bioquímica cambiante que las mujeres manifiestan a lo largo del ciclo (o de cualquier otro proceso reproductivo, para el caso) podría haber eliminado parte de este estigma. Además, la posibilidad de que pueda existir un factor químico muy claro que explique un determinado tipo de comportamiento, o una manera de sentir en concreto, en principio legitima más nuestra posición, y también resulta más reconfortante.

Esta idea puede proporcionar un gran alivio a algunas mujeres. Con tal de que una sola de entre ellas sea capaz de superar sentirse deprimida, o de no hacer demasiado caso de la extrema sensibilidad que experimenta durante varios días al mes porque es consciente de que sus ciclos siguen un patrón; si una sola es capaz de comprender que decir que sus sensaciones tan solo obedecen a procesos químicos determinados es una estrategia para impedirle que meta la segunda y se lance a un autoanálisis que la haga sucumbir a sus calamidades existenciales, yo la aplaudo. No, mejor dicho, me quito el sombrero y le hago una reverencia. Personalmente, y con el paso del tiempo, he progresado mucho, y ahora ya puedo decirme a mí misma que el síndrome premenstrual es una experiencia transitoria, que si me encuentro sollozando ante la puerta abierta de la nevera, o sumida en el lodo dándole vueltas y más vueltas a una discusión que he tenido con mi pareja por unos mensajes absurdos que nos hemos enviado, y que la pelea ha ido subiendo de tono por una serie de palabras que han tocado alguna fibra sensible, sé que la sensación que tengo de no haber actuado o pensado como habitualmente suelo hacer, pasará.

No siempre es fácil cuando eso ocurre.

Cuando se alteran mis niveles hormonales, que suele suceder durante la ovulación y durante la semana que me viene la regla, siento como si me hubiera metido en la piel de otra persona. Como si no fuera yo misma. Sin embargo, y a medida que he ido descubriendo históricamente el papel que han desempeñado los cuerpos y las mentes de las mujeres, y el lugar hacia donde todo eso podría llevarnos en la actualidad, me viene una pregunta a la mente, y es la siguiente: ¿Qué es «mi yo», sino un cerebro y un cuerpo sensibles que cambian y reaccionan ante los acontecimientos del mundo y ante las relaciones que entablo con las personas del entorno? ¿De qué estado fijo e ideal siento que me alejo cuando actúo de una manera más emocional, concretamente, durante la segunda mitad del mes?

¿Hay algo en mí fijo? Si mis pensamientos y mi conducta tienden a cambiar tanto cuando estoy a punto de que me venga el período, ¿qué me dice todo eso a mí sobre el concepto mismo de la personalidad?

La personalidad

Yo tengo una personalidad. O, al menos, eso creo. La personalidad es un concepto que resulta muy interesante cuando nos planteamos qué es fijo y qué no lo es. Es especialmente relevante cuando tenemos en cuenta el modo cómo las hormonas influyen en la persona que creemos ser. Durante décadas, los psicólogos han mostrado una gran fascinación por determinar qué somos de una manera científica definiendo la personalidad como esas diferencias individuales que se traslucen a partir del modo cómo las personas suelen comportarse, pensar y sentir. Cada persona tiene una determinada idea de cuál es su tipo de personalidad (si es frágil o fuerte, tímida o extrovertida...). Pero en lo que los psicólogos se han centrado, principalmente, ha sido en considerar cuáles son los rasgos de la personalidad.

Lo más comúnmente aceptado es que existen cinco grandes rasgos de la personalidad, conocidos también como el modelo de los cinco factores, o el modelo llamado ACEAN (OCEAN según las siglas en inglés). Este modelo surgió en la década de 1970 para nombrar estos grandes rasgos con que describíamos la psique humana, y que son los siguientes: Apertura (lo abierta que está una persona a vivir experiencias); Conciencia (el sentido de la organización, la disciplina y el deber); Extroversión (lo asertiva o animada que una persona puede mostrarse en sociedad: la introversión como contrapuesta a la extroversión, en este caso, es el rasgo más distintivo de los cinco grandes factores); Amabilidad (el grado de calidez y simpatía que muestra una persona); y Neurosis (el grado en que una persona considera que el mundo es algo estresante, amenazador e incierto). Este modelo nos indica que una misma persona posee todas estas cualidades en distintos grados. Por ejemplo, yo podría tener un nivel mediano de apertura, un nivel alto de conciencia y un nivel muy bajo de extroversión, toneladas de amabilidad y una parte importante de neurosis.

El modelo de los cinco grandes factores siempre ha sido objeto de muchas críticas. La mayoría de las cuales ha servido para cuestionar si estos métodos de análisis son fiables, dado que están basados en datos que proporcionan los mismos sujetos de observación. El problema que se desprende de que seamos nosotros mismos quienes puntuemos nuestros propios exámenes, es que tendemos a describirnos en términos que resulten más agradables a los demás. A este fenómeno se le da el nombre de sesgo de reactividad, y es el que nos da un toque de advertencia para que nos fijemos bien en las conclusiones a que nos llevan las investigaciones psicológicas orientadas hacia un componente numérico. El modelo de los cinco grandes factores también es muy limitado en términos del número de rasgos que identifican. Sin embargo, este modelo se ha conservado para definir qué es el ser humano de una manera universal y sólida desde hace varias décadas, y todavía sigue empleándose en el mundo de la empresa para seleccionar a las personas idóneas para desempeñar determinados puestos.

El estudio más significativo que sembró dudas sobre la universalidad de este modelo de los cinco grandes factores y la evolución de la personalidad fue publicado en 2013 en el *Journal of Personality and Social Psychology*. El director del estudio, el doctor Michael Gurven, catedrático de Antropología de la Universidad de California, encargó a un equipo de investigadores que aplicaran una versión traducida del inventario de los cinco grandes factores de la personalidad a 632 tsimaneses, miembros de una pequeña tribu de cazadores-recolectores oriundos de las tierras bajas bolivianas tropicales.[51] Los investigadores pidieron a los tsimaneses que puntuaran en una escala del 1 al 5 el peso que ejercían determinadas palabras, como, por ejemplo, «distante», «reservado» y «enérgico», en la descripción de sus personalidades. Al analizar los resultados, el equipo de Gurven descubrió que estos rasgos no podían agruparse bajo las cinco grandes categorías que se conocían. Por ejemplo, una persona que se calificaba a sí misma de reservada, también se confesaba habladora, y eso implicaba que el concepto comúnmente aceptado de extroversión no tiene ningún sentido para esta cultura. Solo dos grupos de reacciones distintas surgieron del análisis, que constaba de cuarenta preguntas: la diligencia y la tendencia a mostrar un comportamiento altruista. Ninguna de las dos actitudes encajaba en los cinco grandes factores que se conocían. Y fue un hallazgo sorprendente, puesto que el doctor Robert McCrae, analista de estos cinco grandes factores, había encontrado pruebas suficientes que probaban la veracidad del modelo en más de cincuenta países. McCrae se mostró de acuerdo en que el estudio planteaba implicaciones decisivas.

Contemplemos también el Indicador de Tipos de Myers Briggs (MBTI, según sus siglas en inglés), utilizado, generalmente, en las empresas y en muchas corporaciones internacionales. El test fue creado por dos amas de casa, Katharine Cook Briggs y su hija, Isabel Briggs Myers, durante la Segunda Guerra Mundial. El test en cuestión se basó en las teorías de Carl Jung y pretendía encontrar un método útil que sirviera para que las mujeres que tenían que pasar a formar parte del mundo laboral pudieran ocupar puestos de trabajo que fueran adecuados a su personalidad. Este es el test psicológico, por llamarlo de alguna manera, más socorrido del mundo, y se estima que unos cinco millones de personas lo hacen cada año. La fe en el MBTI sigue siendo inquebrantable. Un artículo aparecido en 2014 en *Forbes* estima que la herramienta genera unos 20 millones de dólares al año a sus editores.[52] Ahora bien, muchos científicos sociales llevan décadas afirmando que el MBTI carece de bases sólidas y que, en gran medida, es absurdo. Este método está basado en realizar elecciones binarias (por ejemplo, hay que elegir entre la introversión o la extroversión), cuando, en realidad, no hay nadie que encaje exclusivamente en un tipo determinado (los seres humanos no funcionamos así; eso sería muy simplista; y aquí, como sucede con los horóscopos, la mayoría se adhiere al lenguaje positivo).

Nadie sacará un resultado que le diga que es una mierda pinchada en un palo y que tiene horchata en las venas. El MBTI, por otro lado, no se ajusta a los estándares básicos que esperaríamos encontrar en cualquier otro test psicológico. Es muy divertido de hacer, eso, sí, pero, sin duda alguna, eso también forma parte del problema.

Si haces el MBTI te identificarás con uno de los dieciséis tipos de personalidad, a los que nos referiremos con una abreviatura de cuatro letras. Por ejemplo, el IIIS(«la mente maestra»), que representa la personalidad introvertida, intuitiva, intelectual y sentenciosa. El problema es que tu MBTI puede cambiar en cuestión de meses, semanas, horas o minutos. Yo era una IIIS cuando hice el test al empezar mi máster de Psicología en 2016. Volví a hacerlo unas semanas después, como nos pidieron, y entonces me había convertido en una ESSP («la artista»): extrovertida, sensitiva, sentimental y perceptiva. Volví a hacerlo mientras estaba escribiendo este libro, pero para entonces ya era una IISS («La consejera»): introvertida, intuitiva, sentimental y sentenciosa. Seamos francos, «la mente maestra» es el prototipo que suena mejor. Pero si el tipo de una persona es capaz de cambiar con tanta rapidez, cuatro letras ofrecen una perspectiva muy pobre de lo que es el carácter de una persona. Sin embargo, en el momento que la persona exclama *¡Eureka!*, tras haber hecho el test (que es lo que yo experimenté la primera vez que lo hice), nos encontramos ante una importante revelación, que es lo profundamente seductora que resulta la idea de que existe un yo ideal.

Somos una especie cambiante, muy compleja, y, a menudo, impredecible. Que seamos complejos y cambiantes por naturaleza no es algo que sepamos encajar bien. Como les ocurre a las polillas, que se sienten atraídas hacia la llama, nos atraen las respuestas y las soluciones más fáciles. Es cómodo, y además hace que nos sintamos seguros. Aunque pueda parecer que el MBTI nos ofrece una respuesta fácil, ningún test binario puede llegar a captar la naturaleza cambiante de los seres humanos. Por mucho que queramos.

Ablandar la escayola

Me interesa mucho la manera y la intensidad cómo las fluctuaciones de nuestros niveles hormonales pueden determinar nuestro sentido de la identidad; y me refiero a todo eso que me convierte en mí misma. Porque la forma de analizar la manera cómo nos sentimos, la manera cómo nos autovigilamos, es lo que nos acarrea tanto sufrimiento. Como puedes ver, los medios con que contamos y que nos otorgan sentido como sociedad no son fijos, ni están universalmente reconocidos. La naturaleza del lenguaje que usamos para describir quiénes somos tampoco lo está, por otro lado. ¿Cómo es posible entonces considerar que nuestra personalidad es algo fijo?

En 1890 el psicólogo de Harvard William James postuló por primera vez la teoría de que, una vez cumplidos los treinta, en realidad no cambiamos demasiado. En sus *Principios de Psicología*, escribe: «En la mayoría de nosotros, después de cumplir los treinta, el carácter se nos ha moldeado como la escayola, y nunca más podrá ablandarse.» [53] Esta idea de que todo queda fijado antes de los treinta ha perdurado a lo largo del tiempo. Pero, ¿es cierto en verdad que somos incapaces de cambiar quiénes somos cuando alcanzamos la trémula edad de los treinta años? Muchas personas encontrarán muy difícil cambiar de hábitos y de manera de ser a los treinta, y muchos psicólogos coincidirán en que, a diferencia de lo que le sucede a nuestro estado de ánimo, que es transitorio por naturaleza, la personalidad alcanza su pico de estabilidad tras la pubertad y a mediados de la veintena. Es decir, hasta cierto punto, nuestra personalidad ya ha adoptado forma propia antes de cumplir los treinta. Sin embargo, si tenemos en cuenta lo que sabemos en la actualidad sobre la plasticidad cerebral (que es el término científico que se utiliza para hablar de la capacidad que tiene el cerebro de cambiar a lo largo de la vida), la realidad resulta ser más compleja.

La persona que somos no es solamente producto de la edad. Somos una complicada combinación de genética, educación familiar y experiencias vividas a lo largo de los años. Nuestro trabajo, nuestras vivencias y las personas que conocemos influyen en nuestra personalidad. Cuando somos jóvenes, nuestros cerebros se están desarrollando y son mucho más maleables, y las vivencias que tenemos nos van modelando profundamente. A medida que vamos creciendo, sin embargo, el cuidado y el apoyo de los demás pueden ser esenciales y hacernos sentir que estamos alcanzando todo nuestro potencial, pero las experiencias malas, o incluso terribles, también pueden ser las causantes de lo que llamamos «la forja del carácter».

Es decir, que forjamos nuestro carácter con el paso de los años.

Los cimientos ya se encuentran en nosotras mismas desde que venimos al mundo cuando nos paren nuestras madres. Nuestra armazón, en buena medida, es el producto de las experiencias que hemos vivido en nuestra edad más temprana. Pero lo cierto es que seguimos construyendo alrededor de esa armazón durante toda la vida. La persona que somos puede acusar la influencia de los acontecimientos más relevantes de su vida: tener hijos, sufrir diversas pérdidas o cambiar la trayectoria profesional, por ejemplo. Si nuestro pasado ha sido complicado, encontrar el amor en alguien que nos entienda de verdad puede ser increíblemente curativo y liberador, y permitirnos realizar nuestro potencial.

Teniendo presente la idea de que nuestro yo es cambiante, una de las cosas que suelen decir las mujeres cuando sufren los síntomas que van aparejados a las fluctuaciones hormonales, como nos sucede en la segunda mitad de nuestro ciclo o durante la menopausia, es: «Me siento como si fuera otra persona.» Que los cambios en nuestros niveles hormonales puedan llegar a influir en nuestra personalidad es un concepto completamente subjetivo y prácticamente imposible de medir. Una mujer que se encuentre en el vigesimoquinto día de su ciclo puede decir una cosa, su ginecólogo otra, un psiquiatra daría una tercera opinión y un psicólogo crítico (es decir, un psicólogo que desafíe los principios convencionales de la psicología) podría añadir que la única medida válida nos la da lo que cuenta esa mujer en concreto en un momento determinado. Yo me inclino más bien por esta última opción.

Sabemos que nuestras hormonas fluctúan. En el lapso de un mes, como lo he señalado anteriormente, los niveles hormonales suben y bajan con el fin de prepararnos para el embarazo. Se trata de un proceso biológico ineludible. Si comparamos con todos los mitos y los rituales del pasado que han existido en torno a los cuerpos y las mentes de las mujeres, parecería más propio decir que hay razones bioquímicas que explican los cambios de nuestro estado de ánimo o de nuestro comportamiento. Eso es así; es algo mensurable y científico, algo a lo que podemos agarrarnos en lugar de tener que aceptar conjeturas de hombres ignorantes (y lo digo en el genuino sentido de la palabra: de hombres que carecen de conocimientos, y no porque sean unos cabeza de chorlito), y que ocupan cargos desde los que ejercen su poder sobre nosotras. Pero esta opción de la que hablo, ¿es mejor en realidad?

Si nuestro síndrome premenstrual nos hace sufrir todos los meses, que un médico nos diga que quizá nuestra química está descompensada y nos encasille en una categoría diagnóstica resulta atractivo y potencialmente reconfortante. Pero ¿no sería mucho más amable, no nos daría más seguridad, que alguien nos dijera que nuestro útero controla nuestro cerebro como si se tratara de un personaje de videojuego?

¿Es posible que, aunque la mitología cultural del pasado se haya visto eclipsada por la ciencia biomédica, todavía nos sirva, aunque sea con la mejor de las intenciones, para hablar de los excesos femeninos? ¿Podría ser que estuviéramos atribuyendo directamente la angustia y la sensación de extrañeza que tiene la mujer a su cuerpo reproductor? Yo creo que sí. El problema es que no contamos con una buena explicación que nos ayude a comprender el modo cómo nuestras fluctuantes hormonas pueden influir en nuestros pensamientos, sentimientos y comportamientos. Algo sabemos acerca de las investigaciones que se están realizando en este terreno, y que siguen realizándose, pero no contamos con respuestas definitivas. Que puedan diagnosticarnos un síndrome como el premenstrual, y que nos ofrezcan una explicación basada en factores químicos aparentemente clara de la angustia que padecemos, guarda un importante paralelismo con aquella teoría de la depresión que afirmaba la existencia de un supuesto desequilibrio químico y que ha prevalecido a lo largo de los tiempos sin que ninguna base científica la refrendara.

El desequilibrio

Durante mucho tiempo se nos ha dicho que un teórico desequilibrio de las sustancias químicas que actúan en el cerebro era la causa de que sufriéramos enfermedades mentales. Los científicos propusieron por primera vez esta hipótesis en la década de 1960, tras el supuesto éxito que tuvieron unos medicamentos que se suponía que alteraban los niveles de estas sustancias químicas. Los llamaron antidepresivos, y fueron descubiertos por accidente en la década de 1950.

Un grupo de científicos del psiquiátrico de Münsterlingen, en Suiza, buscaban un tratamiento para la esquizofrenia, y descubrieron que un medicamento que modifica el equilibrio cerebral de las sustancias químicas que guardan relación con la gestión de los estados de ánimo, el sufrimiento y las emociones, provocaban episodios de euforia en los pacientes. Esta medicación resultó no estar indicada para las personas que padecían esquizofrenia, pero les fue de mucha utilidad a las que sufrían depresión. En el ensayo inicial, realizado en 1955, se vio que los pacientes referían tener más energía y haber notado una mayor sociabilidad en su comportamiento. Este medicamento, llamado Imipramina, fue apodado «la cura milagrosa». Y las empresas farmacéuticas se lanzaron a fabricar otros medicamentos capaces de competir con ella. Los llamaron antidepresivos tricíclicos, por su estructura química, que incluye una cadena de tres anillos.

Muchos pacientes notaron un alivio de su sintomatología, pero esta clase de medicamentos resultó que tenía muchos efectos secundarios, y el paciente mostraba agotamiento, aumento de peso y, en ocasiones, si ingería una sobredosis, las consecuencias podían ser letales. Los científicos elaboraron una alternativa: los inhibidores selectivos de recaptación de la serotonina (ISRS), que actuaban sobre un neurotransmisor llamado serotonina. Los neurotransmisores son sustancias químicas que contribuyen a enviar señales de una parte del cerebro a otra. Se considera que la serotonina influye en el estado de ánimo, en la libido, en el apetito, en la memoria, en el sueño, en la conducta social y en el aprendizaje. Y de ese modo se planteó que las personas que padecían una depresión o algún trastorno de ansiedad quizá no dispusieran de esta sustancia en cantidad suficiente.

El máximo representante de esta nueva clase de antidepresivos fue el Prozac, que irrumpió en el mercado estadounidense en 1987. Los pacientes experimentaban la misma sensación de alivio que proporcionaba la primera generación de antidepresivos, solo que con menos efectos secundarios. Los ISRS, mucho más fáciles de recetar, hicieron ganar miles de millones a las empresas que los fabricaron durante varias décadas. Por supuesto, la noción misma de que un medicamento pudiera cambiar tanto las cosas también tuvo sus detractores. Con el tiempo, los más críticos al respecto han llegado a afirmar que los antidepresivos se recetan con demasiada ligereza, que su función todavía no está demostrada empíricamente y que los efectos que originan a largo plazo son desconocidos. De todos modos, las ventas siguen siendo considerables. En 1994, la revista *Newsweek* publicaba que «el Prozac ha alcanzado la misma popularidad que puedan tener los pañuelos desechables Kleenex, y el mismo estatuto que el agua de manantial.»[54]

Es curioso constatar que la conocida teoría del desequilibrio químico todavía siga reinando hoy en día (porque, en realidad, lo sigue haciendo) en lo que se entiende popularmente que es un trastorno mental como la depresión y la ansiedad, ya que nunca se han presentado pruebas fehacientes que demuestren que eso es así.

Históricamente, la psiquiatría ha cambiado de orientación en su búsqueda por comprender la mente y distinguir lo que es normal de lo que es anormal. Durante la primera mitad del siglo XX (y debido sobre todo a la influencia de Freud), la función orgánica del cerebro casi desapareció de la psiquiatría. Pero la llegada del Prozac generó un replanteamiento del panorama. La teoría del desequilibrio químico sigue tan viva en la actualidad porque ingerir un medicamento para, digámoslo así, corregir una química defectuosa parece ser algo instintivo en los seres humanos. Además, es una idea que resulta políticamente atractiva. Los científicos sociales argumentan que las personas que se perciben a sí mismas como gente enferma son más fáciles de manipular que las que sienten que su angustia es el resultado de una injusticia de orden social. Sin embargo, aunque este cuento de que «la depresión es como cualquier otra enfermedad» les resulte útil a ciertas personas, a otras, en cambio, les refuerza la idea de que son diferentes y no se parecen a las que, en teoría, están bien. Y eso nos lleva a replantearnos qué significa diagnosticar un trastorno mental.

La industria farmacéutica tiene un interés muy particular en interpretar los comportamientos y las emociones de los consumidores como si fueran síntomas de algún trastorno que padecen, para así poder venderles la medicación pertinente. El *Manual diagnóstico y estadístico de los trastornos mentales* (DSM-5, según las siglas en inglés) sigue ejerciendo una influencia considerable en el ámbito de la psiquiatría; sin embargo, ciertas categorías como el trastorno bipolar, la esquizofrenia, la ansiedad y la depresión, no pueden confirmarse sin realizar de por medio algún análisis, tal y como sucede con la diabetes, por ejemplo, a la que a menudo se compara con la depresión para decirte: «¿Verdad que no estarías tomando insulina si no fueras diabético?» Ahora bien, esta analogía no termina de funcionar, porque los límites que existen entre los distintos diagnósticos psiquiátricos son difusos. Las personas que están deprimidas o han sido diagnosticadas con un trastorno bipolar también presentan muchos síntomas de ansiedad, por ejemplo.

En la actualidad, hay pruebas bastante sólidas que indican que la pobreza y la desigualdad son las causas principales del sufrimiento que existe en el planeta. Sabemos que nuestra constitución psicológica puede verse alterada por los traumas que hemos padecido durante nuestros primeros años de vida, que nuestros cuerpos recuerdan el sufrimiento emocional y sufren procesos inflamatorios crónicos. Ahora bien, los gobiernos parecen seguir rechazando selectivamente estos hallazgos. Los organismos de financiación, como en Gran Bretaña el Consejo de Investigaciones Médicas, siguen concediendo subvenciones millonarias para identificar cuáles son las causas biológicas de los trastornos mentales. Y con un cierto éxito, por lo que parece, porque los investigadores han podido identificar algunos genes que nos vuelven más vulnerables ante determinados problemas. Aunque, en realidad, todavía necesitamos disponer de muchos más estudios sobre la influencia que puedan ejercer los factores ambientales.

Ser conscientes de que existe este desequilibrio en los mecanismos mediante los que explicamos los trastornos mentales es importante, porque lo que implica de una manera tácita es que debemos considerar la enfermedad mental como análoga a la enfermedad física si queremos despertar el interés y conseguir financiación. La idea de que el trastorno mental es real porque acecha a nuestra química cerebral y a nuestros genes, puede reforzar el estigma de qué implica no estar bien mentalmente; o sea, que si sufres es porque estás rota, o porque eres defectuosa. Los zarcillos del estigma se van extendiendo hacia los que eligen tomar antidepresivos como una de las formas de gestionar su salud mental, pero la manera cómo una persona elige conceptualizar su angustia solo debería juzgarse en función de que le resulte útil en un momento dado. Estigmatizar el uso de antidepresivos es sumamente desconsiderado y completamente inútil.

Los ensayos clínicos no son siempre de fiar. Hay estudios basados en metodologías cuestionables y en un número reducido de participantes que siguen generando titulares en la Red que pueden pincharse y que influyen en el público en general. Sin embargo, aunque no sepamos con exactitud cómo funcionan los antidepresivos, sabemos que, de hecho, a muchas personas les van bien, que sirven para disminuir los patrones de pensamiento catastrófico, para aumentar la energía y mejorar el estado de ánimo. Incluso pueden llegar a salvar vidas en los momentos culminantes de una crisis. Y esto puede afirmarse sin dejar de reconocer qué le sucedía a la persona en el momento mismo que decidió tomar la medicación; por ejemplo, que alguien empezara a aceptarse a sí mismo durante una terapia verbal, o se sintiera empoderado tras haber incrementado su actividad social, son dos cosas que también provocarán cambios en su manera de pensar. Ahora bien, dado que no existe ni un solo test que sirva para calibrar qué le va mejor a un individuo en concreto, ¿no será cosa nuestra decidir qué cabe atribuir a nuestro estado de ánimo?

Siempre que en el pasado he escrito sobre este tema, y que he colgado artículos en las redes sociales, mis canales se han llenado de gente que opina que las teorías sobre el desequilibrio químico se están yendo al garete; que, como todo el mundo ya sabe las enfermedades mentales responden a factores muy complejos. No estoy completamente de acuerdo. Muchos profesionales de la salud mental, sobre todo los que analizan las maneras cómo la política y la cultura respaldan las teorías y las praxis convencionales y se cuestionan los absolutos que plantea una investigación empírica, creen que este asunto está atascado. La doctora Joanna Moncrieff es una psiquiatra crítica que escribe de una manera muy convincente acerca del modo cómo las teorías sobre el desequilibrio químico siguen influyendo en nuestra manera de percibir la ansiedad. Me comenta que, aunque no suele empezar recetando antidepresivos, a menudo es sumamente difícil recomendar a las personas que dejen de tomarlos. Las personas están convencidas de que tienen un desequilibrio químico, y que necesitan corregirlo con medicamentos; por eso mismo se ponen muy nerviosas cuando se les dice que dejen de medicarse. Ahora bien, lo que sí hace Moncrieff es asegurarse de que estén muy bien informadas sobre lo que ella denomina «el enfoque centrado en la medicación». Moncrieff anima a que se establezca «un debate público que ponga de manifiesto cuáles son las cosas presentes en la vida moderna que nos hacen infelices, y que plantee preguntas más complejas sobre qué creemos que es una depresión».

Lo que nos sucede con este gobierno conservador que tenemos en la actualidad en Gran Bretaña, mientras escribo este libro, es un ejemplo puro y duro de lo que pasa cuando las personas se quedan solas y aisladas. A medida que la sociedad de bienestar y los servicios públicos se van desmantelando, las personas se angustian. Este es un dato palpable dentro del mar de datos de que disponemos. Las recetas de antidepresivos siguen aumentando en parte porque los servicios prestados se han ido deteriorando y no pueden asumir una demanda tan alta. Los médicos de familia a menudo no disponen de ningún otro remedio inmediato que ofrecer cuando las listas de espera para realizar terapias verbales son tan largas. Asimismo, el aumento de las consultas de los terapeutas del National Health Service ha llevado a estos profesionales a informar de que los niveles de ansiedad están aumentando.

El modelo biopsicosocial se acepta comúnmente en la mayoría de ámbitos del estudio del ser humano, y en casi todos los sistemas sanitarios: es un modelo que funciona a partir de la consideración de que nuestras experiencias y nuestro entorno modelan nuestra salud mental de muchas y muy variadas maneras, además del impacto que ejercen los factores biológicos. De todos modos, que nuestro estado de ánimo sea el resultado de factores que se sitúan tanto en el exterior como en el interior de nuestro ser no siempre se presenta de una manera accesible o convencional. Hay pruebas que sugieren que contextualizar la angustia mental como si fuera una enfermedad biológica puede limitar la actuación de la persona y hacer que se sienta menos capaz de superar sus síntomas. Porque entonces establecemos un divorcio entre nuestra manera de sentirnos y nuestra sensación de identidad, y dejamos todo eso fuera de la experiencia. «No soy yo, Eleanor, quien está viviendo esta depresión; lo que pasa es que las sustancias químicas de mi cerebro funcionan mal.»

Toda afirmación que mantenga que la depresión es puramente el resultado de niveles bajos de serotonina, debería ser cuestionada con el máximo rigor. Porque no encaja con las pruebas de que disponemos. Y eso no significa que la medicación que influye en los niveles de serotonina de nuestro cerebro, como los ISRS, no funcione. Significa que no sabemos si surte efecto sobre lo que originó esa depresión.

Curiosamente, los ISRS son una opción de tratamiento muy común en las mujeres que presentan un síndrome premenstrual agudo. ¿Saber que las hormonas afectan a la serotonina forma parte de alguna ciencia exacta? ¿Es la interacción que existe entre las hormonas y los neurotransmisores la razón de que en Estados Unidos los antidepresivos se hayan comercializado de una manera tan abrumadora para las mujeres? De ninguna manera. Una gran parte de las investigaciones fundamentales que se han realizado en este ámbito son de factura reciente. De todos modos, durante los veintiún años que la Administración de Alimentos y Medicamentos de Estados Unidos lleva permitiendo que la industria farmacéutica haga publicidad directa de fármacos que no pueden dispensarse sin receta, siempre hemos visto que las mujeres son las protagonistas de estos anuncios.

En un artículo muy convincente del *Huffington Post* de 2012 (*Bad Mothers and Single Mothers: A Look Back at Antidepressant Advertisements*[55] («Malas madres y madres solteras: Una mirada retrospectiva a los anuncios de los antidepresivos»), la escritora Katherine Sharpe presenta una selección bastante canallesca de varios anuncios publicados en los grandes medios de comunicación, como *Time,* de antidepresivos y de ansiolíticos desde la década de 1960 hasta la actualidad. El conjunto muestra cuánto ha cambiado el discurso sobre las enfermedades mentales, que ha pasado de poner el énfasis en los defectos de carácter a situarlo en un desequilibrio químico. Sin embargo, todo sigue igual. Desde el primero hasta el último, los anuncios se centran en los valores familiares y en el cortejo, y Sharpe afirma que todo eso «demuestra que las mujeres que necesitan medicación es porque no han conseguido triunfar en sus respectivos papeles femeninos (de amante, de esposa o madre), o bien porque se sienten oprimidas por las exigencias que les imponen esos papeles (el ama de casa atrapada, la madre trabajadora y preocupada) [...] las solteronas, las feas del baile o las madres incompetentes». En un anuncio de Effexor XR (Venlafaxina), que es un ISRS, vemos las palabras «Me devolvieron a mamá» garabateadas a todo color en una página de papel con una caligrafía infantil. Ahí fue cuando solté un grito de alarma. Sharpe, que en 2012 escribió aquel libro tan aclamado por la crítica y que se titulaba *Coming of Age on Zoloft: How Antidepressants Cheered Us Up, Let Us Down, and Changed Who We Are* («Alcanzar la mayoría de edad con Zoloft: Cómo los antidepresivos nos animaron, nos deprimieron y cambiaron quiénes somos»), afirma que la publicidad «tiene que ser, al menos en parte, responsable de que más del doble de mujeres que de hombres usen antidepresivos», y es difícil llevarle la contraria en algo así.

Estados Unidos y Nueva Zelanda son los únicos países desarrollados que permiten que las empresas farmacéuticas recurran a esta clase de publicidad dirigida directamente al consumidor. Sin embargo, eso significa que están explotando muchas inseguridades potenciales (el miedo que tiene toda mujer a fracasar como madre, por ejemplo). Bajo la larga sombra que proyectan las grandes empresas farmacéuticas, cualquier clase de ansiedad puede llegar a convertirse en un trastorno mental susceptible de ser diagnosticado y para el que existe un producto, una píldora, que puede representar la solución.

En este mundo en que las fronteras de los diagnósticos en el campo de la salud mental se están expandiendo, y junto con la exhaustiva variedad que tenemos de opciones medicamentosas psicotrópicas, la angustia de las mujeres sigue considerándose en el mundo occidental un exceso que hay que controlar.

El síndrome premenstrual y los neurotransmisores

Los dos sistemas de neurotransmisores más estudiados que guardan relación con los síntomas psicológicos que experimentamos durante el síndrome premenstrual involucran el GABA (ácido gamma-aminobutírico) y la serotonina.

En el Sumario de los Conocimientos Clínicos (CKS, según las siglas en inglés) del Instituto Nacional para la Salud y la Excelencia en los Cuidados (NICE, según las siglas en inglés) se recomienda recetar ISRS a las mujeres que presenten un síndrome premenstrual agudo. Las recomendaciones estipulan que

«A las mujeres que sufren un síndrome premenstrual agudo (mujeres cuyos síntomas les obligan a retirarse de sus actividades sociales y profesionales y les impiden funcionar con normalidad), hay que darles unos cuantos consejos sobre el estilo de vida que tienen que llevar y valorar si cabe recetarles un inhibidor selectivo de la recaptación de serotonina (un ISRS, aunque esté fuera de lo indicado). Los ISRS pueden tomarse de manera continua o solo durante la fase lútea (por ejemplo, desde el día 15 al día 28 del ciclo menstrual, en función de la duración que tenga)».[56]

El uso de los ISRS en la gestión clínica del síndrome premenstrual se basa en estudios que han demostrado la posible existencia de una disminución de la serotonina en mujeres que cada mes presentan una sintomatología psicológica muy acusada del síndrome premenstrual. Sin embargo, son muchos los estudios que advierten de que la causa exacta que origina este síndrome sigue siendo desconocida. Un buen número de casos demuestra los efectos beneficiosos que tienen los ISRS para el tratamiento del síndrome premenstrual, y con ello vuelvo a enfocar el tema recurriendo a esa expresión del «todo vale»: si tomar antidepresivos forma parte del modo cómo una gestiona su salud mental, porque ha tomado esta decisión tras haber sido bien informada, esta decisión debe respetarse.

En mi caso, necesitaba hablar con alguien que estuviera investigando sobre el síndrome premenstrual si quería tener las cosas más claras, porque este misterio de tan amplio espectro empezaba a hacerme sentir como si me hubiera montado en una atracción de tazas giratorias, que cuando parece que empiezas a ver con claridad, vuelves a dar vueltas y más vueltas. Por consiguiente, contacté con Nick Panay, ginecólogo de profesión y presidente de la Asociación Nacional del Síndrome Premenstrual (NAPS, según las siglas en inglés). Panay también es el director del Centro del Síndrome Premenstrual y de la Menopausia del Oeste de Londres, que está ubicado tanto en el hospital Queen Charlotte como en el Chelsea & Westminster, y además es el director de un equipo de investigadores clínicos que se dedica a la publicación de artículos y a formar a profesionales de la salud en todos los niveles. Había visto aparecer el nombre de Nick Panay en muchos tableros de mensajes en internet que lo anunciaban como una especie de dios de las hormonas, a juzgar por los comentarios que habían escrito las mujeres con trastornos premenstruales o menopáusicos que él había tratado. Por dicho motivo decidí ir a la consulta que Panay, un hombre cálido de ojos castaños, tiene en su clínica de la calle Harley. Estuve charlando con él, a la distancia que nos marcaba un enorme escritorio de madera situado en un despacho que os aseguro que es más grande que mi piso. «Es cierto. No sabemos con exactitud qué causa el síndrome premenstrual, pero la actividad ovárica cíclica y el efecto que el estradiol y la progesterona ejercen sobre los neurotransmisores de serotonina y ácido gamma-aminobutírico (GABA) parecen ser factores clave», me dijo Panay.

Sabemos qué es la serotonina, pero ¿qué es el GABA? No es un subgénero de la música *hardcore* tecno, no. Eso sería el *gabber*. El GABA se produce en las neuronas a partir del glutamato (que es el principal neurotransmisor del sistema nervioso central). Se localiza sobre todo en el córtex cerebral, en la capa más exterior del cerebro que tiene ese aspecto tan rugoso. Esta zona es la responsable de procesar la información de los cinco sentidos, así como la de los procesos del pensamiento superior, como el habla y la toma de decisiones. El GABA es un aminoácido que inhibe la transmisión neuronal en el cerebro, y con ello calma la actividad nerviosa. El glutamato actúa como un neurotransmisor excitativo y, cuando interactúa con las neuronas adyacentes, las anima a que «disparen» y envíen un impulso nervioso. El GABA hace lo contrario, y ordena a las neuronas que no disparen. Es nuestro tranquilizante natural, y es muy eficaz. Hay medicamentos como las benzodiazepinas (diazepam, alprazolam, etcétera) que funcionan incrementando o imitando el efecto que tiene el GABA. Como suplemento para la salud, el GABA se vende y promociona como un tranquilizante natural. (Como es de esperar, ya se ha demostrado que de alguna manera los suplementos alimenticios que contienen GABA supuestamente producen un efecto calmante; si no, no se habrían fabricado para empezar, aunque la mayor parte de las pruebas hayan sido realizadas por investigadores que, por lo que parece, tienen conflictos de intereses.) Además, es una sustancia que se ha vuelto muy popular entre los culturistas, porque se ha encontrado alguna prueba que demuestra que el GABA aumenta los niveles de la hormona del crecimiento humano (HGH, según las siglas en inglés). También hay pruebas que demuestran que cuando se produce una depresión posparto los niveles del GABA son muy bajos, aunque sería preciso investigar más al respecto.

Sin el GABA, las neuronas están predispuestas a apretar el gatillo, y a hacerlo muy a menudo. Numerosas pruebas demuestran que a menor actividad del GABA, mayores niveles de ansiedad. Podemos recurrir al ejemplo de la cafeína para que nos ayude a entender el efecto que tiene en nosotras el GABA. Se sabe que la cafeína aumenta con gran rapidez los niveles de glutamato, y que contribuye a aumentar el estado de alerta. En esos casos el GABA no tiene la oportunidad de entrar en juego y de hacer su trabajo. Recuerda que a menor cantidad de GABA, más excitable estará el cerebro. Y ahora piensa en la última vez que tomaste demasiado café y en cómo te sentó. Esta sensación desagradable, por decirlo sin ambages, es lo que notamos cuando el glutamato activa la velocidad de crucero para que no tengamos que tocar el pedal de freno, que sería el GABA.

Recuerdo una vez, cuando trabajaba en VICE, que un buen día me tomé uno de esos cafés helados que parecen tan elaborados y que compré en un puesto nuevo que había aparecido frente a la puerta principal de la empresa. Normalmente en verano me tomo muchos cafés con hielo, y no me pongo nerviosa, ni me siento rara. Pero en esa ocasión, lo que me pasó fue completamente diferente. Me lo tragué en cinco minutos, recuerdo que fue a media tarde, y, al poco tiempo, noté como si me estuvieran arrancando el cuero cabelludo del cráneo. No veía bien lo que aparecía en la pantalla del ordenador, y sentía como si me hubieran vaciado por dentro los brazos y las piernas, como si no tuviera huesos, músculos, grasa, tendones... Nada. Tan solo unos conductos de piel vacíos. Me entró un mareo importante y tuve sudores, y me asusté, la verdad. Me dio miedo de que se me activara de una manera bastante prosaica el intestino delgado y no me diera tiempo de llegar al servicio. Estaba tan temblorosa y paranoica, y me había puesto en ese estado tan solo en unos minutos, que salí a la calle y fui a preguntarle al vendedor ambulante si le había puesto algo especial a mi bebida. «Usted me pidió uno doble, ¿verdad?», me preguntó el hombre. Le respondí que sí, porque mi idea era tomarme ese típico café expreso doble que te ponen cuando pides un café con leche o un cortado. «¡Mierda...! Pensé que me pidió un expreso doble largo», me contestó él. O sea, que me había tomado un café helado que equivalía a cuatro cafés expresos. Nunca más. Lo juro. Se me remueven las tripas solo de pensarlo.

De modo que las fluctuaciones de nuestras hormonas reproductivas parecen influir en el tránsito de las señales que circulan por nuestro cerebro. «Las transiciones hormonales, como las fluctuaciones que aparecen durante el ciclo menstrual, el posparto, la perimenopausia y la menopausia, parecen predisponer a algunas mujeres a sufrir cambios de humor repentinos», dice Panay. «Los síntomas cognitivos y conductuales que van asociados a los cambios hormonales, lo que conocemos en la actualidad como el síndrome premenstrual, en general suelen iniciarse durante los años de la adolescencia, momento en que empiezan las fluctuaciones.»

Quise profundizar en el tema para documentarme mejor tras la charla que mantuve con Panay, y descubrí que existía un voluminoso metaanálisis de neurociencia (que es el resultado de combinar datos procedentes de diversos estudios para ver lo que todos ellos tienen en común) fechado en 2015 [57] y llevado a cabo en la Universidad de Leipzig (Alemania), que se centraba en estudiar el cerebro de la mujer adulta durante los períodos de transición hormonal. (Por cierto, esta universidad es la misma institución donde el médico y filósofo alemán Wilhelm Wundt fundó en 1879 el primer laboratorio académico orientado a la investigación psicológica.) En cualquier caso, este análisis, que es el más exhaustivo que he podido encontrar, empieza diciendo que las hormonas sexuales «están implicadas en los importantes mecanismos de la plasticidad neuronal»; o, lo que es lo mismo, en los cambios cerebrales. Eso lo sabemos. Ahora bien, ¿hasta qué punto? ¿Tener ovarios, y que produzcan hormonas sexuales, nos hace más vulnerables a los trastornos mentales? Es posible.

Según este análisis, que está enfocado a la depresión, la vulnerabilidad que se experimenta durante el período que dura una enfermedad depresiva se corresponde con las principales transiciones hormonales que atraviesa una mujer a lo largo de su vida. Durante la infancia (de 0 a 9 años), fase que se asocia a niveles bajos de estrógenos en sangre, la tasa predominante de depresiones oscila entre un 2 % y un 3 %. Los niveles de estrógenos empiezan a aumentar durante la pubertad (entre los 10 y los 15 años), y también entonces se observa un aumento en la tasa predominante de depresiones, que alcanza hasta un 8 %. Durante los años reproductivos, fase cuando los niveles de estrógenos y de progesterona alcanzan su nivel más alto, las tasas predominantes pueden variar entre un 21 % y un 38 %. Los niveles de estrógenos y de progesterona empiezan a disminuir durante la perimenopausia (entre los 41 y los 51 años), descienden considerablemente tras la menopausia (entre los 45 y los 65 años), y permanecen bastante estables durante la vejez (a partir de los 65 años). Esta disminución de los niveles de esteroides sexuales se muestra pareja a una disminución en las tasas predominantes de depresión, que se sitúan entre el 23 % y el 26 % durante las fases de transición hormonal hasta alcanzar tasas del 1 % al 5 % durante la vejez.

Esta situación pinta un panorama interesante, si bien bastante entristecedor, aunque hay que recordar que no todas las mujeres sufren el síndrome premenstrual. No todas las mujeres terminan deprimidas ni consideran que eso vaya a tener efecto en su salud mental. Parece que algunas mujeres son más sensibles a los efectos fluctuantes de las hormonas que otras. En el capítulo siguiente, trataré de aportar las razones que puedan aportar alguna explicación de todo ello.

Las diferencias de género en la salud mental: menos simple de lo que parece

Ni una sola persona en este planeta está exenta de tener sus propias neurosis. Todas sabemos lo que se siente cuando estamos desesperadas, bajas de ánimo, angustiadas o apáticas: son cosas que forman parte de la vida. Los cambios del estado de ánimo, incluso aunque sean muy significativos, se consideran normales. De todos modos, vemos diferencias en función del sexo de la persona cuando consultamos los índices de los casos más habituales que trata la salud mental, aunque estaríamos mostrándonos reduccionistas, y hablando con muy poca exactitud, si dijéramos que las mujeres sienten de una manera inherente una mayor tristeza, o que están más locas que los hombres.

Como recomienda la Organización Mundial de la Salud (OMS) en los parámetros para evaluar la frecuencia de los factores relacionados con la salud mental en el mundo entero, hay que considerar que hablar de diferencias en función del género es un asunto bastante complejo: «La depresión, la ansiedad, los síntomas somáticos y las elevadas tasas de comorbilidad guardan estrecha relación con ciertos factores de riesgo interconectados y concurrentes, tales como el papel que desempeña cada individuo en función de su sexo, los factores que generan estrés y las experiencias y los acontecimientos negativos que depara la vida.» [58] Es más, debemos recordar que los factores de riesgo atribuidos específicamente al género en lo que respecta a los temas que trata comúnmente la salud mental, y que influyen de una manera desproporcionada en las mujeres, comprenden «la violencia de género, las desventajas socioeconómicas, las rentas bajas y la desigualdad de oportunidades, la clase social y un estatus social subordinado, más la responsabilidad incesante de tener que cuidar de los demás».

Se ha observado que existe un sesgo significativo en función del sexo de la persona en el tratamiento de los trastornos psicológicos. Los médicos son «más proclives a diagnosticar una depresión en las mujeres que en los hombres, aun cuando estos hayan obtenido puntuaciones similares en los medidores convencionales de la depresión o presenten síntomas idénticos»;

y además está demostrado que pertenecer al género femenino es un factor importante a la hora de recetar medicamentos psicotrópicos (de esos que cambian el estado de ánimo), como los antidepresivos y los antipsicóticos.

Las diferencias de género se observan también en los patrones que adoptamos al recurrir a la ayuda profesional en relación con algún tema relacionado con la salud mental. Las mujeres están más dispuestas a pedir ayuda a su médico de cabecera y a hablar con él de sus problemas mentales que los hombres, mientras que estos tienden a pedir ayuda a los especialistas en salud mental, y son los principales usuarios de la atención hospitalaria (esa masculinidad que dice que uno tiene que mostrarse impasible, junto con todo lo que implica en realidad ser emocionalmente vulnerable, a menudo conduce a los hombres a intentar reprimir sus sentimientos y a buscar únicamente ayuda cuando se encuentran francamente mal). Otra cosa que sabemos es que el suicidio es la mayor causa de muerte entre los hombres menores de 45 años en el Reino Unido. En 2015, el 75 % de todos los suicidas contabilizados en el país fueron hombres. Estos son más propensos que las mujeres a confesar los problemas que tienen frente a una copa antes que a recurrir a los profesionales de la asistencia sanitaria. «Los estereotipos de género, según los cuales las mujeres tienen una mayor tendencia a padecer problemas emocionales y los hombres a tener problemas con el alcohol parecen reforzar este estigma social y limitan la búsqueda de ayuda por aferrarse a este tipo de estereotipos,» según se cita en las recomendaciones de la OMS. «Todo esto representa una barrera que impide identificar y tratar con precisión un trastorno psicológico.»

Es fácil comprender que la mujer que se siente más débil que las demás cuando cada mes sufre el síndrome premenstrual, viendo la fama que nos han colgado a todas de ser inestables por naturaleza, pueda mostrarse muy cautelosa en el momento de buscar ayuda para no sentirse rechazada con comentarios del estilo: «Bueno… ¡Ni que fuera para tanto!», «Oye, tú, ponte las pilas», o bien «Mira, chica… Todo esto forma parte de ser mujer.» Por desgracia, en la actualidad estas cosas les siguen pasando a las mujeres, y con mucha frecuencia. Aunque hemos progresado mucho, el estigma de los excesos emocionales en que caen las mujeres sigue flotando en el ambiente de la medicina convencional como si de una fina capa de polvo se tratara. Y ahora retomaré la pregunta que había planteado con anterioridad: ¿Cuáles son las cosas que pueden servirnos mejor para comprender y tratar los síntomas psicológicos que van aparejados a las fluctuaciones hormonales: los mitos y los rituales, o bien las causas bioquímicas y las pruebas científicas?

Instintivamente, yo diría que es mejor optar por lo segundo. Sin embargo, aunque los estudios basados en resonancias magnéticas del cerebro están empezando a aportar un poco más de luz sobre el complejo circuito cerebral que interviene en el síndrome premenstrual, la depresión posparto, la perimenopausia y la menopausia, hay una pregunta que no logro sacarme de la cabeza: ¿No estaremos convirtiendo todo esto en algo… patológico? ¿Por qué necesitamos tener pruebas biológicas de este síndrome cuando las mujeres siempre hemos sabido que existe? ¿Por qué lo que decimos que sentimos no parece que tenga credibilidad? Y los diagnósticos en sí mismos, ¿acaso son fiables?

En un estudio de 2011 de Margaret Altemus titulado *Hormone-Specific Psychiatric Disorders: Do They Exist?* («Los trastornos psiquiátricos específicos de las hormonas: ¿Acaso existen?») leemos lo siguiente:

> Identificar cuáles son los síndromes relacionados con las hormonas plantea diversos desafíos. En primer lugar, en los flujos de las hormonas reproductoras relacionados con la pubertad, el ciclo menstrual, el embarazo, la lactancia y la menopausia, se dan numerosos cambios hormonales de manera simultánea.[59]

En otras palabras, con tantos procesos relacionados con la fisiología femenina, es extremadamente difícil ser específico. Y Altemus continúa:

> Existe la tendencia desafortunada de atribuir síntomas psiquiátricos a lo que son meras fluctuaciones de los estrógenos, en lugar de considerar que la causa debe atribuirse a una serie más completa de cambios hormonales. No podemos aislar con facilidad una hormona, un neurotransmisor, un órgano o un área del cerebro y echarle la culpa de todo lo que nos pasa.

Visto lo cual, tendríamos que preguntarnos lo siguiente: ¿los síndromes premenstruales, incluso cuando se manifiestan en su vertiente más aguda, deberían ser considerados un trastorno mental?

El reconocimiento formal

La catalogación en la quinta edición (2013) del *Manual diagnóstico y estadístico de los trastornos mentales* (*DSM-V*) (publicado por la Asociación Psiquiátrica Americana) del trastorno disfórico premenstrual (TDPM), una severa forma del síndrome premenstrual, como un trastorno psiquiátrico susceptible de ser diagnosticado generó un amplio debate. Este manual es la guía de referencia que se utiliza en todo el mundo para diagnosticar los trastornos mentales. Sin embargo, nadie que yo conozca y trabaje en el ámbito de la psiquiatría, la psicología o en cualquier otro estamento relacionado con la salud mental del Reino Unido se adhiere a sus propuestas sin rechistar. Más bien es al contrario, y son muchos quienes se muestran muy escépticos ante la gran difusión que está teniendo este *DSM-V*, que ahora ya incluye en sus páginas la exorbitante cantidad de 297 trastornos susceptibles de ser diagnosticados como tales. Si consideramos la posibilidad de que todavía se están tipificando los rasgos considerados como patológicos de los cambios normales que observamos en el estado de ánimo de toda mujer, de un modo que, aunque no se parece en nada a los episodios más catastróficos de nuestra historia, sigue dotándolos de un aura que en nada nos favorece, es importante que nos planteemos de una manera más genérica qué es y qué representa el *DSM.* en su forma actual

La última ampliación del DSM (¿Eres tímida? Pues piensa que ahora «el trastorno de personalidad evitativa» ya está tipificado) ha reducido más que nunca los parámetros de los pensamientos, las conductas y los sentimientos normales que, aunque anteriormente pudieran parecer un poco raros, en realidad nunca se habían considerado patológicos. En otras culturas seguramente no lo serían. Algunas de las añadiduras tienen un enfoque completamente médico. Por ejemplo, se cita un supuesto trastorno «por intoxicación de cafeína». Para ajustarse a los criterios de este diagnóstico, una tiene que presentar, como mínimo, cinco de los síntomas que aparecen en la lista después de haber consumido demasiada cafeína (tanto si estamos hablando de tres tazas de café como si lo hacemos de latas de Red Bull o de esos té *matcha* con leche que tienen un precio de escándalo). En el listado de síntomas se incluyen cosas como nerviosismo, frecuencia cardíaca acelerada, insomnio, inquietud y malestar gastrointestinal. Los síntomas han de impedirle a la persona funcionar con normalidad para poder considerar que estamos hablando de un trastorno. Además de todo lo que tiene que ver con esta intoxicación, «la abstención de cafeína» también está incluida en el *DSM-V* como un diagnóstico que cita, como síntoma principal, el dolor de cabeza que provoca la ausencia de la sustancia, además de un estado de ánimo bajo, falta de energía, dificultad para la concentración, fatiga, náuseas y síntomas que más bien se parecen a los de una gripe.

A tenor de lo que se dice en el *DSM*, parece que pocas personas en la faz de la tierra gozan de una buena salud mental. ¡Por el amor de Dios! Mientras escribo estas líneas, yo, que considero que tengo una buena salud mental, sé que como me ponga a consultar las páginas de este libro, caeré presa de alguna vaga neurosis y terminaré encajando en las categorías diagnósticas de veinte enfermedades por lo menos.

Otro contencioso que tengo con el *DSM-5* es lo bajo que han caído los umbrales de los diagnósticos. En el *DSM-4*, para cumplir con los criterios de un diagnóstico de trastorno de ansiedad generalizado, necesitabas tener tres de los seis síntomas que indican que manifiestas una preocupación excesiva durante, al menos, unos seis meses. El *DSM-5* lo ha reducido a un solo síntoma, y a una duración de tres meses. Si estás pasando por una crisis de salud y llevas tres meses sintiéndote extremadamente preocupada, o bien te has quedado en el paro, estás buscando trabajo y eso te angustia hasta el punto de que la preocupación te parece insostenible, el contexto específico de tus preocupaciones pasará a ser irrelevante, y pueden llegar a considerar que tienes un trastorno. En el pasado, algo así no habría sucedido.

El doctor Panay me dijo que el TDPM, o trastorno disfórico premenstrual, afecta a entre el 5 % y el 10 % de las mujeres que menstrúan, cifra que corrobora el Real Colegio de Obstetras y Ginecólogos (RCOG). En la página web del National Health Service hay un vínculo con información sobre Mind, una organización benéfica que dice lo siguiente: «El trastorno disfórico premenstrual es una forma grave del síndrome premenstrual, que puede provocar la aparición de muchos síntomas emocionales y físicos cada mes, una o dos semanas antes de que comience el período. A veces se le denomina "síndrome premenstrual grave".»

La bibliografía médica, hasta fecha no tan lejana, era muy poco esclarecedora en lo concerniente al trastorno disfórico premenstrual y al modo cómo debe tratarse. Uno de los problemas que plantea este es que, de un mes para otro, los síntomas premenstruales de la mujer pueden variar en duración o intensidad. «No hay dos ciclos que sean completamente idénticos,» me dijo Panay varias veces durante nuestra entrevista. Él es uno de los especialistas más destacados del grupo de profesionales que se dedica a promover una mayor conciencia de qué es el trastorno disfórico premenstrual en el Reino Unido y en Europa. Pero quiere dejar claro que «la fisiología y el entorno de una mujer nunca serán idénticos de un mes para otro, porque no es así como estamos hechas.»

Las versiones anteriores del *DSM* relegaban el trastorno disfórico premenstrual a la categoría de «trastorno depresivo inespecífico». Pero las cosas han cambiado. En el *DSM-5* el diagnóstico del trastorno disfórico premenstrual tiene que cumplir con tres criterios fundamentales. En primer lugar, los síntomas de la mujer tienen que corresponderse con su ciclo menstrual durante un mínimo de dos meses seguidos. En segundo lugar, los síntomas tienen que perturbar muchísimo la capacidad de la mujer de realizar sus tareas cotidianas. Y, en tercer lugar, para ser diagnosticada de un trastorno disfórico premenstrual, la mujer tiene que presentar un informe que atestigüe que no siempre se siente deprimida ni angustiada, sino solo durante la segunda mitad del ciclo; o sea, desde la ovulación hasta el inicio del período.

La inclusión del trastorno disfórico premenstrual en la categoría de diagnóstico fue, cuando menos, controvertida. Algunos grupos feministas se mostraron muy críticos porque creían que eso equivalía a considerar patológicas las fluctuaciones hormonales consideradas normales en una mujer; un paso que, si se daba, provocaría que aumentara el riesgo de que la gente se escudara en un diagnóstico al que se le había dado el visto bueno para afirmar que las mujeres son menos capaces que los hombres porque sus emociones son intrínsecamente inestables. En esas ocasiones cuando las mujeres se muestren directas, asertivas o manifiesten que se encuentran frente a un reto que vencer, siempre existirá el temor de que esta etiqueta supuestamente legítima pueda favorecer todavía más que se profiera aquel agravio que dice: «¡Es que tiene las hormonas alteradas!». O de que esta misma etiqueta pueda influir en la promoción de las mujeres a puestos de poder, porque cada mes podrían tener las hormonas alteradas.

Margaret Altemus, que estaba escribiendo su estudio mientras el *DMS-V* se encontraba en preparación, se cuestiona la propuesta de incluir en él el trastorno disfórico premenstrual:

> Un objetivo clarísimo del proceso del *DSM-V* es intentar usar la patofisiología biológica de los trastornos mentales para dar forma a los diagnósticos psiquiátricos, e incluir en ellos los rasgos dimensionales que pudieran trascender las categorías diagnósticas. De todos modos,

por el momento no se han llegado a identificar marcadores biológicos que sean suficientemente sólidos para incorporarlos a los criterios diagnósticos.

Ahí queda eso.

Otro personaje notorio que ha criticado la inclusión del trastorno disfórico premenstrual en el *DSM-V* es Sarah Gehlert, decana de la Facultad de Trabajo Social de la Universidad de Carolina de Sur. Gehlert quería descubrir si son muchas las mujeres que en realidad padecen un trastorno disfórico premenstrual, y ver si existía una cierta base sólida a partir de la cual se pudiera confirmar el trastorno y que pudiera llegar a usarse en contra de las mujeres. «Pongamos, por ejemplo, que una pobre mujer reclama ante el juez la custodia de sus hijos,» comentó Gehlert en una entrevista que le hicieron en la National Public Radio. «El abogado de su pareja o de su cónyuge podría alegar ante el juez: "Señoría, esta mujer sufre un trastorno mental". Y la mujer podría perder la custodia de sus hijos.» [60]

Recurrir a la angustia premenstrual en un juzgado es un tema que resulta interesante y, sin duda alguna, controvertido. ¿El síndrome premenstrual debería considerarse una circunstancia atenuante, cuando ha habido un acto criminal de por medio? Este enigma incide en el epicentro mismo de la pregunta que tantas veces habremos oído formular: ¿Esta persona está loca, es mala o está triste? Descubrí un artículo publicado en el *New York Times* [61] del mes de noviembre de 1981 en el que se daban todos los pormenores de un par de casos en los que este enigma había estado presente. El 9 de noviembre de 1981, una mujer de veintinueve años de edad procedente del este de Londres y que trabajaba de camarera en un bar fue condenada a una pena de libertad condicional de tres años por llevar un arma blanca y amenazar de muerte a un agente de policía. Sandie Smith contaba con casi treinta condenas por delito de incendio y de agresión, y ya estaba cumpliendo su pena. El equipo de los abogados defensores argumentó que todos esos delitos habían coincidido con su fase premenstrual, durante la cual, si no se medicaba con una hormona llamada progesterona, una vez al mes se convertía en «un animal rabioso».

El 10 de noviembre del mismo año, una mujer de treinta y siete años de edad llamada Christine English se confesó culpable de homicidio involuntario «con atenuación de responsabilidad» ante el cargo de asesinato. English logró que un juzgado de Norwich la eximiera de los cargos y la sentenciara a un año de libertad condicional. En diciembre de 1980, tras una disputa que había tenido con su amante, English se abalanzó sobre él con su automóvil. El abogado de la supuesta culpable argumentó en el juzgado que esa mujer estaba pasando por «una fase extremadamente aguda de una enfermedad física premenstrual». Testificó una médica que corroboró su versión diciendo que la mujer sufría esa enfermedad desde 1966. El juez, según refiere el artículo, dio por buena la explicación de que English había cometido el crimen bajo la influencia de «unas circunstancias completamente excepcionales». En esa época, el doctor Anthony Clare, psiquiatra de la Unidad de Investigación de Medicina General de la Universidad de Londres, señaló que intentar definir el síndrome premenstrual como una enfermedad era «una pesadilla», porque no interviene «ninguna anormalidad biológica lo bastante sólida.»

En ambos juicios el testigo crucial de la defensa fue la doctora Katharina Dalton, que había tratado a English. Dalton, una eminente ginecóloga británica, a principios de la década de 1950, desafió el punto de vista imperante por aquel entonces que sostenía que el síndrome premenstrual solo existía en la cabeza de las mujeres. A la gente le costó mucho creer que eso fuera real. Dalton dirigió unos estudios pioneros y supervisó una de las primeras clínicas que identificaban y trataban específicamente los síntomas del síndrome premenstrual en el Hospital Universitario de la Universidad de Londres. Contribuyó a generalizar el uso de las gráficas de los ciclos menstruales para poder establecer el diagnóstico del síndrome, y argumentó que en el momento justo cuando aparecía durante el ciclo se había observado que existía una relación directa con un mayor riesgo de ingesta de alcohol y de abuso de substancias, de crímenes violentos y de intentos de suicidio. La defensa obstinada que Dalton hizo de la progesterona como el tratamiento más adecuado para el síndrome premenstrual, producto de su teoría, que proclamaba que los síntomas observados eran el resultado de una carencia de progesterona, no obtuvo el beneplácito de la comunidad científica. Lo que sí aceptó la comunidad científica, en cambio, fueron las investigaciones posteriores de Dalton, que pusieron de manifiesto que el síndrome premenstrual podría contribuir a exacerbar otras enfermedades preexistentes relacionadas con la salud mental, como podría ser el caso de una depresión. La mayoría de los especialistas actuales coinciden en que las mujeres que son propensas a tener un estado de ánimo bajo, o a mostrar una ansiedad significativa, podrían notar que sus síntomas empeoran cuando se acercan a la fase premenstrual. El alegato de Dalton en defensa de Smith y de English fue considerado controvertido hasta incluso después de su fallecimiento, en 2004. Se objetó que la intervención de la doctora en los tribunales sirvió para perpetuar los mitos de la mujer madura que termina convirtiéndose en un monstruo; se decía, en el fondo, que un proceso biológico natural era el causante de que esas mujeres se hubieran vuelto locas, hasta el punto de perder el control. La culpabilidad y la responsabilidad no tuvieron relevancia en esos casos.

Un caso que guarda un cierto paralelismo con los juicios de 1981 ha dado un giro interesante recientemente. En agosto de 2018 la Corte Suprema del Rajastán, en India, absolvió a una mujer acusada de asesinar a un niño hacía más de treinta años. La sentencia se dictó basándose en que «padecía una locura» que había sido desencadenada por el síndrome de estrés premenstrual en el momento del crimen. Kumari Chandra fue acusada de tirar a un pozo a tres pequeños, dos niños y una niña, en agosto de 1981. Uno de los dos niños y la niña se salvaron gracias a la intervención de unos vecinos. Pero el otro niño se ahogó. «En el presente caso, no uno, sino los tres médicos que la habían tratado en distintas ocasiones respaldaron la alegación de locura que había planteado la defensa,» según consta en la documentación del juicio. El abogado de Chandra, Vivek Raj Singh Bajwa, argumentó que el juicio estaba mal planteado porque condenaba a la mujer por haber secuestrado a los niños con la intención de asesinarlos. Bajwa expuso que la mujer padecía un «trastorno mental», conocido como síndrome de estrés premenstrual, y que ese trastorno la volvía «peligrosamente agresiva» durante los días precedentes al período. La defensa se basó en los informes de los médicos, uno de los cuales declaró que la mujer presentaba síntomas de estar sufriendo un síndrome premenstrual tan agudo que tuvo que recetarle sedantes.

Vaya, que no era culpa de la mujer. Era culpa de las hormonas.

Puede entenderse que mujeres como Gehlert se mostraran muy cautas respecto a que el síndrome premenstrual pueda ser considerado un trastorno, que es una palabra que, por definición, significa que una está sumida en la confusión, el caos y el desorden. En el estudio que realizó sobre el trastorno disfórico premenstrual, el equipo de investigación de Gehlert reclutó al azar a 1.246 mujeres a las que pidió que durante dos meses cumplimentaran un informe diario en el que se les hacían preguntas sencillas sobre su estado anímico. No se hablaba para nada de la menstruación. «Quería enfocar el asunto de la manera más científica y objetiva posible,» manifestó Gehlert. Las mujeres, asimismo, aportaban muestras diarias de orina para que el equipo pudiera identificar la fase del ciclo menstrual en la que se encontraban. Cuando analizaron los datos al término del estudio, solo el 1,3 % de las participantes encajaban con los criterios diagnósticos de un trastorno disfórico premenstrual. Esta cifra es muy inferior a la que habían hallado otros investigadores. Gehlert seguía sin estar convencida. Refiriéndose a las pocas pruebas sólidas que tenemos, y que demuestran que hay una interactuación entre las fluctuaciones hormonales y los procesos cerebrales responsables de nuestras emociones, dijo: «Me sentiría mucho más cómoda, y créanme, se lo aseguro, si comprendiéramos mejor los factores biológicos que intervienen en todo esto. Aunque hemos encontrado algunas pruebas, la pregunta que nos hacemos sigue siendo la misma: ¿Es real lo que hemos descrito?»

Otro elemento preocupante que resulta de conceptualizar la angustia premenstrual como un trastorno es que resulta perfecto para sacar dinero a la gente. Tomemos como ejemplo el Sarafem, que aprobó la Administración de Alimentos y Medicamentos de Estados Unidos en 2000 para tratar el trastorno disfórico premenstrual. Este medicamento es idéntico en su composición química al Prozac (fluoxetina). La transnacional farmacéutica Lilly se enfrentaba a la pérdida de dinero porque la patente que tenía del Prozac estaba a punto de expirar, con lo cual el campo quedaba abierto para los genéricos. Entonces decidió darle otro nombre: Sarafem. Estas cápsulas rosa-púrpura se comercializan en una caja de color rosa con un girasol dibujado en la parte superior. Un ISRS genérico que costaba 25 centavos la píldora salió al mercado como un medicamento específico para tratar el trastorno disfórico premenstrual. ¿Su coste? Diez dólares la píldora.

La comercialización del Sarafem dio mucho que hablar. Conseguí localizar algunos de los vídeoclips originales que circulan ahora en internet, y lo que vi me hizo gritar de indignación. Piensa que estoy hablando de algo que sucedió tan solo hace diecinueve años. En uno de los anuncios que pasaron por televisión, se ve a una mujer empujando con esfuerzo un carrito de supermercado para devolverlo a la hilera situada fuera del establecimiento. Empuja y empuja, dibujando una mueca en su rostro; y vuelve a empujar una vez más con la misma mueca. Lo intenta una y otra vez. Y entonces oímos la voz de la narradora, que dice: «Piensa en esos momentos cuando todavía te falta una semana para tener el período. ¿Te sientes irritable? ¿Estás tensa? ¿Cansada? ¿Crees que tienes un síndrome premenstrual? Piénsalo bien, porque podrías tener un trastorno disfórico premenstrual.» En otro anuncio, una mujer que parece muy enojada y va vestida con un traje chaqueta, habla a gritos con su pareja desde el pie de la escalera: «¿Me has cogido tú las llaves?» La narradora interviene entonces: «¿Te resulta familiar esta escena? ¿Por qué vas a soportar tener que vivir así ni una sola semana más?» Y entonces se pone en plan *Terminator*. «Ha vuelto. La semana antes de la menstruación ya está aquí.»

La Administración de Alimentos y Medicamentos de Estados Unidos envió a Lilly una orden de cese y suspensión de explotación por trivializar los efectos del trastorno disfórico premenstrual . Las mujeres que los anuncios tomaban por locas tenían el aspecto de ser mujeres normales que tenían un mal día. Tener un mal día nos vuelve más irritables, nos pone más tristes y ansiosas cuando estamos en la fase premenstrual, si es que aparecen los síntomas pertinentes, claro está. Como dijo Gehlert en esa entrevista que concedió a la National Pubic Radio, la escenificación de esta clase de situaciones podría hacer creer a la gente «que las mujeres, en mayor número que los hombres, son proclives a mostrar esta clase de comportamiento.»

La corroboración

Al comprender la facilidad con que un diagnóstico del trastorno disfórico premenstrual puede alimentar los estereotipos más dañinos que existen sobre las mujeres, no hay que olvidar que el reconocimiento oficial (o el diagnóstico) puede cambiar mucho las cosas para las mujeres que lo están padeciendo. El dolor de las mujeres (sea este emocional o físico; como si pudieran separarse uno del otro...) ha sido ninguneado y repudiado durante siglos. Muchas de las mujeres a quienes les han diagnosticado trastorno disfórico premenstrual tienen la impresión de que, en el pasado, su dolor fue objeto de descrédito y, por consiguiente, piensan que, si ahora queda incluido en la categoría de diagnóstico, ¡pues bienvenido sea!; todo esto implica obtener reconocimiento. Las mujeres ahora tienen la oportunidad de que se les preste toda la atención que les pueda brindar un diagnóstico de pleno derecho.

Hannah Ewens, una periodista londinense de 26 años, llevaba sintiéndose extremadamente angustiada antes de que le viniera la regla desde que tenía quince años. En su larga travesía consultó con varios médicos de familia a los que dejó prácticamente sin habla. Tras la sospecha de que quizá padecía un trastorno bipolar, un psicólogo estableció que existía una vinculación entre las fluctuaciones de su estado de ánimo y su ciclo menstrual, aunque Ewens tendría que convivir con su sufrimiento durante muchos años más. «Probé de todo», me cuenta. «Cambiar de píldora [anticonceptiva], no tomar la píldora, tomar suplementos, probar con diferentes antidepresivos, de todo… Y tres días al mes, como mínimo, tenía que combatir la idea de que preferiría suicidarme a vivir todo eso.» Al final, Ewens le exigió a su médico que la derivara al ginecólogo. El médico se mostró reticente al principio, pero al final accedió: «Conocía mis derechos, e iba armada con artículos impresos de todo lo que había estado investigando sobre el trastorno disfórico premenstrual.» Desde enero de 2016, y como resultado de que la derivaran a un especialista que le prescribió un tratamiento dual de un gel transdérmico de estrógenos (que se aplica a la piel) y un DIU Mirena, que va liberando pequeñas cantidades de progesterona hasta suprimir por completo la menstruación. Ewens experimentó una extraordinaria mejoría en su salud mental. «Todavía tengo ansiedad,» reconoce, «pero ni punto de comparación con la que sentía antes.»

La historia de Ewens es un caso extremo. Seguro que esa perplejidad inicial con la que se topó al acudir al médico generalista les sonará familiar a muchas mujeres. En la actualidad, se ha creado una comunidad en torno al trastorno disfórico premenstrual que sigue creciendo, y hay muchos foros para que las mujeres puedan discutir entre ellas lo que les ha funcionado mejor para su alivio sintomático. A veces han sido las píldoras anticonceptivas, o bien someterse a otros tratamientos hormonales. A veces les han ido bien los antidepresivos. Y otras veces solo han tenido que ponerse a dieta y hacer ejercicio. En algunos casos se han obtenido buenos resultados mediante una terapia psicológica, como por ejemplo la terapia conductista-cognitiva (TCC). Y a veces el éxito se ha alcanzado combinando todas estas cosas. Las mujeres pueden coincidir en Twitter (escribiendo el término #TDPM), en Facebook o en otras redes sociales. El espacio que todo esto proporciona para primar que el debate sea abierto ha terminado convirtiéndose en una especie de refugio. En el Reino Unido, la Asociación Nacional para el Síndrome Premenstrual (NAPS, según las siglas en inglés) es un recurso muy importante.

Laura Murphy ha montado una campaña de sensibilización llamada «Círculo Vicioso: Hagamos Visible el trastorno disfórico premenstrual». Tienen una página de Facebook (con casi 10.000 seguidoras) en la que las mujeres pueden comunicarse entre ellas, y una página web de corte más académico que Murphy describe como una campaña de ámbito comunitario que está logrando maximizar los tratamientos convencionales destinados a las mujeres que sufren un trastorno disfórico premenstrual y un síndrome premenstrual agudo». Según cuenta Murphy, es así como se plantean «elevar la conciencia de los profesionales de la salud y del público en general sobre lo que representa padecer un trastorno disfórico premenstrual», y dotar a las pacientes que lo sufren «de los conocimientos y las herramientas idóneas para contar con el tratamiento y el apoyo que necesitan». (Mi médica generalista, una profesional muy recomendable por otro lado, me preguntó un día: «¿Qué es esto?» Estábamos en su consulta y saque a colación el trastorno disfórico premenstrual con la intención de que me aconsejara sobre lo que podía hacer para soportar esta calamidad que representa el síndrome premenstrual.) Por Skype, Murphy, que tiene treinta y nueve años, me comentó largo y tendido sus experiencias. Es una mujer muy elocuente y divertida que, gracias a la campaña que emprendió, se incorporó al Grupo de Participación que da Voz a las Mujeres del Colegio Real de

Obstetras y Ginecólogos (RCOG, según las siglas en inglés). Y ahora comprendo muy bien la razón.

«Mis problemas empezaron cuando, a los diecisiete años aproximadamente, me recetaron la píldora [anticonceptiva] para combatir unas menstruaciones que eran muy abundantes,» me explica ella. «Y por primera vez en la vida, el día 21 del ciclo tuve un ataque de pánico tal que pensé que el mundo iba a derrumbarse. Me sumí en una depresión terrible, me costaba mucho levantarme por la mañana, y terminé interrumpiendo los estudios.» Cuando era veinteañera, los síntomas premenstruales de Murphy la dejaban tan débil que dormía «hasta dieciocho horas al día», y sufría ataques de rabia antes de que le viniera la regla. Murphy tenía pensamientos suicidas, y en esos días, según le decía su expareja, aquello era como «vivir con una persona totalmente distinta» cada tres semanas. Cuando Murphy cumplió treinta y dos años le aconsejaron que se pusiera un DIU Milena. Para algunas mujeres, la progesterona que libera este DIU en particular inhibe la ovulación, y las que lo llevan notan que sus períodos no son tan abundantes ni tan largos, aparte de que consiguen que disminuyan los síntomas del síndrome premenstrual. Al cabo de un par de años de encontrarse bien por los efectos del Mirena, Murphy cuenta que su salud mental volvió a deteriorarse una vez más. «Durante dieciocho meses fui presa de una depresión aguda, y por primera vez en la vida empecé a sentir una ansiedad espantosa. Mi médico generalista me dijo que el Mirena no podía ser el responsable de todo aquello, porque la liberación de las hormonas solo es local. Y me recetó un medicamento llamado Pregabalina [que es una medicación que se usa para tratar la epilepsia, el dolor neuropático, la fibromialgia y, cada vez con mayor frecuencia, el trastorno de ansiedad generalizado], pero los pensamientos suicidas siguieron acompañándome durante meses. Se me caía el cabello. No podía trabajar. Inicié una terapia, y mi terapeuta resultó ser una persona asombrosa.» Murphy sigue contándome su historia, pero parece que va agotándose en el empeño. «Me quedé exhausta,» me confiesa. «Cuando has estado frente a tantos médicos que no paran de decirte que lo que tienes tan solo es un síndrome premenstrual, y que eso es algo que todas las mujeres habrán de afrontar a lo largo de su vida, empiezas a cuestionarte si estarás cuerda.»

Tras visitarse con uno de los médicos, Murphy regresó a su casa y se puso a buscar en Google los términos «TPM severo», y encontró las siglas TDPM. Dice que le cambió la vida. «¡Pero si esto es lo que me pasa a mí!», pensó: agotamiento, depresión, somnolencia, pensamientos suicidas, reacción adversa ante los distintos métodos anticonceptivos… «Viví un momento de total iluminación.» Y Laura Murphy sonríe. Relata que un día casi «llegó a saltar delante de un camión», y entonces decidió volver a pedir cita con su médico de familia. Por suerte, este médico la derivó a una clínica especializada en el tratamiento de la menopausia y el síndrome premenstrual de la que había oído hablar en un grupo de Facebook montado en torno al trastorno disfórico premenstrual: la clínica que dirigía el doctor Panay. Murphy dice que, al hablar con él en la clínica, tuvo la sensación, por primera vez en toda su vida, de encontrarse frente a un profesional de la medicina que comprendía lo que le estaba describiendo. «Yo tenía treinta y cuatro años, y llevaba media vida un diagnóstico adecuado. Más de una semana al mes me sentía fatal, y tenía la impresión de que, con el tiempo, la situación empeoraba.»

Panay probó con distintos tratamientos, entre ellos el tratamiento por agonistas de la GnRH, un grupo de medicamentos que es una versión modificada de la hormona que libera la gonadotropina (GRH), y que ayuda a controlar el ciclo menstrual.

Al cabo de unas dos semanas, más o menos, los medicamentos detienen la producción de estrógenos, que efectivamente son los que inhiben el ciclo. Sin embargo, estos tratamientos no le funcionaron bien a Murphy; de hecho, hicieron que se encontrara peor. En octubre de 2017 eligió someterse a una histerectomía total con ooforectomía bilateral (que es la extirpación de los ovarios): la opción más radical que existe para tratar el trastorno disfórico premenstrual. Como me cuenta Panay, es la única opción que puede considerarse una «cura» definitiva, porque extirpa los órganos causantes de las fluctuaciones hormonales. «Fue una decisión muy valiente, por supuesto, pero al final pensé que era la única opción que me quedaba,» confiesa Murphy con sentido práctico. «Ahora siento como si hubiera vuelto a nacer.» La TRH suele ofrecerse a las mujeres a las que les han extirpado los ovarios en substitución de algunas de las hormonas que estos producían para así poder paliar los síntomas que provoca la menopausia, porque el cuerpo entra en una menopausia repentina tras la operación.

La historia de Murphy es más común de lo que parece. En los foros en los que ella participa, las mujeres explican auténticas historias de terror que han vivido a manos de médicos, y comparten las reflexiones que han ido elaborando a lo largo del camino. Hablamos de las implicaciones que tiene toda histerectomía, y de las conversaciones que ella ha entablado con mujeres que han tenido que luchar para convencer a sus médicos de que esa era la mejor de las opciones, porque los médicos no son capaces de comprender que alguien quiera desprenderse de la capacidad que tiene de quedarse embarazada. «Yo también viví algo así durante todo el peregrinaje que realicé por diversas consultas,» cuenta Murphy, «y aunque tenía muy claro que traer a un bebé a este mundo no formaba parte de mis planes, un médico que visité me dijo que no era partidario de someterme a esa cirugía en particular porque "todavía no había tenido hijos", sin preguntarme siquiera si, en realidad, eso era lo que yo quería.»

En un foro leí la historia de una mujer, madre de un niño y que sufría un trastorno disfórico premenstrual desde la adolescencia, que contaba que se postró a los pies del médico para implorarle que la operara, porque él no paraba de decirle una y otra vez: «Bueno, nunca se sabe...». Cuanto más lo pienso, más turbada me siento. Porque todo esto nos retrotrae a ese decreto que insta a la mujer a ser una máquina de parir. ¿Por qué una mujer iba a plantearse siquiera someterse a una operación de tanta envergadura y sin vuelta atrás como una histerectomía, con el doloroso período de recuperación que conlleva, si no fuera porque desciende a los infiernos todos los meses? ¿Por qué la capacidad física que tiene de llevar a buen puerto un embarazo debería eclipsar su estado de ánimo y su salud en general, la capacidad de realizar su potencial o de mantener unas relaciones felices y satisfactorias? ¿Por qué nuestra fecundidad triunfa por encima de todas las cosas? ¿Por qué no podemos confiar en que una mujer no va a cambiar de idea?

Como a Murphy le gusta recalcar, no existe un tratamiento que siempre esté «cortado por el mismo patrón» para este trastorno del estado de ánimo de origen hormonal. Panay explica algo que parece claro desde el mismo instante que empiezas a leer lo que cuentan las mujeres: no siempre funciona lo mismo con todas las personas, y, a menudo, lo desconoces hasta que no lo pruebas. «A veces las mujeres encuentran un gran alivio tomando la píldora anticonceptiva combinada,» dice él. «A veces, les sienta todavía peor. En lo que hay que centrarse es en trabajar con los profesionales de la salud y en contribuir a informar a las mujeres de las opciones de que disponen.»

El suero de la verdad

Está claro que, si el trastorno premenstrual de la mujer es tan significativo que no le permite funcionar por la vida con normalidad, en un mundo ideal esta mujer debería buscar y recibir la mejor atención sanitaria y el apoyo más contundente. De todos modos, me pregunto si no deberíamos plantearnos la cuestión más abierta de que, como sociedad, etiquetamos lo que dicen y hacen las mujeres cuando se apartan del modelo de persona cuidadora y de buenos modales ¿Y si pudiéramos plantearnos estos cambios emocionales que experimentamos de una manera distinta? Con este tema del síndrome premenstrual, ¿podría ser que nos ahorráramos la rabia, la irritabilidad, la necesidad básica que tenemos de afecto, las lágrimas y esa sensación que notamos a flor de piel de que todo esto es injusto durante tres semanas al mes? ¿Y si al cambiar nuestros niveles hormonales, estos pudieran actuar como una especie de «suero de la verdad» que lubricara el tránsito hacia lo que, en realidad, queremos decir o hacer? La idea es radical, y me gusta. ¿Y si lo que sentimos, decimos y hacemos durante esos días del mes, cuando nos falta tiempo para decir que estamos actuando de una manera irracional, que nos mostramos dependientes o a la defensiva, es nuestra manera de ser en realidad? Porque lo cierto es que la ciencia que trata todos los cambios detectados en las zonas encargadas de procesar las emociones de nuestro cerebro durante el ciclo menstrual sigue mostrándose imprecisa. ¿Podría ser que, cuando nos desprendemos del manto de la autocensura y no nos sentimos tan atrapadas por el temor de lo que dirán de nosotras, en realidad, estemos accediendo a toda la opresión que hemos padecido a lo largo de la historia y, con descargas de breve duración, soltemos todo eso a la vez? Todo lo que habíamos calificado de excesivo en el pasado podría ser la verdad más pura y dura.

Necesitamos hacer bien las cosas para acordarnos de que somos entes mudables por naturaleza, para aceptar que es imposible ser la misma todo el tiempo. No tenemos por qué ser siempre las mismas. Los cambios de humor van y vienen. La rabia puede darnos la fuerza suficiente para hacer los cambios necesarios que requiere nuestra vida. Si continuamos basando la concepción genuina que tenemos de nuestra personalidad, de eso que nos convierte, precisamente, en quienes somos, en nuestro sistema reproductor, no somos amables con nosotras mismas ni inteligentes.

El diagnóstico no es para todas

Muchas pruebas confirman que contar con un diagnóstico oficial en el ámbito de la salud mental no sirve de ayuda para todas las mujeres. Y no estamos diciendo tampoco que solo el lenguaje importa, sino que lo importante de verdad es el efecto y el significado sistemático que tiene un diagnóstico de este calibre. En mi caso en particular, he sido propensa a padecer ataques de ansiedad y de pánico desde la adolescencia. Me he medicado y hago terapia. Hay un aspecto claramente hormonal cuando mis niveles de ansiedad suben. Con todos estos factores a la vista, siempre me he resistido a la idea de que me diagnostiquen, porque, aunque mi reacción cuando tengo que enfrentarme a las cosas, o huir de ellas, pueda llegar a alcanzar una velocidad que requiera poner la quinta marcha, y aunque pueda pasar días sumida en un torpor existencial, algo en mí se rebela contra la idea de aceptar que soy una persona trastornada. ¿Cómo es posible que pueda decirse que algo tan subjetivo y laberíntico como la mente humana funciona mal?

Todos estos sentimientos son personales y están bien fundados. Y todos tenemos derecho a tener sentimientos propios, porque no es cierto que existan unas reacciones buenas y otras malas. A veces, contar con un diagnóstico o que te cuelguen una etiqueta podrá hacer que te sientas más segura; los vocablos son piedras de toque universales que sirven para dar nombre a los sentimientos que te hacen sentir incómoda. La idea de que tu trastorno tenga un nombre en lugar de ser algo que aparece de la nada y queda totalmente fuera de tu control, puede llegar a consolarte. Contar con un diagnóstico también significa ser capaz de recibir apoyo y tener todas esas ventajas que van asociadas a una identificación formal, y a disfrutar de la conexión que compartes con otras personas que sienten lo mismo que tú. Eso da mucho poder.

En 2018 se publicó un importante artículo en la revista médica *The Lancet* en el que se informaba de los resultados de un estudio de amplio alcance que se había hecho sobre las experiencias de los médicos, los cuidadores y los usuarios implicados en los diagnósticos relativos a la salud mental.[62] Hubo personas a quienes les resultó muy útil un diagnóstico psiquiátrico, y a pesar de los problemas que pudieran derivarse de él, pensaron que les habría ido mejor si hubieran podido tenerlo antes. Para otras, en cambio, el diagnóstico les resultó agobiante. Siempre hay una tensión latente entre estos dos ámbitos de agrupamiento de las personas, sobre todo en las redes sociales. Por eso no me cansaré nunca de repetir: un diagnóstico psiquiátrico no es algo único y definido. Este artículo propone la hipótesis de que ciertos diagnósticos son más útiles que otros en función de las personas. Un diagnóstico de un trastorno obsesivo compulsivo (TOC) o de una depresión, por ejemplo, valida el sufrimiento de la persona y le proporciona una plataforma desde la que puede recibir ayuda y compartir su angustia.

El estigma que acecha a estos diagnósticos no se parece al que va asociado a enfermedades mentales más graves como un trastorno bipolar o una esquizofrenia. En un artículo del *Guardian*, Jay Watts, psicóloga clínica, escritora y activista convencida, escribió lo siguiente: «En este caso [esto es, en una esquizofrenia], el diagnóstico puede provocar lo que la filósofa Miranda Fricker ha denominado "la injusticia del testimonio", que es el prejuicio inherente que hace el diagnóstico menos creíble.» [63]

El trastorno límite de la personalidad: mal nombre para un auténtico sufrimiento

Uno de los diagnósticos que está muy estigmatizado es el trastorno límite de la personalidad (TLP), o trastorno de inestabilidad emocional de la personalidad (TIE). He querido hablar de ello porque es un concepto que divide profundamente a los profesionales de la psiquiatría y la psicología. Hay incluso quien considera que es la versión moderna de la histeria, sobre todo teniendo en cuenta que tres de cuatro diagnósticos de TIE afectan a las mujeres.

El TLP se ha definido como un trastorno que se caracteriza por turbulencias emocionales, comportamiento impredecible, rabia, relaciones inestables y un profundo miedo al abandono. Sin embargo, como la doctora Jay Watts destacó en otro artículo que escribió para el *Huffington Post*, «El TLP siempre ha sido sinónimo de "paciente difícil" en la jerga psiquiátrica.» Los pacientes son descritos como «demasiado sexuales, demasiado listos, demasiado conscientes de sus actos para ser merecedores de cuidados, de interés y de respeto». En palabras de la doctora es el caso de «Angelina Jolie, en *Inocencia interrumpida*. Y de Glen

Close, en *Atracción fatal*. Ambas desperdician recursos y se lían con el jefe de personal deliberadamente.»

Semper femina.

Autolesionarse es común en las personas a las que han diagnosticado un TLP. Sin embargo, cuando buscan tratamiento para no hacerse daño a sí mismas, daños que pueden incluir la ingestión de una sobredosis de medicamentos, los estudios las describen como personas «difíciles», que se abandonan a «las malas conductas» o, y eso sí que te parte el corazón, que «son un engorro». Esta es una de las múltiples razones por las que Watts, junto con un gran número de médicos en ejercicio y una creciente comunidad en internet de personas a las que han diagnosticado un TLP, al referirse a este tema le da el nombre de «diagnóstico basura». Decidí entrevistarme con ella. Watts es una mujer cálida, de cabellos y cejas de color negro azabache y dotada de una pasión que muestra de inmediato. Quería hablar de este asunto con más detalle. Para ella, este diagnóstico no solo habría que tirarlo al cubo de la basura porque carece de lo que se llama validez de constructo, sino que además también habría que tirarlo porque «hace oídos sordos a las reacciones humanas». Estoy completamente de acuerdo. El lenguaje es increíblemente poderoso, y (como ya dije anteriormente) la naturaleza de la personalidad es muy subjetiva; es decir, y para exponerlo en unos términos muy básicos: «¿Con qué derecho una persona puede decirle a otra que tiene una personalidad trastornada?»

Hemos observado la existencia de un sesgo de género cuando se da este diagnóstico. Tomemos un estudio reciente de 2015 titulado «Judging a book by its cover» («Juzgar un libro por las tapas»)[64]. Se pidió a 265 médicos en ejercicio que mirasen el video de una mujer que se presentaba diciendo que tenía un «trastorno de pánico». Cuando terminó el visionado, pidieron a los especialistas que analizaran su presentación y su pronóstico. Los participantes fueron divididos en tres grupos. Al primer grupo le dijeron que, en el pasado, esa mujer había tenido un TLP. Al segundo le contaron los problemas de esa mujer, y les dieron una descripción muy detallada que era compatible con un TLP. Y al tercero tan solo le explicaron cuáles eran los problemas por los que estaba pasando esa mujer. El análisis reveló que el grupo al que le habían dicho que la mujer había padecido un TLP fue el que estableció el diagnóstico más desfavorable y describió la angustia que demostraba en el video en los peores términos.

¿Qué se pretende demostrar con todo este asunto? Lo relevante de todo esto es que construimos nuestro propio sentido de identidad a partir de las reacciones que los demás tienen con nosotras. Y esto es así, siempre, durante toda la vida. Si no paran de decirnos que somos «dependientes», «impredecibles», «manipuladoras» o «coléricas», lo que están haciendo los demás es reforzar la relación negativa que tenemos con nosotras mismas.

La razón por la que muchos médicos rechazan un diagnóstico de TLP, y de que exista una creciente red de lo que podríamos llamar «supervivientes», es porque las pruebas demuestran que un 80 % aproximadamente de las personas a las que han diagnosticado un TLP (y acuérdate de que esto se aplica a las mujeres de una manera abrumadora) cuentan con varios traumas en su historial. Cuando a los especialistas como Watts les entusiasma informar y empoderar a los demás, esta información viaja, y la gente podría llegar a creer que no necesita que le cuelguen una etiqueta para describirla al pie de la letra. Esa es la razón de que el término #TraumaNotBPD («Trauma y no TLP») haya cobrado tanto impulso en las redes sociales. Las personas quieren reclamar el poder que sienten que han perdido no solo en el pasado, sino también en el presente.

Las supervivientes de un trauma quizá hayan bloqueado en sus recuerdos lo que les pudo haber sucedido a una edad temprana, pero la influencia de las agresiones físicas, emocionales o sexuales cuando una es joven pueden ser profundas y duraderas. Las personas agredidas sexualmente en su infancia suelen considerar que fue por su culpa; pueden llegar a creer que, de alguna manera, están mancilladas. En un nivel subconsciente creen que merecen ser castigadas. Esta vertiente de salirse de golpe de sus casillas que se observa en un TLP, y que aparentemente se relaciona con cosas triviales, puede conceptualizarse como una expresión retardada de rabia hacia la persona que les causó ese dolor. Por supuesto, no todos los traumas son físicos ni sexuales. Hay experiencias que no son tan fáciles de definir, como el abandono emocional, y que pueden afectar profundamente a una persona. Es algo que va más allá de la comprensión. De hecho, los estudios sobre los efectos del trauma han reforzado lo que ya sabemos sobre la profunda conexión que existe entre la mente y el cuerpo físico.

El trauma mancilla nuestras fibras. Los estudios sobre Experiencias Adversas en la Infancia (ACE, según las siglas en inglés) muestran que el trauma infantil, el abandono o la negligencia y las tiranías estructurales se manifiestan en otros momentos de la vida no solo en forma de trastornos mentales como la ansiedad o la depresión, sino también en forma de inflamaciones orgánicas crónicas, porque los cuerpos se han quedado atascados en un modo de alerta extrema. Las investigaciones han identificado los biomarcadores potenciales del trauma emocional infantil centrándose mayormente en la idea de que los niños agredidos o abandonados tienen niveles mayores de esa hormona del estrés llamada cortisol. Que las hormonas del estrés afecten el funcionamiento de nuestro cerebro, en términos de reacciones emocionales o de un aprendizaje superior, es algo que se considera importante. Sin embargo, el análisis sistemático de veintiún estudios que se realizaron en 2015 reveló que a no más del 22 % de los pacientes psiquiátricos les preguntaron si habían tenido algún trauma o sufrido alguna clase de agresión en el pasado. Dado que está demostrado que es muy raro que los supervivientes hablen de sus traumas del pasado si no se les pregunta directamente, la cultura del silencio se va perpetuando.

Sabemos que las investigaciones sobre la sensibilidad hormonal de las mujeres se encuentran en un estadio inicial, pero las pruebas preliminares implican que quizá exista un vínculo entre los niveles cambiantes de las hormonas ováricas y la manifestación de los rasgos que caracterizarían el TLP. En términos que sean comprensibles para el profano, podemos decir que las mujeres que sufren un TLP podrían mostrar una sintomatología psicológica y conductual del síndrome premenstrual más acusada. Un hallazgo sólido presente en diversos estudios longitudinales indica que las mujeres que sufren un síndrome premenstrual severo presentan una mayor incidencia de agresiones físicas y emocionales. También se ha demostrado que, para algunas mujeres con un trastorno disfórico premenstrual, el procesamiento emocional positivo no es tan frecuente.

Históricamente, las mujeres han estado condicionadas a reservarse para sí mismas su dolor y sus excesos emocionales. A menudo tenemos la sensación de que no podemos hablar porque, si lo hiciéramos, podrían volver a traumatizarnos empleando términos dañinos con nosotras. La consecuencia de todo ello es que el cuerpo cree constantemente que necesita protegerse, se muestra excesivamente alerta y, a menudo, experimenta dolor. El trauma circula por nuestra sangre. Como escribe el psiquiatra Bessel Van Der Kolk en *El cuerpo lleva la cuenta: cerebro, mente y cuerpo en la superación del trauma*, un libro que ha tenido un enorme impacto y que se dedica a explorar el coste vital de enterrar las experiencias traumáticas, «Mientras sigas guardando secretos y eliminando información estarás fundamentalmente en guerra contigo mismo.»[65]

Los vínculos existentes entre los trastornos crónicos de dolor (como la fibromialgia, una enfermedad que afecta mucho más a las mujeres que a los hombres, y que se sabe que «estalla» en la frase premenstrual) y los traumas, gozan de un amplio reconocimiento en las investigaciones más recientes. Está claro que el sistema entero por el que identificamos y ayudamos a las personas que están en apuros tiene que cambiar. Y, por suerte para nosotras, parece ser que eso es así. Poco a poco. Atención Informada del Trauma es un movimiento que empieza a crecer internacionalmente. Este método está cambiando el foco de atención. Con este método, en lugar de preguntarle a la persona, «¿Qué te pasa?», se le pregunta «¿Qué te ha pasado?» «Tenemos que insistir en promover la atención informada del trauma, que se centra sobre todo en escuchar y ayudar a las mujeres según sus propios términos, en lugar de colgarles una etiqueta que suscita el odio y el desprecio incluso entre los psiquiatras, y que ha llevado a muchas mujeres a suicidarse,» me dice Watts, que cuenta abiertamente que, en el pasado, ella también fue una «paciente psiquiátrica».

El peso del trauma

Watts recalca que las mujeres que han tenido experiencias traumáticas en los primeros años de su vida, a menudo no tienen una percepción de sí mismas lo bastante sólida. En las prácticas que realicé durante mis estudios de máster trabajando con la psicóloga clínica que dirigía la unidad del dolor y prestaba atención psicológica a personas que le habían derivado para determinar si podían someterse a una cirugía que les ayudara a perder peso, estuve presente en muchas sesiones en las que las pacientes eran mujeres con un IMC que las situaba en la categoría de obesas mórbidas y que, bajo la atención de un cirujano bariátrico, esperaban poder someterse a una operación de derivación gástrica que les sirviera para perder peso. La psicóloga era la responsable de evaluar si la paciente estaba emocionalmente bien amueblada para gestionar un cambio tan crucial, y de calibrar si le convenía contar con apoyo psicológico antes y después de la cirugía.

Me quedé anonadada al oír, en boca de muchas de esas mujeres, que esa consulta de la psicóloga era el primer lugar en el que habían confesado haber sido víctimas de una agresión sexual, física o emocional. Entre todas las historias que escuché, mientras la psicóloga (una mujer fabulosa) las atendía e iba tomando notas sutilmente, oí contar a varias mujeres que habían pasado su infancia entrando y saliendo de centros de acogida, que habían sufrido agresiones sexuales en su entorno familiar, que habían sido ignoradas emocionalmente y habían sido objeto de episodios de violencia. Muchas tenían problemas mentales que habían ido solucionando a base de ponerles parches. Nunca me había imaginado, ni siquiera lo había considerado, que pudiera existir una conexión tan clara entre los traumas del pasado y el trastorno de los hábitos alimentarios. Y, en cambio, tiene mucho sentido.

Según el estudio fundamental de Experiencias Adversas de la Infancia (ACE) publicado por los Centros para el Control y Prevención de las Enfermedades, más de seis millones de personas obesas, y obesas mórbidas, han sufrido agresiones físicas, sexuales y/o verbales durante la infancia.[66] Es probable que varios millones de personas más revelen que fueron otros traumas infantiles la causa de los problemas que tienen con el sobrepeso: vivir con un miembro de la familia que sufre un trastorno mental, por ejemplo, o que uno de los progenitores fuera alcohólico. Un gran número de investigaciones demuestran que el trastorno de estrés postraumático (TSPT) va asociado a un mayor riesgo de que la persona se vuelva obesa. Sin embargo, como sociedad, parece que todavía seguimos echando la culpa de todo al individuo que padece esa obesidad. Y eso es especialmente pernicioso en el caso de las mujeres. *¡Mira a esa! ¡Está enorme! ¿Por qué no se levanta del sofá y deja de comer patatas fritas?* Una mujer obesa ocupa demasiado espacio. *No parece que sea capaz de controlarse. No lo puede evitar.* ¿Pensamos alguna vez en lo que puede haberle pasado a esa mujer?

Históricamente, la grasa se consideraba la encarnación del bienestar social, económico y sexual, pero ahora es todo lo contrario. Los ideales de la imagen corporal son constructos sociales que surgen de la síntesis de la historia, la política, la clase social y los valores morales de las personas. Y, en la actualidad, la cultura moderna occidental ensalza la delgadez y denigra el exceso de peso. Los medios de comunicación refuerzan una y otra vez el mensaje de que estar gorda no solo va en detrimento de la salud, en general, de la persona, sino que también se considera una irresponsabilidad tanto en el contexto social como en el económico. La noción que una persona obesa tiene de su aspecto físico y del lugar que esta ocupa en la sociedad está determinada por el discurso social de su entorno. Puede que sienta muchísima vergüenza, que se sienta culpable e incómoda por el peso que tiene. Y eso, a su vez, puede llevarla a perder la motivación que necesita para perder peso. Y todo va en función de la clase social, por si fuera poco. Sabemos que las tasas de obesidad son más elevadas en los grupos socioeconómicos que tienen ingresos más bajos. La elección de los alimentos está muy determinada por los ingresos, los conocimientos y las habilidades que uno tenga. Siempre, y fíjate que digo siempre, estamos hablando de un tema que reviste una gran complejidad, y que no se trata de pensar que una persona no sea capaz de dejar de comer hamburguesas.

Muchas de las personas que participaron en el estudio de ACE afirmaron que comer en abundancia les sentó muy bien en sus primeros años de vida. Darse un atracón se convirtió en una fuente de consuelo y de protección que las ayudaba a combatir las agresiones sexuales. Cuando comer demasiado se convierte en una estrategia para soportar un trastorno emocional a una edad muy temprana, es difícil sacarse de encima ese condicionamiento en el futuro, cuando alcanzamos la edad adulta. La recompensa sigue siendo la misma. El trastorno puede ser anulado momentáneamente con comida. Sin embargo, considerar que comer en abundancia es indicativo de una adicción enmascara el problema real. Otra conexión que existe entre una agresión sexual en la infancia y la obesidad, podría ser el deseo de que una quiera «desexualizarse», para lo cual recurre al aumento desmedido de peso para protegerse de otras posibles agresiones. Las mujeres que se dan buenos atracones son prisioneras de un bucle de retroalimentación: comen en gran cantidad para sentirse mejor cuando notan los síntomas del trastorno, y luego, como se sienten disgustadas consigo mismas, se purgan. El subconsciente necesita calmarse emocionalmente con la comida, pero también usa esta misma comida como un medio con el que llegar a los resquebrajados límites de la vergüenza y el dolor. Cuando esa vergüenza, que literalmente sentimos como un peso en el cuerpo, empiece a salir a la luz y empecemos a aceptarla, tendremos muchas más posibilidades de aprender a encauzar estos patrones destructivos. En aquella consulta en la que presencié el modo cómo las mujeres hablaban con una psicóloga de las agresiones sexuales que habían sufrido por primera vez en su vida, me fijé en que su alivio resultaba palpable tan solo porque alguien las escuchaba. Pero también vi la incredulidad en sus rostros cuando constataron que sus experiencias del pasado llegaran a ser tan significativas en este contexto. Recuerda que la mayoría de estas mujeres tenían un historial de enfermedades mentales. ¿Por qué nadie les había preguntado qué les había pasado? Tenemos que hacer mejor las cosas y darles a las mujeres la oportunidad de decir su verdad.

Me acordé de aquella mujer que conocí en la clínica de cirugía para perder peso el día que hablé con Watts. «Es muy frecuente que a estas mujeres demonizadas nadie de su entorno les haya dicho, ni les haya demostrado, con esas microinteracciones que determinan nuestro auténtico ser, que no pasa nada porque sean como son», me cuenta la doctora. «Añádele a todo esto una sociedad misógena y heteropatriarcal que, a su vez, idealiza y denigra a las mujeres, que nos sitúa en un pedestal y que, sin embargo, también espera que nos moldeemos constantemente para adaptarnos a cada encuentro y verás que no es tan raro que las mujeres se derrumben.»

Hablamos largo y tendido sobre el tema de que las mujeres que terminan etiquetadas con un TLP, de hecho, muestran «reacciones muy comprensibles ante presiones contradictorias que imposibilitan poder llegar a ser una persona segura de sí misma en un mundo que está loco de atar». Es decir, en lugar de considerar a las mujeres un caso patológico y clasificarlas de una manera discriminativa que solo sirve para asesinar el carácter y abusar emocionalmente de las mujeres, Watts cree que debemos interpretar el constructo del TLP como el insulto misógino que en realidad es: la histeria moderna de nuestros días.

La conversión

A veces nuestros cuerpos convierten, por así decirlo, el dolor emocional en algo diferente. En algo tangible. Freud planteó que el recuerdo de un trauma difícil de afrontar para la persona porque le podría causar una gran angustia puede manifestarse como síntomas físicos. Curiosamente, en la actualidad estos casos son considerados y denominados trastornos neurológicos funcionales (TNF).

En 2015, la neuróloga Suzanne O'Sullivan, asesora del Hospital Nacional de Neurología y Neurocirugía de Londres, escribió un libro titulado *Todo está en tu cabeza: historias reales de enfermedades imaginarias.* Este libro es un relato de los veinte años que la médica ha dedicado al tratamiento de trastornos que se desarrollan en esa dimensión de claroscuros que separa las enfermedades psicológicas de las físicas. Y en el libro cita el caso de una mujer a la que llama «Mary», que me pareció extremadamente relevante. Mary apareció un buen día en la consulta de O'Sullivan porque sentía una necesidad abrumadora de cerrar los ojos, y tal era su necesidad que, al final, fue absolutamente incapaz de abrirlos. En el hospital le hicieron muchas pruebas, pero no le encontraron ningún impedimento físico. Que su marido estuviera en prisión preventiva acusado de maltrato a menores, según ella, no tenía nada que ver con lo que le pasaba en los ojos. O'Sullivan recetó a Mary unos relajantes musculares que en principio solucionaban el problema. Al cabo de un mes aproximadamente, Mary sufrió una profunda amnesia y tuvieron que ingresarla en el hospital. Los médicos le hicieron encefalogramas y escáneres cerebrales, pero no encontraron nada digno de interés. Sin embargo, un vecino de Mary le mencionó a la doctora O'Sullivan que su marido acababa de salir de la cárcel. Lo que O'Sullivan plantea sobre este caso es si no sería aquella circunstancia lo que Mary «no podía soportar ver» o «no toleraba recordar».[67]

En el pasado, un caso como el de Mary se habría atribuido a la histeria, sin duda alguna. Y lo mismo se le habría aplicado a cualquier otra mujer con ataques incontrolables de temblores que parecían salir de la nada y que los médicos eran incapaces de explicar. La novelista y ensayista Siri Hustvedt escribió un libro precisamente sobre este tema. *La mujer temblorosa o la historia de mis nervios* es una obra sobresaliente que, en parte, es el resultado de una investigación personal y, en parte también, un cuestionamiento filosófico y un análisis mucho más extenso caracterizado por una inteligencia deslumbrante sobre el modo cómo han evolucionado tanto la neurología como la psiquiatría desde los últimos doscientos años. Este libro, junto con el de Bessel Van Der Kolk, *El cuerpo lleva la cuenta: cerebro, mente y cuerpo en la superación del trauma,* contribuyeron a que aumentaran mis interrogantes sobre la relación que existe entre el cuerpo y la mente. Y, en particular, sobre algo que nunca he dejado de plantearme: ¿Podemos separar ambas cosas?

Hustvedt escribió una elegía a su padre tras su fallecimiento. En el funeral, la leyó «con una voz fuerte, sin que le cayeran las lágrimas». Dos años y medio después, Hustvedt se encontraba en Minnesota, su ciudad natal, para dar una charla en el campus de la universidad donde su padre había sido profesor de Estudios Noruegos durante cuarenta años. Hustvedt está habituada a impartir muchas conferencias, pero le apetecía mucho impartir esa en particular. Sin embargo, una vez que subió al escenario y empezó a hablar de su padre, comenzó a temblar. Y no me refiero a temblores normales, sino más bien a sacudidas violentas que le recorrían todo el cuerpo y le nacían en el cuello. Las rodillas se le entrechocaban, y movía los brazos de forma incontrolada. Apenas lograba mantenerse en pie. Su madre, que estaba entre el público, describió la escena como si se tratara de una electrocución. «Fue como si una fuerza desconocida se hubiera apoderado de mi cuerpo y hubiera decidido que me convenía un buen meneo prolongado.»[68] A partir de ese momento, cada vez que hablaba en público, se echaba a temblar.

¿Era aquello una reacción retardada de la pena o, de alguna manera, guardaba relación con las migrañas (y con todo el malestar sensorial que se deriva de ellas) que llevaba experimentando desde la niñez? Hustvedt decidió convertirse en su propio detective y, con una gran determinación, se puso a investigar el misterio médico de «la mujer temblorosa». ¿Era epilepsia?, ¿era sinestesia?, ¿eran migrañas?, ¿era ansiedad?, ¿era pena? Se sometió a varios escáneres cerebrales y a infinidad de pruebas, y luego empezó a psicoanalizarse (algo que siempre le había fascinado, aunque le causara un gran escepticismo). Unas preguntas la llevaban a plantearse otras preguntas nuevas. Hustvedt descubrió que, si se tomaba una pastilla de un medicamento betabloqueante (la medicación que se utiliza en el tratamiento de la tensión arterial alta y de los problemas coronarios, y que también sirve para controlar síntomas de ansiedad como temblores, sacudidas y rubores) antes de que den comienzo los actos en los que tiene que hablar en público, prácticamente se ahorra padecer esos ataques de temblores, aunque no del todo. Lo que más la trastorna es que sigue sin conocer las razones por las que empezó a tener estos ataques.

Lo que me resulta más fascinante es cuando Hustvedt comienza a preguntarse dónde empieza la enfermedad o el dolor, y lo expone así: «Cuando tiemblo, es como si fuera otra persona.» La escritora investiga el modo cómo algunos problemas mentales, como la depresión, la ansiedad o algún otro problema de salud, así como las enfermedades neurológicas, a menudo parece que invaden nuestro yo. Se pregunta hasta qué punto su personalidad puede influir en sus convulsiones, y hasta qué punto las convulsiones influyen en su personalidad. Su libro recoge que, en lugar de decir, «Soy mi cáncer», decimos «Tengo cáncer.» Pero, en cambio, decimos «Soy bipolar» o «Soy epiléptica». Y es así. Yo digo «Soy ansiosa», «Soy triste» o «Soy una llorona», en lugar de decir «Tengo ansiedad», «Tengo tristeza» o «Lagrimeo».

Es ese «Soy» el que me interesa más cuando se trata de hablar de las experiencias de las mujeres con sus fluctuaciones hormonales. Tanto si hablamos del ciclo menstrual, del embarazo, del posparto o de la menopausia. No podemos ignorar la biología, pero hay algo importante que debemos considerar sobre la manera cómo nos hablamos a nosotras mismas y cómo hablamos a los demás para explicar cómo nos sentimos, y sobre la manera en que todo eso podría afectar a la noción que tenemos de nosotras mismas. El lenguaje que uso para describir cómo me siento cuando tengo el síndrome premenstrual suele ser determinante: «Soy una persona triste». Pero lo que no digo es que siento tristeza en ese momento, y que reconozco esta sensación como una ola de emoción que arrasa con todo y se retira después.

¿Tiene sentido describir algunas enfermedades como un fenómeno puramente físico o psicológico? Como preguntó Hilary Mantel en la crítica que hizo del libro de Hustvedt en el *Guardian*: «¿Cómo influye la fisiología en nuestra personalidad? ¿Dónde empieza y termina el yo? ¿Qué es el dolor?, y ¿puede abstraerse este dolor del cuerpo que lo sufre, o del contexto cultural en que se sufre?» Hustvedt es capaz de alcanzar un punto en el que llega a conceptualizar sus convulsiones como si formaran parte de su noción del yo. «Yo soy,» escribe ella «la mujer temblorosa.»[69]

Me puse en contacto con Hustvedt a través de su agente para ver si estaba dispuesta a hablar conmigo de su libro y, para mi mayor sorpresa, dijo que sí. La tarde que fui a visitarla a su piso de Nueva York, me recibió una mujer de trato cálido y entusiasta, y además de risa fácil. Hustvedt se ríe mucho, a carcajadas, sobre todo cuando habla de lo que se considera que es «una chifladura». Comentamos cómo las mujeres, podemos empezar a separar la actividad hormonal de nuestro yo. «Cuando me sumergí en el estudio de las hormonas, lo que descubrí, en primer lugar, fue la gran cantidad de cosas que ignoramos, y, en segundo lugar, que las investigaciones no siguen un modelo que encaje bien con lo social. Es muy importante entender que no estamos tratando con el motor de un coche. En la medicina occidental hemos tenido un gran éxito en el tratamiento de las enfermedades coronarias, y eso es porque el corazón es como una bomba. El modelo de la máquina funciona muy bien aplicado a la función cardíaca. Creo que también funciona para los huesos. Pero después, el resto es como nadar en el ancho y vasto mar, porque el reduccionista modelo biomédico que considera que el cuerpo es una máquina no funciona. No funciona para el sistema nervioso, y, sin duda alguna, no funciona con las hormonas.«

Le pregunté a Hustvedt cuál era su teoría personal acerca de los trastornos neurológicos funcionales (a los que a menudo la psiquiatría se refiere llamándolos «puntos ciegos») y la relación que guardaban con el panorama más amplio de la interpretación y el tratamiento de los problemas de las mujeres. «Creo que todo es debido a una impotencia,» remata la escritora. «Hay una razón que explica que haya cada vez más mujeres que los padezcan en situaciones de no-combate; y estoy hablando de esas personas que no han ido a la guerra y no se han visto atrapadas en las trincheras; y esa razón es la impotencia.» En otras palabras, ¿qué tienen en común los soldados que han ido a la guerra con las mujeres? «Exacto. Hay un libro muy famoso, *Shell Shock*, escrito por Charles S. Myers, médico y psicólogo, autor del primer estudio sobre los soldados traumatizados. Dicho médico interpretaba la neurosis de guerra como una forma de histeria que habría afectado a todos esos hombres; y afirmó que estaba muy claro que los oficiales no sufrían tanto de histeria como los soldados. Y la razón era la falta de poder de la tropa. La impotencia.»

QUINTA PARTE

El dolor

En *La enfermedad y sus metáforas,* ese texto tan influyente de Susan Sontag que reta a los que culpabilizan a las víctimas con el lenguaje que suele utilizarse para describir las enfermedades y a los que las padecen, la escritora afirma: «La enfermedad es esa parte nocturna de la vida, la ciudadanía más onerosa. Todos los que hemos nacido tenemos una doble ciudadanía: una, en el reino del bien; y la otra, en el reino de los enfermos.» [70] Sontag escribió este libro en 1978, cuando estaban tratándola de un cáncer de mama. «Aunque todos preferimos usar el pasaporte del reino del bien, tarde o temprano todos y cada uno de nosotros estará obligado, ni que sea tan solo durante unos momentos, a identificarse como un ciudadano del otro lugar.»

Todos, en alguna medida, sabemos qué es el dolor. Es la dura realidad. Sería demasiado simplista afirmar que las mujeres sienten más el dolor que los hombres; sin embargo, no cabe duda de que a las mujeres se las toma menos en serio que a los hombres cuando toca hablar del dolor. Diversos estudios indican que los médicos, con independencia de cuál sea su sexo, tienden a infravalorar el tratamiento dado a las pacientes y tardan más en recetarles una medicación. Un estudio publicado en el *Journal of Law, Medicine & Ethics* de 2003 titulado «The Girl Who Cried Pain: A Bias Against Women in the Treatment of Pain» [71] reveló que los médicos suelen pensar (erróneamente) que las mujeres tienen «una capacidad natural para soportar el dolor», lo que se debe a los mecanismos de que disponen y que necesitan para dar a luz. Quizá por eso el National Health Service asume, de forma rutinaria, que las mujeres pueden someterse a intervenciones como la histeroscopia sin suministrarles ningún medicamento para aliviar el dolor.

Una histeroscopia implica introducir un instrumento estrecho parecido a una varilla delgada a través de la vagina y del cérvix para penetrar en el útero. El instrumento examina el interior del útero y se usa para estudiar problemas como el sangrado vaginal inusual, sangrados abundantes, dolor pélvico, abortos recurrentes, fibromas y pólipos (que son crecimientos no cancerígenos del útero). El tratamiento de la dolencia, por lo general, puede realizarse al mismo tiempo: por ejemplo, la extirpación de fibromas o de pólipos, el ajuste o extracción de un DIU mal colocado (espirales) o la extirpación de adherencias (franjas de tejido cicatrizado) que podrían generar menstruaciones erráticas o problemas de fertilidad.

Entre la información brindada por el National Health Service figura que las histeroscopias pueden causar distintos niveles de dolor: algunas mujeres no sienten ningún dolor, o tan solo refieren un dolor leve, mientras que otras dicen que el dolor es muy agudo. Aunque los médicos que realizan las histeroscopias están autorizados a ofrecer anestesia local o anestesia general, no existe ninguna prescripción clínica. La Sociedad Británica de Endoscopia Ginecológica (BSGE, según las siglas en inglés), que es la organización que supervisa las histeroscopias, informa que el procedimiento «puede entrañar un dolor significativo» [72] Y, sin embargo, muchas mujeres parecen soportar la histeroscopia sin someterse a ningún tipo de anestesia.

La histeroscopia solía efectuarse bajo anestesia general, hasta la aparición de histeroscopios extremadamente finos y ligeros a principios de la década de 2000, con los que ya no era preciso dilatar tanto el cuello del útero de la mujer. No someterte a una anestesia general significa que puedes ingresar y recibir el alta hospitalaria el mismo día, pues eres considerada paciente externa. La ventaja es que no tienes que hospitalizarte. Pero hasta que las piernas no descansan sobre los estribos ginecológicos, la mujer ignora lo dolorosa que va a ser la prueba. Una amiga mía, a quien llamaré Holly, por llamarla de alguna manera, calificó de «impresionante» la experiencia que vivió cuando, no hace mucho, le practicaron una histerectomía. Cuando se puso a gritar de dolor, «luchando contra el instinto de arrancarme esa cosa de dentro», una de las enfermeras que había en la consulta le preguntó, con aire lánguido, si había olvidado tomarse los calmantes. En ningún momento le habían dicho que lo más conveniente para ella era tomar algún calmante. Tras leer varios folletos informativos del National Health Service, comprobé que las explicaciones que daban en relación a que la paciente experimentara dolor abarcaban desde lo que se describía vagamente como «una cierta incomodidad» hasta algo parecido al «dolor menstrual». No había un criterio uniforme que describiera las distintas opciones de que se disponía para paliar el dolor. Y que las informaciones sean tan variopintas, significa que muchas mujeres (que confían en que los profesionales de la salud sean quienes les cuenten lo que les va a pasar) irán a hacerse la prueba con unas expectativas que no son realistas. Es cierto que puede argumentarse que lo mejor es que no cunda el pánico, porque la prueba podría no ser dolorosa, aunque las mujeres dicen que sí lo es. De hecho, un grupo muy numeroso de mujeres ha instituido la Campaña Contra la Histeroscopia Dolorosa. Y gracias a la gran cantidad de testimonios de pacientes que podemos leer en internet, está haciendo mucha presión sobre las autoridades del ramo para que se tomen en serio el dolor que las mujeres pueden llegar a experimentar cuando se someten a esta prueba invasiva. En diciembre de

2018, la BSGE (Sociedad Británica de Endoscopia Ginecológica) hizo una declaración en respuesta a esta iniciativa:

> Es importante que las mujeres estén bien informadas, desde el principio, y sepan que pueden elegir hacerse la prueba en el hospital de día y recibir anestesia general o local... Es importante detener el proceso cuando la mujer refiera, en cuanto paciente externa, que la experiencia es muy dolorosa y que no puede seguir adelante con la prueba.

Leer todo esto puede animar mucho a algunas mujeres, pero ¿qué me dices de esas pacientes que ya han pasado por este trauma? Varias mujeres han compartido sus experiencias en internet y manifiestan sentir la necesidad de buscar asesoramiento. Y, a menudo, mencionan algún elemento de los trastornos por estrés postraumático (TEPT). Se entiende perfectamente entonces que una se ponga nerviosa y desconfíe de los entornos médicos en los que vaya a desenvolverse en el futuro. Esta falta de coordinación tan grave en lo que respecta a la información que se da a las mujeres parece entrañar la idea de que, si un dolor insoportable tan solo es efímero, no tiene importancia. Holly me contó que, cuando empezó a gritar y era presa de temblores que hicieron que se sintiera como si estuviera sufriendo una conmoción, el médico que le hacía la prueba y la enfermera se quedaron impertérritos. «Era como si en aquella sala estuvieran acostumbrados a ver mujeres gritando sin parar.»

Los hospitales del National Health Service quizá, en primera instancia, no ofrecen analgésicos por razones económicas. En 2013 el National Health Service dobló prácticamente la suma de dinero que recibirían los hospitales por practicar histeroscopias ambulatorias, en las que no se suele administrar analgésicos a las pacientes. Reducir costes en los servicios públicos gratuitos resulta esencial. Sin embargo, si las mujeres dicen que el dolor las traumatiza, estamos ante un caso en que la economía se incentiva a expensas de sacrificar la dignidad. La histeroscopia es una prueba importante que se practica de manera recurrente, y es probable que a la mayoría de las mujeres les resulte tolerable. Sin embargo, no hay manera de saberlo hasta que la prueba dé comienzo. De cualquier modo, la experiencia no sería traumática si todas supiéramos por adelantado que, efectivamente, podemos pedir una sedación o tomar un analgésico. Aunque le causemos algún inconveniente al médico, aunque la prueba lleve más tiempo, deberíamos estar informadas de que podemos pedir una sedación o un analgésico. Algo que es un derecho básico fundamental.

Para tener una perspectiva más amplia es oportuno citar un estudio de 2018 publicado en el *Official Journal of the Society for Academic Emergency Medicine.* En dicho estudio se puso de manifiesto que, comparadas con los hombres, las mujeres suelen tener que esperar una media de 16 minutos más para que les suministren un analgésico en Urgencias, y que entre el 13 % y el 25 % de ellas tienen menos probabilidades de que les den opiáceos para poder soportar el dolor.[73] ¿Acaso los médicos asumen sin fundamento que las mujeres fingen su enfermedad? ¿O que las recomendaciones clínicas dependen de manera abrumadora de datos que, por defecto, se han obtenido de varones?

Yo respondería afirmativamente a ambas preguntas. Uno de los principales problemas que subyacen al reconocimiento del dolor femenino es el enorme sesgo por géneros que observamos en las investigaciones médicas. El cuerpo masculino es el objeto de estudio, por defecto, de la medicina. En los ensayos clínicos perteneciente al ámbito médico se tiende a incluir un mayor número de hombres que de mujeres. Y los problemas que solo afectan a las mujeres, como el dolor menstrual, no se consideran capitales. John Guillebaud, un catedrático de salud reproductiva del University College de Londres, afirma que algunas pacientes han descrito que el dolor que les producen los calambres es tan fuerte «que es casi como sufrir un infarto». Sin embargo, a pesar del gran número de mujeres del mundo entero que padecen fuertes dolores menstruales, los tratamientos siguen siendo muy limitados. Los analgésicos, la píldora anticonceptiva para disminuir el sangrado abundante o un DIU como el Mirena son, poco más, poco menos, lo que tenemos a nuestra disposición. Y no porque los científicos no intenten ofrecernos cosas distintas.

Con su equipo de investigadores, el doctor Richard Legro, de la Facultad de Medicina de Penn State, descubrió que el sildenafilo (la Viagra) puede usarse en el tratamiento de los dolores menstruales. En una entrevista que concedió a la página web *Quartz*, Legro manifestó: «Publicamos nuestros resultados en una revista científica del ámbito obstétrico-ginecológico que goza de una gran influencia, y creemos que gracias a eso, logramos aportar información capital sobre los tratamientos que los profesionales de la medicina son capaces de aplicar en el día a día.» [74] Ahora bien, será necesario realizar muchas otras investigaciones antes de poder considerar que es un tratamiento del que podemos especificar la dosis, la vía de absorción (oral o vaginal) y el consumo a largo plazo. El hecho es que nadie está dispuesto a subvencionar estas investigaciones. «Lo he pedido ya tres o cuatro veces, pero siempre rechazan mi propuesta,» dice Legro. «Creo que el problema de fondo es que nadie piensa que los dolores menstruales sean un tema relevante para la sanidad pública.» Está claro que, sin grupos de presión que lideren la necesidad de investigar todos los aspectos que entraña la salud femenina, se prestará una menor atención a este trastorno y se considerará que no es algo que influya de una manera determinante en la vida cotidiana de las mujeres; por eso el efecto filtración de la indiferencia sigue calando entre los médicos de atención primaria, que no se toman, o piensan que no deberían tomarse en serio, los dolores menstruales con el mismo rigor que entrañaría cualquier otro tema que afecte de plano a nuestra salud.

No recurrir a modelos femeninos en las investigaciones ha hecho que fracase estrepitosamente el estudio científico de las diferencias que existen entre ambos sexos. Los sistemas inmunitarios del varón y de la mujer no son idénticos. Y, sin embargo, se emplean los mismos medicamentos para tratar las enfermedades por este sesgo sexual que se ha dado a las investigaciones. En un artículo publicado en septiembre de 2017,[75] la doctora Susanne Wolf, neurocientífica del Centro Max Delbrück (MDC), de Alemania, demostró que la razón subyacente que explica que los cerebros masculino y femenino difieran en la capacidad que tienen de combatir las patologías causadas por daños neurológicos, como la enfermedad de Parkinson y la esclerosis múltiple, se encuentra en las células inmunitarias del cerebro llamadas microglías. Las microglías funcionan de manera diversa en hombres y en mujeres. Las investigaciones de Wolf revelaron que los hombres tienen más microglías (y de mayor tamaño), y, por consiguiente, probablemente por eso atacan con más fuerza. El cerebro masculino no combate de forma mejor las enfermedades neurológicas, pero está claro que hombres y mujeres están equipados de manera distinta. El problema es que los medicamentos no se han comprobado en hombres y en mujeres por separado. Las empresas farmacéuticas privilegian los estudios basados en los modelos masculinos;

pero si las investigaciones solo recurren a los modelos masculinos para investigar las enfermedades humanas y desarrollar los medicamentos con que tratarlas, no hay duda de que aparecerá el efecto filtración en el modo cómo se apliquen estos tratamientos a las mujeres en los entornos médicos.

Hablé con Hustvedt acerca del estudio estadounidense sobre la medicación paliativa para el dolor, y ambas nos mostramos igual de incrédulas ante el hecho de que entre un 13 % y un 25 % de las pacientes tuvieran menos probabilidades de que les suministraran un opiáceo en Urgencias. Hustvedt me comentó que precisamente acababa de leer ese estudio hacía unos días. «Lo asombroso es que a un hombre que sufra dolor, no se le estigmatice. O sea, que si un tipo se tira al suelo aullando de dolor, eso se considera normal. ¿Por qué razón? Cuantas más veces me hago esta pregunta tan fundamental, menos llego a entenderlo. ¿De qué va todo esto?»

Creer

En lo concerniente al historial de mis dolores, tengo que decir que se caracteriza por no haber sido creíble a ojos de muchos. He empezado este libro hablando del dolor de mis menstruaciones, que no me ha abandonado desde el primer día que me vino la regla, y también he dicho que, desde esa primera vez, sentí que esta experiencia provocaba una reprogramación crucial en mi cerebro y cambiaba todo aquello que hasta entonces había asociado al dolor. A los diecisiete años experimenté un dolor que iba más allá de cualquier otra cosa que hubiera imaginado jamás.

Se me infectó el apéndice, se me gangrenó y reventó, y tuve una peritonitis y una septicemia. Estuve a punto de morir.

Permanecí ingresada en el hospital durante mucho tiempo, me perdí muchas clases y salí de allí con un popurrí de temas intestinales que me ha estado acechando hasta pasados los treinta. Y, por lo que parece, nunca dejará de hacerlo. Todo eso sucedió en mi primera juventud, durante una época que resultó ser muy caótica para mí. Para abreviar, y para que os hagáis una idea de la complejidad del tema y del sufrimiento que viví, os diré que hubo separaciones, que nos mudamos muchas veces y que mis hermanos y yo fuimos desgraciados. Me lancé desesperadamente en busca de la estabilidad para encontrar la manera de ser asertiva, pero no lo conseguí y, por eso, y para poder orientarme por este mundo, me convertí en una persona totalmente autosuficiente. Dejé de contarle a los demás cómo me sentía. Me marché de casa a los dieciocho años para no regresar nunca más.

La historia de este reventón intestinal me ha quedado un tanto borrosa en la mente. Yo tenía mucho dolor cuando menstruaba, y como en ese momento me había venido la regla, mi madre achacó al período el dolor y la necesidad que sentía de estar acostada. Y hablo de una mujer que nos obligaba a ir a la escuela a menos que tuviéramos fiebre o lanzáramos como proyectiles nuestros propios fluidos por la boca o por el trasero. No me llevaba al médico cuando tenía uno de estos cuadros, pero al menos dejaba que me quedara en casa. La situación duró tres días: yo acostada en el sofá con fuertes dolores, sin apetito, con el cubo para vomitar al lado para cuando me vinieran aquellos espasmos que eran como fuego en el abdomen o en los riñones, gimiendo y sudando. No paraba de decir que me dolía muchísimo, y mi madre, aunque se mostraba muy cariñosa conmigo, me decía: «Estoy segura de que no tienes nada malo.»

El cuarto día sentí algo entre las piernas que nunca olvidaré: un dolor tan violento que me hizo gritar, y luego me desmayé. Mamá se había ido a trabajar un par de horas. Me asusté, porque vi que el estómago se me hinchaba con mucha rapidez. No recuerdo cuándo regreso, pero cuando mamá llegó a casa, no debió de gustarle nada mi aspecto porque, antes de que me diera cuenta, ya me había metido en el coche para ir al médico. Fuimos a la consulta del médico de familia, y recuerdo que aquel hombre me puso la mano sobre la frente y dijo: «Parece que tienes un poco de fiebre.» Luego le explicó a mi madre que debía de tratarse de un virus combinado con una menstruación desafortunada. Por suerte, a mi madre no la dejó convencida, y pidió que me visitara otro médico. Este otro médico me hizo tumbar sobre una camilla en la que había dispuesto previamente una sábana desechable de color azul. Me examinó porque vio que apenas podía moverme ya del dolor, y me auscultó el estómago con un estetoscopio. Tampocolo recuerdo muy bien, pero mamá me contó luego que el médico le había dicho que no se oía ningún movimiento intestinal, y que ese dato, junto con el de la temperatura, significaba que algo me pasaba. Tuve que ir a Urgencias de inmediato. El médico escribió una carta, la metió dentro de un sobre azul y nos la entregó. Eso sí que lo recuerdo bien.

Ya de camino a Urgencias, me había entrado una sed espantosa, horrorosa; y no habíamos llegado todavía al hospital cuando ya me había bebido unos dos litros de un zumo de naranja que mi madre había preparado para mí. Mi madre tuvo que cargar conmigo desde el coche hasta la puerta principal. Lo primero que hizo la enfermera encargada del triaje, después de sentarme en una silla de ruedas, atravesar conmigo una sala de espera abarrotada y meterme en un cubículo, fue quitarme la botella de la boca. No supe por qué.

Resultó que la mujer sospechó que quizá tuviera una posible septicemia, que suele caracterizarse por una sed extrema, y tenía razón. Después de que me vieran los médicos en lo que me pareció un soplo, el dolor para entonces ya había adoptado unas dimensiones de orden metafísico (además de las punzadas agudas que tenía de base, sufrí una serie de contracciones que me hicieron agarrarme a la cama chillando como la niña de *El exorcista*), y terminé en el quirófano. Unas horas después, con unos cuantos centímetros menos de intestino y un par de litros menos de pus, me desperté en la habitación conectada a unos tubos grandes y a otros más pequeños, y sufriendo la alucinación de ver que todo era de color rosa. No tenía ni idea de las turbulencias por las que mis entrañas y mi mente pasarían a partir de entonces por lo que acababa de suceder.

Solo a posteriori soy capaz de imaginarme lo que habría sucedido si hubiéramos regresado a casa después de que el primer médico me hubo dicho que lo que me pasaba era que tenía una regla descontrolada. Tengo una amiga que es cirujana digestiva, y cuando le conté esta historia hace unos años, me dijo que habría muerto en el sofá al cabo de unas horas.

Las cicatrices

Como adulta, gestionar eso que mi novia llama «el caca-caos» se ha convertido para mí en una tarea prácticamente cotidiana. Como tengo los intestinos más cortos de lo normal, y toda la podredumbre va circulando por ahí, las adherencias me han dado muchos problemas. Las adherencias son unas bandas fibrosas que se forman entre los tejidos y los órganos, a menudo como secuelas de una cirugía abdominal, o por haberte sometido a esta cirugía. Las adherencias se consideran un tejido cicatrizado interno que conecta tejidos que normalmente no entrarían en contacto. Y, con el paso de los años, esta situación me ha provocado muchos dolores.

Entre los diecinueve y los veinticinco tuve que ir varias veces a Urgencias con un cuadro de dolores abdominales severos, hinchazón, imposibilidad de hacer popó y, a menudo, vomitando. Cada vez que me hacían una radiografía, me diagnosticaban un bloqueo parcial de los intestinos, me ingresaban, me veía obligada a no ingerir nada por vía oral, me ponían el gota a gota y me decían que esperara a que se arreglara el asunto por sí solo. No me dejaban regresar a casa hasta que hubiera «ido de vientre». Esta manera de enfocar el cuadro clínico funcionaba siempre, al cabo de unos días, claro. Los médicos me explicaron que, como las adherencias pueden provocar que los intestinos se tuerzan y retuerzan caprichosamente, a veces la materia digestiva no puede pasar como debería por los intestinos, y entonces se amontona. Otras veces, los intestinos se obstruyen por completo y hay que intervenir de urgencia, no fuera a ser que se reventaran y la materia se filtrara a la cavidad abdominal. (En cuyo caso te quedarías, ¡qué agradable en cierta manera!, toda llena de mierda.) Cuando preguntaba a los médicos si podían operarme de adherencias para romper este patrón, siempre me respondían que, según los estudios realizados, es sabido que cada vez que se penetra quirúrgicamente en la cavidad abdominal, pueden generarse más adherencias.

Después de los veinticinco, estos episodios empezaron a empeorar. Intentaba esperar a que saliera todo aquello por allí, y me ponía en modo «descanso intestinal» (como me había aconsejado mi amiga cirujana), que significa que tenía que ponerme a dieta de líquidos durante un par de días para intentar que todo lo que llevaba dentro recorriera mis retorcidos intestinos y no me viera obligada a ir al hospital. En muchas ocasiones, funcionaba. La verdad, no me apetecía para nada estar acostada en una habitación compartida mirando las luces fluorescentes del techo al son de arcadas y ronquidos. La naturaleza de mi dolor, en cualquier caso, había cambiado: además de estos episodios de bloqueo, los agudos espasmos que aparecían tras las comidas y una náusea omnipresente, ahora el dolor de la pelvis se había vuelto crónico. Los dolores menstruales parecían ir a peor, pero ese dolor profundo y abstracto que sentía era muy perturbador; tenía la sensación de que la rabadilla, el útero y los intestinos habían sido pillados con esas pinzas de las máquinas dispensadoras de peluches. Acudí varias veces a la consulta de mi médica de familia para decirle lo que me pasaba, pero tras revisar mi historial me decía: «No estoy segura de poder hacer nada llegadas a este punto.» Al final, tras una visita en la que terminé llorando a lágrima viva y suplicándole que me derivara al especialista porque el dolor pélvico me había tenido despierta toda la noche, me hizo un volante para que fuera al ginecólogo. Cuando el ginecólogo me recibió, unos meses después, me dijo que quería hacerme una laparoscopia porque tenía muchos síntomas que encajaban con una endometriosis. Y así fue como derivaron mi caso.

En la sala de anestesia me sentía tan angustiada que empecé a sacudir las piernas contra la camilla. Me eché a llorar, y luego pedí disculpas por mi actitud. El anestesista me administró algo en la vía «para la ansiedad» y, al cabo de unos segundos, me sentí como si me hubiera tomado cinco mil gintonics; y luego... Luego ya no recuerdo nada más. El ginecólogo no descubrió que tuviera una endometriosis, pero sí descubrió que el intestino delgado, la vejiga, el útero y los ovarios se hallaban todos ellos fusionados a una densa red de adherencias. La parte posterior del útero se había fusionado completamente con el intestino. En esa nebulosa en la que flotas después de la anestesia, recuerdo que el cirujano me dijo: «Pues sí... ¡Menudo maremágnum tienes ahí dentro! No me extraña que sientas tanto dolor.»

¡Qué alivio oírle decir esas palabras!

Ahora ya tenía la prueba de que no todo estaba en mi cabeza. Y lo decía el cirujano que había visto que mis trompas de Falopio habían perdido toda utilidad por culpa de los tejidos cicatrizados, el mismo cirujano que luego me derivó a un especialista en fertilidad para que me sometiera a tratamiento. Si yo no hubiera insistido en que me derivaran a un ginecólogo, nunca habría sabido que era estéril. ¿Cuántos años habría pasado intentando tener un hijo? ¿Cuánto dolor innecesario me había ahorrado, en cambio, de esa manera?

Tras la operación, estos episodios obstructivos empezaron a ser menos recurrentes. Y durante unos dos años no sentí tanto dolor. Pero al cabo de un tiempo todo volvió a empezar. Me derivaron a un cirujano colorrectal que me dijo que no me someterían a ninguna otra operación, porque corría el riesgo de que, con otra intervención, me salieran más adherencias. El dolor era persistente. Cuando me venía la regla, el dolor que sentía me rasgaba por dentro hasta el punto de hacerme vomitar. El sexo me resultaba muy incómodo. Y la hinchazón y las náuseas que experimentaba después de comer regresaron una vez más. Mi umbral de dolor iba subiendo de nivel. La resiliencia emocional que había terminado desarrollando para lograr hacer frente al dolor bajó en picado. Al final, me dijeron que tendrían que mirarme por dentro otra vez, y me pautaron una nueva laparoscopia. Y, de nuevo, volvieron a encontrar que mi útero y mi intestino delgado se habían fusionado a unas espesas franjas de tejido cicatrizado. Es muy parecido a lo que les sucede a muchas mujeres que tienen endometriosis. Recuerdo estar mirando las imágenes que me habían tomado por laparoscopia y pensar que parecían calamares. Recuerdo esos momentos con cierta vaguedad, pero sé que, tras la operación, experimenté un cierto alivio de mis dolores.

Hace dos años, el dolor, en toda la expresión de la palabra, volvió a torturar mi cuerpo. A veces, el sexo me resultaba tan doloroso que empecé a tenerle fobia. El dolor menstrual me dejaba echa polvo durante, al menos, un día entero al mes. De noche me quedaba echada en la cama intentando dormir, intentando no centrarme en el profundo dolor localizado en la región sacral para ver si lograba aislarlo de mi conciencia. No quería que estuviera allí. Durante unos cuantos meses, que me parecieron una eternidad, hice un buen trabajo fingiendo que el dolor era algo ajeno a mí, tomando analgésicos, cambiando de dieta y, en general, intentando llevar una vida lo más sana posible. El dolor iba y venía, iba y venía sin cesar, hasta casi traspasar los límites de mi cordura. Mi reacción emocional ante el dolor se volvió más salvaje. Me enfadaba con mi cuerpo, con mi infancia, con mi madre, con mi médica, con mis amigas, porque tenía la impresión de que nadie se lo tomaba en serio. Me quedaba sentada en el baño con el vientre como el de una mujer que ha salido de cuentas, doblada por los espasmos, sintiendo esa pena tan conocida que sentía por mí misma de niña y que parecía apoderarse de mí cuando me sentía superada emocionalmente. Pensaba en todas esas veces que me había sentido importante ayudando a limpiar los caballos de la granja que había al lado de casa, pasándoles un cepillo de cerdas planas por los relucientes y tensos cuartos traseros, y en la mujer del granjero, cuando me decía que había hecho un buen trabajo; recordaba también las veces en que me dejaban cenar delante de la tele, cuando me zambullía en la piscina municipal hasta el fondo y notaba un zumbido en los oídos. Me imagino a mí misma bajo el sol sin tener ni puñetera idea de nada.

En octubre de 2017 me hicieron otra laparoscopia. La sola idea de tener que convencer a un médico de cabecera para que me refiriera al ginecólogo me dejó agotada, así que fui por la vía privada y pedí hora para ver a un médico particular. Había oído que era un experto en realizar cirugías mínimamente invasivas, y él me comentó que había visto que algunas pacientes experimentaban un cierto alivio tras someterse a una adhesiolisis (la extracción de las adherencias), pero que, en realidad, eran pocas. La conversación empezó cuando él me preguntó si en realidad pensaba que me resultaba imposible vivir con el dolor. Le contesté que sí que podía, por supuesto, que había estado viviendo así, pero que ese dolor me estaba amargando la vida. El ginecólogo se avino a operarme con la condición de que yo entendiera bien que podía pasarme años, y digo años, repitiendo este mismo patrón de ir pasando de una cirugía a otra, y que eso potencialmente provocaría la aparición de un mayor número de tejidos cicatrizados. Era un riesgo que estaba resuelta a correr. Lo malo era que me costaría unos 18.000 euros hacerlo por la privada, así que el médico encontró una manera de derivarme otra vez al National Health Service. Y, una vez más, en el hospital vieron que tenía los órganos pegados unos a otros. Y de nuevo volví a ver esas imágenes de extrañas criaturas marinas. En esa ocasión estuve ingresada cuatro días, a causa de la envergadura de la cirugía, y porque la recuperación sería larga. En el momento de redactar este libro ya llevo un año operada y, a pesar de que tengo en mi haber algunas nuevas e interesantes cicatrices, me encuentro bien. La regla me mata, pero supongo que ahora se trata de esperar tranquilamente a ver qué pasa.

Lo que sí sé es que he ido de un médico a otro, casi todos varones, y ninguno de ellos ha dejado de hacerme la misma pregunta, aunque de distintas maneras: «¿Hasta qué punto le duele?» Sé que, cuando me intervinieron para extraerme los óvulos al término del tratamiento de fertilidad, hice cuatro llamadas telefónicas en cuarenta y ocho horas, siempre al mismo médico, para decirle que sentía muchísimo dolor. Estaba echada en el suelo de mi dormitorio, hecha un ovillo, con la espalda pegada al radiador y una bolsa de agua caliente en la barriga, que, a esas alturas, ya estaba hinchada y tensa como la piel de un tambor. Cada vez que hablaba con el médico para decirle que el dolor era mucho más intenso que cuando tienes los espasmos de la regla, él me decía que tomara analgésicos y además… ¡que me pusiera una bolsa de agua caliente en la barriga! A la cuarta llamada parecía enfadado, y me soltó el típico discursito de que «la mayoría de las mujeres sienten dolor después de la intervención». Al final, decidí ir al centro hospitalario más próximo y me derivaron a un especialista. Un ginecólogo me hizo una resonancia magnética y descubrió que padecía el síndrome de hiperestimulación ovárica (SHO). Es un síndrome que aparece cuando los ovarios reaccionan de manera desproporcionada a las inyecciones hormonales que se emplean para estimular el crecimiento de los folículos que contienen los óvulos, y que provocan que los ovarios aumenten de volumen dado el número excesivo de folículos que contienen, que se acumulen líquidos en el abdomen y, en casos muy raros, también en los pulmones y en el corazón. En la pantalla del ecógrafo mis ovarios parecían granadas de mano abolladas. Pasé tres días ingresada en una habitación compartida en la que una enfermera me media el estómago cada cierto número de horas. Tenía que hacer pis en un vaso medidor para que pudieran verificar que no me deshidrataba. Al final, todo salió bien, y las enfermeras fueron (como siempre son) unas santas conmigo, demostraron ser compasivas y divertidas, pero creo que hubiera podido ahorrarme esa experiencia si me hubieran tomado más en serio la segunda vez que llamé.

A menudo me pregunto si mi historial médico no sería distinto de haber sido yo hombre. Es imposible saberlo, pero he sentido muchas veces, a lo largo de la vida, que, como mujer, se espera que en mí se manifieste ese profundo recurso del control natural del dolor; que debería ser capaz de vivir con más dolor del que puedo soportar. Y lo que sé es que soy presa de los nervios cada vez que voy a la consulta del médico para decirle que siento dolor, por si no cree lo que le estoy contando.

Suelo minimizar lo que siento para que todo suene más creíble. Y no es muy racional que digamos. No niego que, en muchos casos, me han creído y tratado extremadamente bien y con un respeto absoluto. Sin embargo, por alguna razón, cuando se trata de hablar del dolor que siento entre las costillas y la pelvis, me da miedo que no me escuchen. Es obvio que existe un vínculo directo entre ese primer gran rechazo que experimenté a los diecisiete años (y ante las implicaciones que pudo haber tenido) y el miedo que siento ahora. En buena parte, mi ansiedad surge de esas preguntas que comienzan por «¿Y si…?» y están relacionadas con mis funciones corporales, mi conciencia y mi mortalidad. Sé que esta situación se ha ido perpetuando a lo largo de los años debido a las conversaciones que he mantenido con médicos que no me conocían de nada, que era la primera vez que hablaban conmigo y que daban por supuesto, de una manera bastante genérica, lo que yo era capaz o no de soportar; cuando las únicas claves que tienen sobre mi vida son unas breves notas escritas a mano que guardan en una carpeta de cartulina y han redactado otros médicos que, a menudo, solo me han visitado una vez. La mayoría me ha causado la impresión de que preferirían estar en cualquier otro lugar antes que sentados frente a mí en una silla escuchándome hablar de mi dolor.

Charlando por teléfono con Hustvedt, le conté algunas de estas experiencias, y ella me confesó que le había pasado lo mismo con sus migrañas. De joven, «sumida en las tinieblas de una migraña que me había durado un año entero», dice Hustvedt, «visité a varios neurólogos. Y te aseguro que el desprecio que noté (todos eran hombres, pero tampoco hay que descartar el desprecio de las mujeres) fue como una supuración. Era como si pensaran de mí: "Vaya... Otra jovencita más que viene con un dolor de cabeza... ¡Qué fastidio!"» Me cuenta Hustvedt que esta actitud le hizo minimizar sus síntomas, y «sintió la necesidad de mostrarme dura y graciosa, como un mecanismo de defensa, a pesar de que en realidad estaba sumida en la desesperación. Es obvio que todo eso resonaba con lo que me tenía tan amargada, y que era verme reducida a que me consideraran una mujer imbécil y llorona.»

Lo que me contó Hustvedt me impactó como una bala. Y fue tan fuerte el impacto, que estallé en carcajadas.

Con el debido escepticismo

No es una afirmación descabellada ni una queja sustentada por una teoría conspiratoria cuando decimos que la medicina moderna sigue sin tomarse a las mujeres en serio. Estamos muy lejos de alcanzar la igualdad de sexos en lo que respecta a las investigaciones y los tratamientos; es por eso que la institución médica tiene bien merecido el escepticismo que inspira en las mujeres. Fijémonos en que, para disponer de un diagnóstico, las mujeres pueden tener que esperar entre cuatro y diez años después de visitarse con el médico por primera vez con síntomas de una endometriosis. El promedio de la espera se ha situado en siete años y medio. En 2017, el Instituto Nacional para la Salud y la Excelencia en los Cuidados (NICE) publicó una serie de pautas en las que se apremiaba a los médicos de cabecera para que no pasaran por alto los síntomas de este trastorno con el objeto de intentar acelerar el diagnóstico.

La endometriosis no es un trastorno infrecuente. Según las cifras presentadas por Endometriosis UK, una organización que informa y brinda su apoyo a las mujeres que padecen esta enfermedad, la sufre una de cada diez mujeres en edad reproductiva en el mundo entero, y eso significa unos 176 millones de personas.[76] A modo de recordatorio, diremos que la endometriosis se presenta cuando el tejido similar (el endiometro) al que actúa de revestimiento del útero crece fuera del mismo. Una vez al mes las células de este tejido reaccionan de la misma manera que lo hacen las que están ubicadas en el útero, que primero se agrupan y luego colapsan y provocan un sangrado. A diferencia de las células del útero, expulsadas del cuerpo en forma de menstruación, el sangrado del tejido endometrial que crece fuera del útero no tiene modo de escapar, y provoca inflamaciones, dolores y la formación de tejidos cicatriciales. Estas células pueden llegar a recubrir los ovarios, las trompas de Falopio, los intestinos, la vejiga y el estómago. Incluso pueden alcanzar el diafragma y los pulmones.

Los síntomas de este trastorno son terribles. Entre ellos tenemos: dolor pélvico crónico, menstruaciones tan dolorosas que no nos permiten realizar nuestras actividades cotidianas, dolor intenso durante las relaciones sexuales, o después de haberlas mantenido, y dolor agudo al ir de vientre. La ansiedad y la depresión, la fatiga intensa, la sensación de que parece que estés enferma, o que en realidad lo estés, síntomas parecidos a los del síndrome de colon irritable (estreñimiento, diarrea o la alternancia entre ambos), la hinchazón y el dolor de espalda también son habituales. Según informa el NICE, muchas mujeres comentan que el retraso del diagnóstico «provoca creciente sufrimiento personal, deterioro de la salud y un estado enfermizo que resulta más difícil de tratar.»

¡Pues mira qué bien…! Si te diagnostican endometriosis, diversos tratamientos pueden ayudarte a paliar el sufrimiento que esta te provoca: analgésicos, medicación hormonal y la cirugía. Como la cura definitiva no existe, de todos modos, ayudar a las mujeres a gestionar estos síntomas resulta imperativo.

Como ya describí al comienzo de este libro, sustancias parecidas a las hormonas, las prostaglandinas, están implicadas en los dolores menstruales. Las prostaglandinas se generan en todas las células del cuerpo, y se liberan cuando sufrimos una herida para contribuir a la formación de un coágulo de forma que pueda sanar el tejido herido. También intervienen en la contracción de los vasos sanguíneos, así como en la del tejido muscular, a fin de detener la pérdida de sangre. Durante la menstruación (pero también antes), las prostaglandinas desencadenan en el útero contracciones musculares a medida que el revestimiento se prepara para romperse, y entonces es cuando se inicia el proceso. La abundancia de prostaglandina, en general, está asociada al incremento del dolor. Y, como también estimula la contracción de los músculos abdominales, puede provocar cambios cuando vamos de vientre. Por eso, muchas veces tenemos diarrea cuando la regla es dolorosa. En las mujeres con endometriosis, toda la prostaglandina que sobra y se libera cuando esas células canallas, parecidas a las que tenemos en el útero, crecen, puede empeorar el dolor que padecen en otras zonas del cuerpo. Si tienes una hernia discal, por ejemplo, seguro que te dolerá más cuando te venga el período. Si la endometriosis crece en el diafragma, las mujeres pueden experimentar un dolor muy agudo en el pecho, en la zona del hombro y en los brazos. Se sabe, asimismo, que la endometriosis afecta al nervio ciático, que puede provocar un dolor abrasador en las nalgas y recorrerte las piernas hasta los pies.

Sufrir un dolor tan intenso durante largo tiempo sin que nadie te crea tiene repercusiones en tu organismo. El dolor te deja agotada. Tener que explicar al detalle tu dolor resulta agotador. Tener que seguir viviendo con dicho dolor aun cuando ya has pedido a alguien que te ayude, te desmoraliza. Quizá nos ven muy estresadas al describir el dolor que sentimos, porque las investigaciones demuestran que, a pesar de las innumerables visitas que hacemos a los médicos y a los especialistas, muchas mujeres con enfermedades autoinmunitarias, o incluso con esclerosis múltiple, pueden pasarse años sin ser diagnosticadas porque los médicos les dicen que «solo es estrés».

Incluso cuando se trata de enfermedades que afectan a hombres y a mujeres en igualdad de proporción, las mujeres están en franca desventaja en lo que respecta al tratamiento. Tomemos, por ejemplo, los ataques de corazón, y veremos que las mujeres sobreviven menos que los hombres. Los estudios llevados a cabo por la American Heart Association indican que solo al 39 % de las mujeres que habían sufrido un síncope cardiaco en un lugar público se les practicó una reanimación cardiopulmonar (RCP). En el caso de los hombres se les practicó un 45 % de las veces, y la tasa de supervivencia era un asombroso 23 % más alta que las mujeres.[77] ¿A qué se debe? ¿Es posible que los transeúntes se inhiban si tienen que quitarle la ropa a una mujer? ¿Se sienten inhibidos al ver expuesta toda esa piel que normalmente está oculta? ¿Tienen miedo de tocarles los pechos? ¿Prevalece el recato por sobre la supervivencia? Otro problema es que las mujeres que sufren un ataque al corazón a menudo presentan síntomas considerados «atípicos»; es decir, atípicos en relación con la sintomatología que se observa en los hombres. En lugar de notar la característica opresión en el pecho, las mujeres pueden respirar entrecortadamente, marearse, sentir aturdimiento o sufrir desmayos y tensión en la parte superior de la espalda o experimentar un cansancio extremo.

Historias de partos y umbrales de dolor

A algunas mujeres, la experiencia del parto les infunde una profunda desconfianza en la práctica médica. Muchas dan a luz en entornos hospitalarios en los que gozan de poca, o de casi ninguna, autonomía en la elección de los cuidados y el tratamiento. Dado que el parto quizá sea uno de los episodios más dolorosos, e intensos emocionalmente, que ocurren en la vida de una mujer, la probabilidad de sufrir un trastorno postraumático, si la experiencia resulta innecesariamente traumática y aterradora, es elevada; sobre todo si no coincide con lo que la mujer deseaba que pasara. Lo que a un profesional de la medicina puede parecerle un parto normal, la mujer puede vivirlo como una experiencia profundamente traumática. El problema es el gran estigma ideológico que sigue prevaleciendo en todo lo referido a dar a luz. Muchas mujeres abordan el pacto con miedo, porque nunca les han contado lo que, en realidad, cabe esperar. Como escribió la periodista Eva Wiseman sobre historias de partos en una columna de la revista *Observer Magazine:* «No dudo que se vivan muchos momentos #MeToo en los paritorios de este país, y en parte se debe a la ignorancia y al miedo de las embarazadas. Ignoramos qué es lo más indicado, y eso significa que también ignoramos qué está mal.» [78]

Parte del problema la constituyen los recelos que despiertan las historias sobre partos. Como afirma Wiseman, en las conversaciones sobre cualquier aspecto relacionado con la salud de las mujeres, sigue habiendo cosas de las que no se habla:

«Guardamos silencio sobre los abortos que hemos tenido voluntaria o involuntariamente. Y también sobre los partos. Y a veces lo hacemos porque algo salió mal, porque algo salió bien o porque pensamos que nadie querrá oír nuestra historia.» Con la hembra hemos topado... Guardamos silencio sobre todo lo que tiene que ver con la sangre, las vísceras expuestas y los miedos que forman parte de la realidad de las mujeres a cada segundo, a cada minuto y cada día. Y lo hacemos en el mundo entero, no vaya a ser que disgustemos o molestemos a los demás. Si echamos un vistazo a los hilos de las conversaciones publicadas en páginas web como Mumsnet, veremos que las mujeres se mueren por contar su historia, porque la experiencia es demasiado intensa para reservársela solo para ellas. Las mujeres quieren ver reflejados su dolor, sus traumas, su miedo y sus emociones.

En la actualidad, se ha abierto un debate profundamente ideológico en lo que respecta al alumbramiento, como siempre ha existido, que en gran parte es debido a las políticas que rigen la sexualidad. Cuando una mujer da a luz, vive momentos en los que se enfrenta a su propia biología en Technicolor. El entorno hospitalario es un espejo de la división que la mujer experimenta por su biología: la mayoría de comadronas son mujeres, pero la mayoría de médicos con más veteranía son hombres. En ciertos casos, esta dinámica de poder es un perfecto caldo de cultivo para que surjan problemas. Solo tienes que mirar en Mumsnet durante cinco minutos para ver la cantidad de historias que circulan sobre médicos que no escuchan a las mujeres cuando estas les hablan de lo que, sin duda, será la experiencia más dolorosa, terrorífica y profundamente asombrosa de sus vidas, y de los efectos colaterales que algo así provoca. Las mujeres toman la decisión de cómo desean dar a luz en función de factores personales, culturales, sociales y médicos, entre muchos otros. Algunas mujeres eligen dar a luz por cesárea, un derecho reconocido en las pautas del NICE hace ocho años. Sin embargo, todavía pervive un cierto estigma en lo relativo a este tema. La expresión «Demasiado delicada para empujar», acuñada hace unos veinte años, empleada para estigmatizar a las mujeres (en general cultivadas o ricas) que, simplemente, no pueden afrontar la tarea de empujar para que el bebé salga por su vagina, llegó para quedarse. Algunas mujeres consideran que dar a luz es muy complicado, y en cambio otras no. Pero lo cierto es que no hay una manera fácil de dar a luz, y las cosas se complican más cuando se trata de establecer cuál es el procedimiento más seguro. A veces, lo que es mejor para la madre no es lo más adecuado para el bebé, y al revés. Sin embargo, en 2014, año en que el número de cesáreas se incrementó, la mortalidad neonatal fue más baja que nunca.

La periodista y activista Rebecca Schiller, autora de *Your No Guilt Pregnancy Plan* [«Tu plan de embarazo sin culpa ni arrepentimientos»], antigua directora de la asociación Birthrights y *doula* de profesión, escribió un artículo para el *Guardian* en el que exponía que «el deseo de promover una ideología del parto vinculada a lo que fue bien para nosotras (o querer evitarles a otras mujeres las experiencias traumáticas que hayamos podido tener) es una idea seductora y comprensible».[79] Ahora bien, cuando tenemos ideas singulares, corremos el riesgo de frenar el progreso de lo que es más importante: que las necesidades complejas e individuales que tienen las mujeres sean escuchadas. Muchas de las mujeres que recibieron ayuda de Schiller gracias a Birthrights, deseaban un parto por cesárea, porque en el pasado «habían tenido partos vaginales traumáticos, padecían alguna enfermedad física o mental o habían sobrevivido a una agresión sexual». Otras estudiaron los datos que tenían a su disposición (y que no están nada claros) y, una vez bien informadas, tomaron esa decisión pensando que la cesárea les proporcionaría, tanto a ellas como a sus hijos, «la mejor oportunidad de empezar con una buena salud física y emocional».

Parte del problema también radica en que damos un sesgo fetichista a lo que es de por sí natural. Una vez fui a una cena en la que había una invitada que explicó que, a su entender, las mujeres deberían dar a luz desnudas en el bosque, sin analgésicos, para volver a recuperar esa manera natural como nuestras antepasadas daban a luz. No he olvidado el comentario. Difícil de abordar, la verdad sea dicha. En primer lugar, las mujeres difieren en su umbral de dolor, que está basado en una compleja constelación formada por los genes y la experiencia vital. Unas mujeres encuentran perturbador que les coloquen un DIU (¡Que me lo digan a mí!), pero, en cambio, otras no. Algunas mujeres tienen dolor cuando les viene la regla (¡Toma, y yo!), y, en cambio, otras no. Lo que hace que las mujeres experimenten el dolor de maneras distintas sigue entrañando un gran misterio, pero ¿de verdad importa tanto? A veces no podemos evitar reaccionar ante el sufrimiento de otra persona más que con la versión de nuestro propio dolor, y eso no siempre funciona. No hace mucho, una antigua amiga mía a la que no veía desde hace años se puso en contacto conmigo, y quedamos en vernos. El día de nuestra cita yo estaba catatónica de dolor, porque me había venido la regla. Le dije que no podría ir, y le propuse otras fechas. Su respuesta fue algo así como: «Qué pena... ¡Nunca he tenido una regla dolorosa!» Me quedé sin saber qué hacer. ¿Felicitarla? ¿Darle el pésame? Solo porque no podamos hacernos cargo de lo que siente otra persona, eso no significa que esa persona no se sienta como dice. Pero, en cambio, podría decirse que llevamos nuestra versión de lo que representa el dolor ajeno, tanto si lo hacemos de una manera intencionada como si no, colgada como una medalla de honor.

Volvamos a las tesis que a mitad del tajín se puso a defender esa invitada. ¿Hemos de asumir que hay una razón por la cual esta mujer no se plantee el número de mujeres y de recién nacidos que en el pasado murieron durante el parto sin intervención médica? ¿Ni la cantidad de mujeres que siguen muriendo en los países subdesarrollados? Las cifras de la OMS sobre la mortalidad materna establecen que casi todas las muertes que sobrevienen por parto (el 99 %) se dan en los países en vías de desarrollo.[80] Más de la mitad de estos fallecimientos tienen lugar en el África subsahariana, y casi una tercera parte, en el sur de Asia.

Me sigue fascinando lo mucho que nos preocupa qué es y qué no es natural. He oído decir a algunas amigas mías, que son mujeres cultivadas y feministas bravísimas, que preferirían hacerlo sin ninguna clase de medicación. Mujeres al poder; eso, no se lo niego, pero... ¿por qué? ¿En qué se fundamenta este deseo de pasar por un acto colosal, doloroso, de esos que te cambian la vida, sin someterte a una intervención que está demostrado que podría lograr que disminuyera tu sufrimiento?

Seguimos atribuyendo una gran nobleza al sufrimiento, sobre todo al que experimentan las mujeres. ¿De dónde viene todo eso? ¿La idea de que hemos sufrido tanto a lo largo de la historia que ser consideradas vulnerables, dependientes de algo o de alguien que no sea nuestro propio coraje, esa profunda fuente de resiliencia natural con la que hacemos frente al dolor, nos hace ser, de alguna manera, «menos que»? ¿Conocer, sentir y soportar el dolor físico, gritar de dolor, aunque no sea necesario, es lo que determina que seamos mujeres fuertes y poderosas? ¿Y si pudiéramos cambiar (como nos animan las organizaciones como Birthrights) y enfocáramos las cosas de una manera más unívoca y compasiva, estableciendo que lo más poderoso que puede hacer una mujer es estar informada, conocerse a sí misma, conocer sus límites, saber qué necesita, pedirlo y ser respetada por ello? ¿No nos serviría eso a todas?

Unas palabras sobre el *wellness**

El mundo holístico del reiki, los aceites esenciales, las hierbas, los meridianos y los cristales no es una invención reciente. Siempre ha existido, y quienes recurren a él son, invariablemente, personas con dinero suficiente para no depender tan solo del sistema de cuidados de la salud que ofrece el Estado en el mundo occidental. Sin embargo, durante estos últimos años, la manera de conceptualizar los tratamientos y la salud de las mujeres ha dado un vuelco importante. Según las cifras aportadas por el Global Wellness Institute, el sector del *wellness* creció un 10,6 % desde 2013 hasta 2015, y pasó de obtener unas ganancias en el mercado de 3,6 billones a 3,72 billones de dólares. [81] En la actualidad, hay más personas que nunca haciendo curas de desintoxicación (aunque esto sea una completa falacia, porque el hígado y los riñones son los que desintoxican todo lo que ingerimos), con lámparas de sal del Himalaya. También las hay que frecuentan establecimientos con una barra de oxígeno que venden oxígeno para uso recreativo y prescinden de la medicina «convencional». Goop, la marca de estilo de vida cuya propietaria es la actriz Gwyneth Paltrow, desempeña un papel fundamental en este panorama. En sus boletines informativos y en su página web, visitada por millones de mujeres, Goop ofrece tratamientos que comprenden la

* Un estado óptimo, integral y equilibrado de la salud

terapia con cristales, la vaporización vaginal, como una manera de garantizar la salud del canal reproductor. Y también huevos de jade que valen 66 dólares para introducir en la vagina, (y que, según aseguran, sirven para todo, desde regular el nivel hormonal hasta controlar la vejiga). Muy pocos de estos tratamientos están basados en pruebas que no resulten anecdóticas. Sin embargo, aunque es fácil burlarse de Paltrow, de Goop o de cualquier otra marca del sector del *wellness* que se dedique a la fabricación de dudosos curalotodos, y que sea de sabias mostrarnos escépticas sobre los riesgos que entrañan, todo el asunto es un poco más complejo (y menos esnob: el efecto placebo puede provocarse con cualquier cosa, siempre y cuando te lo puedas permitir, claro) al plantearnos cuáles son las fuerzas mayores que se ocultan tras el auge del consumo de estas teorías y de estos productos (invariablemente entre las mujeres).

El crecimiento del sector del *wellness* es una clara reacción frente a la institución médica, que a menudo deshumaniza y desprecia a las mujeres. Cansadas de tanto desprecio, sin tener a nadie que las escuche, abandonadas a su dolor u olvidadas, cansadas de estar cansadas, las mujeres occidentales han creado su propio sistema de sanidad alternativo. El sector del *wellness* sitúa el cuerpo femenino en el centro de su atención, y ofrece espacios de luz tenue, acogedores y seguros para las mujeres. Con lo que se consigue que se sientan vistas y escuchadas. Y, lo que resulta fundamental: que se sientan seres con necesidades individuales. Como escribe la periodista Annaliese Griffin en un artículo que publicó en *Quartz* sobre el *welness*: «Es fácil que cuando un terapeuta de reiki escucha con atención la descripción de lo que sientes al habitar tu propio cuerpo y promete ayudarte, pienses que todo esto reviste un gran atractivo.»[82]

Tanto si se trata de una bebida de zumo de jengibre y de remolacha obtenidos mediante presión en frío, de una terapia lumínica, de baños de sonidos, de lavativas de café, de goteros con vitaminas, del *qi*, de rituales chamánicos, de la meditación, de acupuntura, de yoga, de cristales para el yoni o de terapia con sanguijuelas, los servicios y los productos para el *wellness* están diseñados para lograr que las mujeres se sientan únicas y sean tratadas como tales. Sabemos que la meditación, el yoga, la acupuntura y el masaje tienen una base que está demostrada (sobre todo la meditación, ya que los estudios científicos han aportado pruebas de que, en realidad, es capaz de cambiar la estructura física de las áreas de procesamiento de las emociones en el cerebro si se practica con regularidad). Además, también es cierto que un gran número de quienes ejercen en este campo se han consagrado a la formación y son personas amables, entregadas y que tienen la capacidad de lograr que sus clientes se sientan mucho mejor. De todos modos, como muchos han recalcado, gran parte del sector del *wellness* suma esfuerzos para beneficiarse de lo que Griffin denomina en su artículo «el éxito de la compasión y la profesionalidad, y se beneficia de la profunda falta de calidez en el trato que recibimos al someternos a los tratamientos médicos convencionales».

Una de las personas que critican con mayor contundencia a Paltrow es una ginecóloga que ejerce en San Francisco, y que además es obstetra. Me refiero a la doctora Jennifer Gunter. Gunter empezó a publicar un blog en 2010 con la intención de centrarse en las tendencias y los productos que han salido al mercado para cuidar de la salud vaginal de las mujeres, procurarles una vida sexual más sana o para librarlas del dolor. «No pasa ni un solo día en que no les diga a las mujeres que no deberían usar este o aquel producto, ni que les explique las razones por las cuales no deberían hacer uso de ellos», declaró al *New York Times*. Además de dirigir una clínica con mucha actividad, Gunter suele reaccionar cuando Goop se pronuncia sobre la salud de las mujeres. La doctora ha escrito algunos comentarios que se han vuelto virales sobre cuestiones que Paltrow et al. parecían ignorar por completo hasta el día que les lanzó una reprimenda, muy estudiada y avalada por cuantiosos datos, contra la promoción que Goop hacía de una dieta baja en lectinas (que son las proteínas que unen los carbohidratos y que encontramos en las judías, las legumbres y algunos cereales) para las mujeres. Goop contraatacó publicando sus propios comentarios, que Paltrow tuiteó para que los leyeran sus millones de seguidores. En el tuit de la actriz podía leerse lo siguiente: «Cuando ellos se vengan abajo, nosotros nos vendremos arriba.» (Frase que había tomado prestada de un discurso que hizo Michelle Obama.) La publicación hacía referencia a Gunter, aunque sin mencionarla directamente, y en ella se decía que esa mujer había adoptado la típica línea de discurso de «adalid de la verdad». La empresa venía a decir que esta mujer «criticaba a Goop para aprovecharse del interés que despertaba la marca, y para llamar la atención» hacia su persona. La publicación también hacía referencia a esa afirmación «extrañamente asertiva» de Gunter en la que decía que «al introducirte un cristal en la vagina para hacer ejercicios de fortalecimiento del suelo pélvico corres peligro, porque podrías terminar contrayendo el síndrome del choque tóxico». Gunter publicó a su vez un artículo titulado «El golpe bajo, misógino y protector y sabelotodo de Goop», en el que escribió: «No actúo de una manera curiosamente asertiva cuando hablo de la salud vaginal. Soy asertiva con todo el derecho, porque soy yo la experta en el tema.» Y entonces Gunter cita las titulaciones que posee: una licenciatura en medicina por la Universidad de Manitoba, una residencia cursada en la Universidad de Ontario Occidental y un puesto de becaria para investigar las enfermedades infecciosas en el Hospital Universitario de Kansas. Si yo formara parte del equipo de Goop, me lo pensaría dos veces antes de ponerme a discutir con ella.

No quiero meterme hormonas en el cuerpo

Si empezamos a creer que no podemos confiar en la ciencia y en los médicos, independientemente de las razones que hayan inspirado esta desconfianza, quedamos expuestas a las informaciones falsas del mismo modo como la miel atrae a las moscas. Puede que todo empiece con los parabenos del champú, las propiedades inflamatorias del gluten o los productos lácteos (cuando ni somos celíacos, ni intolerantes a la lactosa), las supuestas toxinas que contiene cualquier producto, desde los filtros solares hasta los jarabes para la tos, o incluso puede que te niegues a vacunar a tu hijo. Ya he perdido la cuenta de la cantidad de veces que he oído a mujeres de mi propio entorno decir cosas como «no quiero que me metan hormonas en el cuerpo si puedo evitarlo» hablando de los anticonceptivos, mujeres que intentan gestionar por su propia cuenta y riesgo sus períodos abundantes o su síndrome premenstrual. Y es fácil ver de dónde proviene este miedo.

Los tratamientos hormonales tienen muchos efectos secundarios (aumento de peso, afecciones cutáneas, cambios de humor o problemas estomacales). Y además sabemos que, como las opciones son limitadas en lo concerniente a la salud de las mujeres, los médicos a menudo tratan a las pacientes y les prescriben algún medicamento en un acto de fe con la esperanza de que les vaya bien. Lo que aquí importa recordar es que, a menudo, la medicación sirve. La píldora anticonceptiva está recomendada por el Instituto Nacional para la Salud y la Excelencia en los Cuidados como un tratamiento idóneo para lidiar con las menstruaciones abundantes y con el síndrome premenstrual, porque sigue contando con una buena base empírica. Hay mujeres que la toleran mejor que otras. Por desgracia, debido a las enormes diferencias observadas en las mujeres en función de su fisiología, no podremos decir que en nuestro caso funciona si no lo intentamos. Y tampoco sabemos exactamente por qué algunas mujeres reaccionan tan mal. Sin embargo, lo que de verdad me interesa es el lenguaje que se ha creado provocado por este miedo.

Rechazamos la noción de meternos hormonas en el cuerpo (y pronunciamos la palabra como si fuera algo sucio), como si las hormonas no fueran uno de los elementos fundamentales que nos mantienen con vida. Quizá sea porque son agentes externos, versiones sintéticas de lo que ya tenemos de una manera natural en nosotras. Pero que, además, nos hacen engordar, enloquecer y entristecer a la vez. Y vuelvo a repetir que este miedo es muy comprensible, aunque también creo que existe un hilo conductor en este creciente fetichismo sobre lo que supuestamente es natural: mantener nuestros cuerpos lo más limpios, por decirlo así, y puros como sea posible, porque ese es el ideal que nos han inculcado. La palabra «limpio» es un término especialmente pernicioso porque, a pesar de que los organismos reguladores han empezado a vigilar mucho más de cerca a las empresas que usan la palabra «natural» como una estrategia de mercado, la palabra «limpio» resulta mucho más vaga y difusa, menos abierta a los desafíos. Todos estos términos se emplean para poder influir en los valores, o en la posibilidad de crear otros nuevos. El panorama se vuelve más siniestro cuando uno se para a pensar en eso, sobre todo cuando tenemos en cuenta quiénes se aprovechan en último término: las personas blancas y ricas. Sobre todo si esas personas afirman preocuparse por la salud de las mujeres y, en cambio, no se enfrentan a los sistemas cuya política sigue oprimiendo a estas mismas mujeres. En referencia al hecho de que Paltrow no se oponga públicamente al gobierno de Estados Unidos, la doctora Gunter tuiteó el siguiente comentario: «¿Sabéis quién se beneficia de la ignorancia y del patriarcado? Gwyneth Paltrow.» «La pseudociencia es la servidora del patriarcado», escribió en otro tuit. Me llamó tanto la atención su comentario que me puse en contacto con Gunter por correo electrónico y le pedí que desarrollara para mí esa idea con más detalle.

«La pseudociencia sirve al patriarcado porque desorienta a las mujeres con sus informaciones,» me escribió mientras estaba trabajando en la edición del libro *The Vagina Bible.*

> Cuanto menos sepan las mujeres sobre su propio cuerpo y sobre la manera de tratar sus propias enfermedades, y, sobre todo, cuantas menos cosas sepan de su tracto reproductivo, más beneficiada resultará la sociedad patriarcal.

> Y eso, ¿por qué razón, si puede saberse?

> Como las mujeres suelen ganar menos que los hombres, el dinero, aunque sea muy poco, gastado en productos inútiles (sin importar la influencia que puedan tener las informaciones falsas), representa para ellas una mayor carga financiera. Las mujeres que tienen miedo de que en los tampones haya toxinas, o bien gastarán más dinero, considerado en su conjunto, a lo largo de toda su vida en esos productos denominados naturales (entre dos y tres dolares de más al mes, cantidad que, invertida a lo largo de 30 años… ¡es un buen pico!), o bien tendrán miedo de usar tampones.

Gunter también quiso enfatizar que «los mitos sobre la reproducción y las mentiras que existen sobre los anticonceptivos» podrían aumentar el riesgo de sufrir un embarazo no deseado.

> Bulos que corren por ahí según los cuales los DIU son abortivos [que podrían provocar un aborto involuntario] son muy habituales, e incluso existe una aplicación dedicada a la planificación familiar cuya eficacia se ha sobreestimado [Se llama Daysy, como ya explicaré más adelante].

«La carga de los embarazos no deseados recae en las mujeres,» dice Jennifer Gunter.

Tampoco debemos olvidar que aunque algo sea útil sin causar ningún daño, prácticamente la mayor parte de lo que el sector del *wellness* tiene para ofrecer es solo para gente con dinero. El acceso al sistema sanitario depende en todo el mundo de la posición socioeconómica y de la raza. Recibir una atención sanitaria amable y considerada no debería ser solo el privilegio de quienes cuentan con una mutua sanitaria privada, o con dinero suficiente para pagarse una irrigación de colon. Tanto en el Reino Unido como en Estados Unidos se han organizado campañas para promover la compasión entre el personal sanitario. Por ejemplo, la campaña «Hello, My Name Is» («Hola, me llamo...), que empezó la difunta doctora Kate Granger cuando se convirtió en una paciente de cáncer terminal. La doctora Granger estuvo ingresada en un hospital en 2013 por una septicemia posoperatoria, y durante su estancia observó que los miembros del personal que la atendían no se presentaban. Le pareció fatal que se saltaran un paso tan básico en cualquier tipo de comunicación. A través de las redes sociales, para empezar, Granger y su esposo Chris Pointon iniciaron una campaña para recordar al personal sanitario la importancia que tiene presentarse y establecer una comunicación correcta. A Granger le fue concedida la Orden del Imperio Británico por su trabajo y, desde que murió, en 2016, Pointon ha seguido dando ponencias en congresos internacionales para mantener viva su campaña. Seguí a Granger en Twitter, y leí todas sus actualizaciones con gran interés. Debido a las frecuentes estancias en los hospitales por las que he tenido que pasar durante estos últimos años, he podido darme cuenta del auténtico cambio que se ha producido en la manera cómo los médicos y las enfermeras se dirigen a los pacientes antes de iniciar el tratamiento. Nueve de cada diez veces oyes que la persona que te atiende pronuncia su nombre al presentarse antes de meterte una cánula en una vena o de salpicar con lubricante el espéculo para introducirlo en tu vagina. En general, da muy buen resultado.

Los profesionales del sistema sanitario triunfarían si reaprendieran algunos de los rudimentos básicos de las interactuaciones personales. En gran medida, si las personas se atreven a tratarse con sanguijuelas y a meterse en tanques de flotación se debe a que los médicos no establecen contacto visual de forma adecuada ni estrechan la mano ni escuchan atentamente la historia de los pacientes. No solo es una estrategia financiera de sentido común (si tratas bien y a conciencia a una persona, desde un buen principio, es de esperar que no tenga que volver tantas veces ni presentar tantas quejas), sino que, además, es la manera más humana de actuar.

Cómo tratar un problema que no es solo hormonal ni está solo en la cabeza

Antes de empezar a redactar este libro, una de las primeras cosas sobre las que quise documentarme fue la posibilidad de que el síndrome premenstrual tuviera una función evolutiva. Este es un tema del que hablamos mucho con las amigas: si somos capaces de sentir tanta tristeza, sin saber muy bien por qué, debe de haber alguna razón que pueda explicarlo. ¿Qué hay en nuestra constitución genética, en nuestra historia evolutiva, que pueda sacar provecho de la tristeza, la ansiedad, la rabia o la búsqueda de consuelo que sentimos con las fluctuaciones hormonales, o con el incómodo bufé de síntomas físicos que se muestra ante nosotras? Es una pregunta interesante, y la respuesta, evidentemente, es que, en realidad, no lo sabemos.

Los estudios han apuntado varias ideas al respecto, centradas sobre todo en la posibilidad de que el síndrome premenstrual pudiera representar una ventaja selectiva a nuestro favor al hacer que aumenten las posibilidades de emparejarnos con compañeros fértiles. Un análisis incluido en la bibliografía publicada sobre el tema, y que fue realizado en 2015 por el catedrático Michael R. Gillings, de la Universidad Macquarie de Sydney, en Australia, fue publicado en la revista *Evolutionary Applications*. En el estudio se indica que el síndrome premenstrual podría servir para que mejoren los resultados reproductivos de las mujeres. «La animosidad que las mujeres expresan durante un síndrome premenstrual va dirigida, en principio, contra sus parejas actuales; y las conductas que manifiestan durante el síndrome premenstrual podrían incrementar la posibilidad de que encontraran una pareja distinta,» [83] escribe Gillings. O, por decirlo en términos más profanos, seríamos capaces de arrancarle la cabeza a nuestra pareja de un mordisco si no nos ha dejado preñadas todavía debido al impulso inconsciente y primigenio que sentimos de cabrearla hasta el punto de que nos abandone. Y para de esa forma tener una nueva oportunidad de encontrar a otra persona que sí lo haga.

El estudio de Gillings también analiza si el síndrome premenstrual tiene una carga genética, y sugiere que comprender estos «malos emparejamientos evolutivos» podría contribuir a «quitarle el sesgo patológico» al síndrome premenstrual. Para mí, la noción de que mi síndrome esté basado en el papel determinante y crucial que desempeño de ser capaz de tener bebés me parece un tanto descorazonador. Por supuesto, como sucede con todos los asuntos que guardan relación con las hormonas, sería una negligencia descartar del todo el papel que desempeña la biología. Ahora bien, este estudio del que hablamos indica que las mujeres podrían hallar la solución a este dilema en los anticonceptivos hormonales que frenan el ciclo, pues ayudarían a imitar nuestro «estado ancestral». En otras palabras: las mujeres que vivían en las sociedades cazadoras-recolectoras estaban casi siempre embarazadas o, si cuidaban de su bebé, tenían la «amenorrea lactante» (ese estado temporal de infertilidad que sobreviene después del parto cuando la mujer da el pecho y no menstrúa) durante la mayor parte de su vida reproductiva. A resultas cde lo cual, tendrían menos ciclos menstruales.

A pesar de que la eliminación de los ciclos pueda parecer una idea que entraña un cierto atractivo (y es un tratamiento sin duda eficaz) para las mujeres que sufren un trastorno disfórico premenstrual, también me recuerda a esa obra de Jane Ussher en la que se cuestionaba si, por ofrecernos teorías que proponen que todo eso guarda relación con nuestros genes y con el modo cómo estamos cableadas, y luego nos dan una simple píldora para mejorar la situación, no estaremos convirtiendo este trastorno que padecemos en algo patológico. Decir que en realidad es algo que no podemos evitar porque hemos sido programadas para eso implica que no somos capaces de controlarlo. De todos modos, algo habría que decirles a las mujeres que buscan una explicación clara del significado de su angustia. Cuando buscamos la existencia de una función evolutiva, en el fondo estamos buscando algo a lo que agarrarnos, porque sentirnos tristes, angustiadas o enfadadas no resulta cómodo. Y como pertenecemos a una historia que ha oprimido y controlado nuestro yo emocional, luchamos y nos preguntamos la razón de que nos sintamos de esta manera porque, en un nivel inconsciente, tenemos la sensación de que no debería ser así.

La primera vez que fui al médico de familia para hablarle de cómo podía afrontar mi síndrome premenstrual, supongo que iba en busca de una panacea. No podía hacerme cargo de la idea de que me sentiría así todos los meses de mi vida hasta que me viniera la menopausia. Y eso es mucho tiempo. Todos los meses me olvidaba de la historia hasta que… *¡plas!* Y entonces pensaba que había llegado el momento de hacer algo al respecto. Una vez que empecé a seguir las fluctuaciones de mi ciclo con la aplicación Clue, a ser capaz de predecir cuándo me iba a sentir fatal o a consultar la app cuando ya me encontraba mal, cuando empecé a ser capaz de ver que estaba ovulando o entrando en la fase del síndrome premenstrual, noté que todo eso tenía un gran valor para mí. Me quité de encima todas esas sensaciones que ignoraba de dónde procedían, y entonces me sentí más como un cuerpo que lleva su propio ritmo. He probado también con otras estrategias, pero nunca he encontrado la panacea, porque esta no existe.

Píldoras, geles y espirales

Al principio, mi médica de familia me recetó Cerazet, una minipíldora que contiene únicamente progesterona. Su razonamiento era que, dado que mis síntomas empeoraban cada vez que se acercaba la ovulación, frenarla por completo (que es lo que hace la minipíldora) quizá funcionaría. Soy más consciente que nunca del peso de ese «quizá» en todo lo que guarda relación con los temas de salud mental, pero en el fondo no terminaba de estar convencida. De todos modos, me di un margen de unos cuantos días, porque mi pareja me dijo que no perdía nada por intentarlo, y accedí; después de ponerme a revisar la bibliografía que se ha publicado sobre el tema y descubrir que había metaanálisis que negaban que la progesterona pudiera ser eficaz para tratar el síndrome premenstrual, dejé de tomarlas. Mi médica también me sugirió que probara con la vitamina B6. Ya había oído hablar de esta vitámina, y adquirí cápsulas, que estuve tomando sin falta durante unos tres meses. En cualquier caso, no noté la diferencia. Como cabe esperar, las conclusiones que puedan sacarse sobre la eficacia que tiene la B6 son limitadas, debido a la mala calidad de los ensayos que existen. Lo mismo sucede con suplementos como el aceite de prímulas, la hierba de San Juan y el saucegatillo. Algunos estudios a pequeña escala demuestran que tienen un cierto efecto, pero cuando se realizan estudios más generales, los resultados entran en conflicto. Con las pruebas no basta. Y no estoy diciendo que algunas mujeres no experimenten un efecto. Hay una razón por la cual estos productos terminan comercializándose y la gente los compra. Quizá, una parte importante, sea por el efecto placebo: ahora bien, si lo que tomas no te causa ningún daño, ¿qué hay de malo en tomarlo?

Había leído en distintas ocasiones sobre el catedrático John Studd, una eminencia en ginecología que lleva veinticinco años publicando sus estudios sobre el síndrome premenstrual. Panay había estudiado con él. Studd trata a las mujeres que acuden a su clínica con estrógenos aplicados como gel y suplementos de progesterona. Suministrar estrógenos de una manera continuada elimina el ciclo, y la progesterona actúa protegiendo el revestimiento del útero. Las mujeres tienen que ponerse el gel en los muslos cada día (el mismo gel de estrógenos que se usa en una terapia de reemplazo hormonal), o bien pueden optar por un implante. Las pastillas de progesterona se toman durante una semana, más o menos, durante cada ciclo. Es curioso, pero llamé a Studd para hablar de este tema cuando me encontraba escribiendo un artículo sobre el síndrome premenstrual para *The Pool*. La voz de Studd es atronadora como si fuera un director de escuela de dibujos animados. Me contó que visitaba «entre ocho y diez mujeres al día» en su clínica de Londres, y me contó también que estas mujeres habían «pasado por todo: antidepresivos, estabilizadores del estado de ánimo, psiquiatras y todo lo que quieras, porque los psiquiatras tienen miedo de las hormonas», y también me dijo que el tratamiento que él les daba «fallaba muy pocas veces». Pero, ¿y esa teoría según la cual las mujeres con síndrome premenstrual agudo presentan mayor sensibilidad ante sus propios niveles de estrógenos y de progesterona? ¿Administrarles una mayor cantidad no haría que se sintieran peor? «El síndrome premenstrual agudo es provocado por una intolerancia a la progesterona que sobreviene durante la segunda mitad del ciclo. En un ciclo de 28 días, una lo vive peor desde el 14 al 21. Está muy claro. Pero si eres sensible a la progesterona, volverás a experimentar algunos síntomas del síndrome premenstrual cuando tomes las pastillas», dice Studd. Para las mujeres a las que les resultan intolerables estos síntomas, Studd sostiene que una espiral Mirena podría ser una opción mejor que las pastillas, porque la progesterona se metaboliza de un modo diferente en el cuerpo si se libera directamente en el útero.

Me dejó convencida, pero no podía permitirme pagar las elevadas facturas que cuestan las visitas con Studd. Consulté en Mumsnet y comprobé que había muchas mujeres desesperadas y dispuestas a atravesar el país y pagar más de 600 libras esterlinas para visitarse con él. Sin embargo, Studd no es el propietario, por así decirlo, de esta clase de tratamientos. Su uso está aprobado por el National Health Service; el problema es lograr el acceso. Dado que no es un tratamiento imprescindible, según las normas actuales del NICE, probablemente solo consigas que te lo prescriban tras haber sido derivada a un ginecólogo. Mi síndrome premenstrual parecía ir de mal en peor conforme pasaban los años, hasta tal punto que yo ya estaba abierta a cualquier cosa, así que fui a ver a mi médica de familia y le conté sobre el tratamiento que prescribía Studd. Nunca había oído hablar de nada parecido, pero se mostró dispuesta a informarse para poder comentarlo luego conmigo. Después de consultar con un ginecólogo del hospital de la zona me llamó por teléfono para confirmarme que valdría la pena intentar probar el tratamiento.

Pedí hora para que me pusieran un Mirena, por miedo a que, si tomaba las pastillas, los síntomas que tengo con el síndrome premenstrual empeoraran. Y también con la esperanza de que todo eso me sirviera para paliar los sangrados abundantes. No es que la experiencia fuera terrible, pero tampoco fue como para dar saltos de alegría. Para encajar la espiral, el médico tiene que sujetarte el cérvix con unas abrazaderas, inyectarle anestesia local y luego insertar un mecanismo de plástico y metal. La operación no debió de durar ni quince minutos, y el médico, un australiano de voz melosa llamado Brendan, fue muy amable conmigo, y encima, respetuoso, mientras me explicaba en qué consistían todas las partes del proceso antes de comenzar. Cuando me introdujo el Mirena, el coro de *Call Me Maybe,* de Carly Rae Jepsen, salía por una radio que había al fondo, no sé dónde exactamente, y, de repente, sentí muchas náuseas. Me zumbaban los oídos, y la cabeza me daba vueltas. Se lo dije a Brendan. «Ah, sí... Esta sensación de náusea no se puede controlar.» La enfermera me pasó uno de esos artilugios de cartón que sirven para vomitar, y que parecen un sombrero de fieltro. Por suerte, no lo necesité. Cuando empecé a encontrarme mejor, Brendan me explicó que el cérvix está vinculado con el nervio vago, que controla los latidos del corazón, la respiración y la tensión arterial. Cuando se estimula en exceso, en las mujeres que tienen un cérvix sensible (y es evidente que este es mi caso), puede provocar un descenso repentino de la tensión arterial y hacer que parezca que te vas a desmayar. Regresé a casa sintiendo espasmos, tal y como Brendan me dijo que pasaría. Pero, hablemos claro, los espasmos no desaparecieron. Me ponía el gel de estrógenos en la cara interna de los muslos cada día, incrédula ante el hecho de que un par de gotas de ese mejunje en las piernas fuera a hacerme algo.

Seguí a rajatabla el tratamiento durante seis meses, aunque pensé en abandonarlo muchas veces. Los calambres que me provocaba el Mirena eran intermitentes, pero no cesaban. Siempre estaba sufriendo pérdidas, escasas pero perceptibles. Estaba hinchada, incluso tuve que comprarme una talla más de sujetador (¡Qué bien!, ¿verdad?, pero cuando los pechos te duelen al tacto, no tiene nada de divertido), tenía mucho dolor de cabeza y muchísimas náuseas. Todo lo que cuento en esas líneas son los efectos secundarios que se ha comprobado que provocan el gel de estrógenos y el Mirena. Volví un par de veces a la clínica de medicina genitourinaria para decirles que tenía pérdidas, y que estas pérdidas eran constantes, pero siempre me daban la misma respuesta: sigue con el tratamiento. Sabía que el Mirena podía causar sangrados más abundantes o irregulares desde los tres a los seis primeros meses del tratamiento. Sin embargo, lo que no sabía era que fueran a ser continuados. En cuanto a mí... ¡tenía tantas ganas de que todo aquello funcionara!

Durante un tiempo creí percibir un cambio significativo en los niveles de ansiedad. Pero ahora que el gel y la espiral se habían apoderado de mi ciclo de una manera en apariencia misteriosa e impredecible, y aunque sabía que tenía que darme un cierto tiempo antes de sentirme cómoda de verdad, descubrí que echaba de menos poder consultar mi pequeña gráfica de Clue y saber por qué me sentía de cierta manera en determinados momentos. Todo aquello era demasiado impredecible para mi gusto. Oceánico. No podía continuar. Estaba cansada de encontrarme mal, y empezaba a estar aburrida de tener que lidiar con esa pérdida constante de sangre. Además, creo que los cambios que percibí en mis niveles de ansiedad quizá fueron producto de una fe ciega, de una profunda voluntad de que todo aquello funcionara o me librara de esa cuesta que representaba cada mes para mí y la relegara al ámbito de la entropía emocional.

Entré en Google e introduje los términos «ansiedad por el Mirena» o «¿Puede el Mirena empeorar un síndrome premenstrual?» En el batiburrillo de resultados que obtuve, vi de todo. Muchas mujeres juraban y perjuraban que, tras el consabido período de ajuste (que podía durar unos seis meses de tu vida, que se dice rápido), se sentían mejor que nunca. Intenté agarrarme a esa idea. Sin embargo, también leí el testimonio de muchas otras mujeres que decían que el Mirena les había provocado más ansiedad y más cambios de humor que antes, un cuadro muy acorde con la teoría de que, si eres sensible a los niveles fluctuantes de la progesterona, incluso el más mínimo mecanismo capaz de liberar los niveles más insignificantes de la hormona en la zona del útero podría afectarte. Ahora bien, tanto mi médica como los especialistas de la clínica de medicina genitourinaria me dijeron que era muy improbable que todo aquello influyera en mi estado de ánimo, porque las hormonas del Mirena solo se liberan localmente. Ya… Si tú lo dices…

Una mañana, transcurridos los seis meses de rigor y lo que me parecieron cientos de libras gastadas en artículos para la higiene íntima, pensé: Basta ya. No me encontraba mejor. Al contrario, me encontraba peor. Todos esos síntomas físicos que eran nuevos y para nada concluyentes me estaban machacando. Tiré la botella de gel, fui a la clínica y pedí que me sacaran el Mirena. Después de una breve conversación en la que me preguntaron: «¿Está segura de que no es mejor perseverar?», un hombre muy simpático me introdujo con sumo cuidado un espéculo, agarró un instrumento fino parecido a unas pinzas de barbacoa y, con gran rapidez, extrajo la espiral de mi útero.

En total, debieron de transcurrir unos treinta segundos, y la sensación fue profundamente extraña, pero indolora. Le pedí que me enseñara aquel artilugio. Sobre una pequeña bandeja de cartón vi un instrumento en forma de T, de un blanco resplandeciente y manchado de sangre, como recién salido de una bolsa de aparejos de pesca. Le pregunté al médico si pensaba que el Mirena podía haberme provocado la ansiedad, y la respuesta que me dio fue muy diferente de todo lo que me habían contado los médicos hasta entonces. Me dijo que, aunque el Mirena solo libera pequeñas cantidades de progesterona sintética en el útero, una ínfima cantidad va a parar al resto del cuerpo y puede causar efectos secundarios, sobre todo en las mujeres que son sensibles al aumento de su nivel de progesterona cada mes. «¿Cómo dice...? Pues ojalá lo hubiera sabido antes...», le respondí. ¡Tanta cháchara para convencerme de que perseverara! Ese médico se mostró muy compasivo, e incluso bromeó conmigo diciéndome que les facturara a ellos todas las compresas higiénicas que había comprado; hasta llegó a confesarme que la profesión médica espera de las mujeres que «aguanten» lo que no está escrito. Oírle hablar de esa manera me levantó mucho el ánimo.

Salí de la clínica aliviada, pero también con la extraña sensación de que habían estado jugueteando conmigo. Me daba miedo pensar que me estaba quedando sin opciones. Sabía que podía probar con los fármacos agonistas de la hormona liberadora de gonadotropina GnRH para eliminar por completo el ciclo y crear una menopausia sintética. Pero, con ese perfil tan destacado de efectos secundarios que el tratamiento provocaba (sudores parecidos a los de la menopausia, dolores de cabeza, descenso de la libido y sequedad vaginal), ¿era eso lo que en realidad yo quería? ¿Qué más podía hacer?

Se me ocurrió que, de hecho, nunca había hablado en profundidad con un terapeuta de los patrones que seguía mi ciclo. En esa época no disponía de ninguno, y por eso descarté la idea. Me sentía más desorientada que cuando había empezado. Cuando volví a visitarme con la médica de familia para hablar de los pasos a seguir, me sugirió que probara con los agonistas de la GnRH. «Ya no sé qué más se puede hacer en tu caso,» me dijo. «Ya has tomado un ISRS, que sería la otra opción de que disponemos, pero por lo que parece... No sé yo...» Y la doctora esbozó una sonrisa estereotipada. Mi instinto más primario me dijo: No y no. Pero, ¿qué iba a hacer a partir de entonces?

Los tomates, el microbioma y la levadura

Siempre he comido bien. Cocinar me hace mucha ilusión, y no me privo de consumir la mayoría de frutas y verduras. Por un proceso de eliminación que me ha llevado varios años, he aprendido a identificar las cosas que me provocan que los intestinos se me abotarguen de una manera indecorosa: casi todas las judías, excepto las pintas, las cebollas (que son lo peor de lo peor), alimentos que contengan trigo, la cebada, la carne roja, pasarme con el chile, optar por las frituras y, muy a mi pesar, comer tomates crudos. No tengo intolerancias alimentarias, y aunque todas estas cosas que he citado aparecen en las listas de alimentos relacionados con el síndrome del intestino irritable, y teniendo en cuenta que a mí me entusiasma comer bien y cocinar, me he fijado y he tomado nota de qué me conviene y qué no, por decirlo de alguna manera.

En lugar de considerar que las judías y las cebollas son alimentos que constituyen un peligro biológico (las como, pero con moderación. No dejaría de comer tomate ni aunque me pagaran el alquiler durante el resto de mi vida; pocas cosas hay más refinadas en este mundo que un tomate perfectamente maduro, recién arrancado de la tomatera, cortado por la mitad i aderezado con unos granos de sal marina. Si el tomate reúne las condiciones señaladas, el deleite de su sabor resulta casi pornográfico.

En cualquier caso, me he informado bastante bien sobre la famosa combinación de dieta y ejercicio que ayuda a disminuir los síntomas del síndrome premenstrual. Pero como soy una persona que sabe diferenciar los alimentos, que sabe perfectamente reconocer cuáles son los mejores, y que además cocina a diario, pensé que ya le tenía tomado el pulso al tema de la dieta. He ignorado a posta todo lo que ensalce las ventajas de una dieta carente de azúcares, y a todas las personas que la defienden (en lo que concierne a la salud de la mujer, circulan una gran cantidad de teorías sobre el tema), e incluso he hecho caso omiso de toda dieta prohibitiva, a menos que se haya confirmado que la persona que la sigue sufre una intolerancia clínica. Las distintas categorías de puritanismo, de petulancia, desinformación y privilegios que definen este mundo que consume alimentos limpios me ponen los pelos de punta. Sin embargo, como no las tenía todas conmigo, pensaba que quizá me faltaba más información sobre el síndrome premenstrual que padezco. Visto que, a fin de cuentas, soy un cuerpo orgánico que funciona a base de materia orgánica, entiendo que la naturaleza de esta materia influye en mi funcionamiento.

Dado el interés que siempre me ha despertado el intestino, llevo leyendo sobre el microbioma desde hace un par de años. Nuestro cuerpo se caracteriza por un gran despliegue de microorganismos. Estamos repletos de bacterias (el intestino contiene unos 100 billones). Pero también somos portadores de millones de organismos unicelulares que se conocen con el nombre de arqueas (se trata de microbios que no tienen núcleo), de virus y de hongos, además de otros microbios diversos. Tomados en su conjunto, debemos considerar que forman la microbiota humana. El microbioma representa todos los genes que la microbiota alberga, y eso es único en cada individuo, tanto, como lo puedan ser sus huellas digitales. Los estudios han demostrado que sus funciones son tan importantes para el cuerpo que el microbioma ha terminado recibiendo el sobrenombre de «órgano virtual» o «segundo cerebro».

Además de ayudar a la digestión y a la síntesis de los nutrientes que ingerimos, la microbiota libera elementos químicos que regulan las funciones inmunitarias, el metabolismo y, lo que resulta particularmente interesante, el estado de ánimo.

Estos perfiles también sirven para controlar el nivel de estrógenos que tenemos en el organismo. El subconjunto del microbioma que interviene en la metabolización de los estrógenos tiene un nombre fantástico: «estroboloma». Me encanta pronunciarlo en voz alta. Las investigaciones científicas se centran en procurar aislar los mecanismos que regulan la relación que el microbioma guarda con nuestro estado de salud. Se ha descubierto que desequilibrios que presenta el microbioma están relacionados con el síndrome del intestino irritable, la fertilidad, los trastornos inmunitarios, la obesidad, el Alzheimer, la artritis y, siendo más prosaicos, los niveles de energía. Me he fijado en que siempre que leo algún artículo sobre el microbioma publicado en el Reino Unido, aparece citado Peter Cox. Cox es fisiólogo y nutricionista clínico y le interesa mucho la investigación de la relación existente entre el microbioma y los estados de ánimo. He leído que mediante el análisis de la orina o las heces de una persona puede determinar su bioma y el modo cómo este puede afectar a la salud, o mejorarla, con cambios en la alimentación. En su página web afirma que ha ayudado a encontrarse mejor a muchas mujeres con síndrome premenstrual gracias a que han realizado cambios en la dieta. Una vez le pedí cita para que me visitara en la consulta que tiene alquilada a Biolab, un laboratorio de bioquímica médica nutricional en Londres.

Cox es un hombre agradable que habla con una voz tan suave que te cuesta oír lo que dice. Sin embargo, con las preguntas tan detalladas que hace y esa sonrisa eterna, logró que captara el gran interés que sentía por ayudarme. Tras soltarle la sarta de mis síntomas (la ansiedad premenstrual y las lágrimas, el dolor, el estreñimiento, la hinchazón y otras cosas por el estilo), me expuso una teoría de trabajo según la cual a causa de una disbiosis potencial (un microbioma poco saludable) y del nivel tan elevado de levaduras que yo presentaba, tenía el metabolismo de los estrógenos para el arrastre. Dijo que me lo explicaría mejor después de hacerme una analítica nutricional del perfil de ácidos orgánicos llamada Organix para determinar cuáles eran mis procesos metabólicos celulares. Pensé que me pediría una muestra de heces, y cuando ya me estaba preparando mentalmente para vivir una experiencia un tanto vergonzosa en el baño, me comentó que la eficacia metabólica se puede analizar con otro producto desechable que genera nuestro cuerpo: la orina.

Obviamente, nunca había oído hablar de esta clase de análisis. Y por lo que pude averiguar, después de unas cuantas búsquedas en internet, es que este análisis de orina es bastante complejo y que, mayoritariamente, se lo hacen los atletas de elite para determinar los alimentos que deberían consumir para que mejore su rendimiento físico. Todo aquello me iba a costar 279 libras esterlinas (además de las 150 que costaba la primera visita con Cox). Tenía que enviar la muestra a Geneva Diagnostics, un laboratorio estadounidense, para que efectuaran el análisis. Cox me dijo que me enviarían todo el material por correo ordinario, y que pagara directamente los costes al laboratorio. Al cabo de unos días me llegó un paquete con un pote de muestras, una bolsa plateada para la muestra biológica, una bolsa para compresas de hielo y un sobre con la dirección para remitirlo todo al laboratorio. La muestra había que tomarla a media mañana; había que desechar el primer chorrito, y, sobre todo, no haber comido ni bebido antes. Fácil. También tuve que rellenar un formulario con los datos de mi tarjeta de crédito. Al cabo de un par de semanas, Cox tenía ya los resultados. Me llamó por teléfono y me dijo: «¡Esto es muy interesante, Eleanor!» Oí que bebía un sorbo de agua. Me revolví en la silla.

Al entrar en su consulta de Biolab, repleta de modelos anatómicos, Cox me saludó estrechándome la mano calurosamente antes de leerme los resultados. «Tu analítica de Organix indica que sufres una serie de desajustes que señalan una relación entre los síntomas intestinales que padeces y tu estado de ánimo. Y, lo que es más importante: tienes una sobreproducción de ácido láctico, lo que genera bacterias en tu intestino, y por eso tienes tantos gases y estás hinchada, sobre todo cuando tomas alimentos ricos en fibra. Pero es que además este ácido también produce y libera substancias tóxicas que, sin duda, contribuyen a provocarte los síntomas de mala digestión, entre los que figuran malos olores, dolor abdominal y náuseas.»

Recordé la última vez que había comprado un curry para comerlo en casa.

«Además, tienes una sobreproducción de arabinosa, lo que indica un exceso de levaduras que fermentan el azúcar y te provocan todos esos gases y la hinchazón que notas cuando consumes alimentos ricos en carbohidratos y en azúcar.»

¡Increíble!

«Las levaduras, además, sintetizan el etanol, que se metaboliza en acetaldehído. Estamos hablando de substancias que nos provocan un estado parecido al de cuando estamos borrachos o tenemos resaca. Y es probable, también, que tu estado de ánimo sea un reflejo de estos efectos tóxicos. Por otro lado, también es probable que estas substancias perjudiquen tu función cognitiva, y que te sientas más cansada y de mal humor cuando consumes más carbohidratos de la cuenta.»

Aquello era demasiado para asimilarlo todo de golpe, pero Cox todavía no había terminado.

«Hace falta una analítica de las heces para confirmarlo, pero es muy probable que los resultados indiquen que sufres una disbiosis, una sobreproducción de levaduras y proliferación excesiva de bacterias en el intestino delgado. Y esto no solo provoca síntomas muy desagradables en el intestino, sino que además envía señales distorsionadas al cerebro, lo que está asociado con la fatiga y los cambios de humor.

«Entendido...», respondí sujetándome el dedo corazón. ¿Y qué hay de mis hormonas? ¿Qué tiene que ver este aumento inusual de levaduras con mi síndrome premenstrual?

«Bien, la sobreproducción de levaduras, desencadena ganas intensas de consumir los azúcares de que se nutren todas las levaduras, y que son los que se encuentran en los carbohidratos y los alimentos azucarados. Esta situación altera los niveles de azúcar en sangre, provoca que se genere una sobreproducción de insulina y que se produzcan desequilibrios hormonales, entre los que podemos incluir la liberación masiva de cortisol, la hormona del estrés, y una mayor absorción de estrógenos.»

Le pedí que me desglosara con más detalle todo lo concerniente a los estrógenos, y Cox me explicó que, una vez que han sido generados en los ovarios, circulan por el cuerpo hasta llegar al útero, a los pechos y a otros órganos y, finalmente, acaban en el hígado. En este punto es donde se desactivan o desintoxican, por decirlo de alguna manera. Los estrógenos desactivados se envían a los intestinos, donde deberían permanecer en este mismo estado para poder salir de nuestro cuerpo con las heces.

«Este es el metabolismo sano de los estrógenos —dice Cox—. Sin embargo, cuando tenemos una disbiosis, las cosas cambian. Las bacterias enemigas generan enzimas que reactivan los estrógenos en el intestino. Lo que constituye un problema, porque estos estrógenos, una vez reactivados, provocan un aumento exagerado del nivel de los estrógenos. Ahí es cuando el metabolismo de los estrógenos está alterado.»

Por lo tanto, y en resumen, ¿podríamos decir que un microbioma que funciona mal puede provocar que se aglutine una mayor cantidad de estrógenos y que eso puede influir en el modo de funcionamiento de nuestro cerebro, dado que ya conocemos que las hormonas interactúan con nuestra neuroquímica?

«Pues sí, sería una buena manera de resumirlo.»

¿Y, cuando estoy muy estreñida, no estaré, en teoría, produciendo una cantidad desmesurada de estrógenos?

«Sí, efectivamente.»

Pues entonces, dígame: ¿Qué puedo hacer?

Cox me dijo que, aunque los hallazgos y las explicaciones pudieran parecer complicados y abrumadores, los remedios eran muy sencillos. Básicamente, tenía que reducir de una manera drástica la cantidad de azúcar que tomaba, comer más proteínas y aumentar la cantidad de ingesta de ácidos grasos omega-3 en la dieta (que son los que contiene el aceite de pescado). Estos ácidos grasos constituyen uno de los pilares fundamentales del cerebro. Las membranas de las neuronas están constituidas por un 20 % de ácidos grasos, que son cruciales para que circulen de una manera fluida las señales que procesa el cerebro. Esta clase de grasa es considerada «esencial» por los médicos, porque el cuerpo no es capaz de generarla, a diferencia de lo que hace con otros nutrientes. Solo algunos componentes de nuestra dieta la contienen, y son, específicamente, el marisco, las nueces, las verduras de hoja y las semillas de lino. «Llevarás las de ganar cuando aumentes la ingesta de estos productos, limites el consumo de carbohidratos y, ya poniéndonos más serios, elimines los azúcares.»

Eso, de ninguna manera iba a suceder, le dije a Cox. La idea de renunciar, ni que fuera a esa mínima cantidad esencial para mi bienestar mental, de chocolate o de cualquier otra clase de dulces, me parecía desoladora. Cox sonrió. «Lo comprendo,» me dijo. «Hacer las cosas a rajatabla cuando nos ponemos a dieta es difícil y, en la mayoría de casos, suele ser mejor optar por la moderación.» Cox me dio un plan dietético muy detallado que iba incluido en sus emolumentos. Tras leerlo le dije que, para ser realista, tenía que confesarle que no lo seguiría a rajatabla (¡Solo de pensar que tenía que comer arenques ahumados cada día para desayunar se me hacía un nudo en la garganta!), pero lo que sí que haría sería seguir sus recomendaciones generales. Cox se avino a la idea y me propuso que, si reducía los carbohidratos y la ingesta de azúcares (quizá decantándome por la opción de cambiarme a los productos sin gluten, siempre que fuera posible), y si además aumentaba la cantidad de proteínas y los alimentos probióticos en la dieta, mi vida daría un vuelco. ¡Ah!, y además tenía que beber mucha agua. Cox pregona las virtudes del agua. De hecho, ahora recuerdo que cada vez que iba a su consulta, durante toda la visita bebía agua de una botella de Evian; bebía tanto que, a veces, incluso me ponía nerviosa.

Me puse manos a la obra, y limité la cantidad de pan, de arroz y de pasta, y también me pasé a los productos sin gluten, que adquiría cuando iba a hacer la compra. Ya llevaba un cierto tiempo sin comer carne roja, así que el cambio que introduje fue decantarme más por el pescado (por suerte, la caballa y las sardinas son económicas, ¡y además, me encantan!). También me aprovisioné de yogures con bífidus, de chucrut y de miso, para elevar la ingesta de probióticos. No me costó nada hacer todos esos cambios, porque, en gran parte, ya comía de esa manera, pero sí que rectifiqué en otras cosas y me volví más disciplinada, en el sentido de que no comía pastelitos y tampoco me tomaba esa media rebanada de pan de masa madre con mermelada que me zampaba de un solo bocado (aunque la masa madre parece ser una opción más conveniente que el pan enriquecido con levaduras por la forma como está elaborada: con una especie de «entrante» de cultivo de lactobacilos (un probiótico muy sano para los intestinos) que fermenta la masa antes de meterla en el horno.

Al cabo de un par de semanas de haber realizado estos cambios, que aplicaba muy a conciencia durante la segunda mitad del ciclo, sí es cierto que noté diferencias. Ya casi no tenía esa sensación de estar estreñida, como solía pasarme, sino que iba de vientre de una manera mucho más regular. Los espasmos, la hinchazón y las náuseas a las que ya estaba tan acostumbrada disminuyeron y, durante esa semana fundamental previa al período, aunque mis cambios de estado de ánimo y los brotes de ansiedad o de pánico que padecía no desaparecieron del todo, ya no eran tan agudos. Quizá, en parte, todo aquello se debiera al efecto placebo de pensar que estaba actuando en mi propio beneficio, ajustando conscientemente mi vida porque alguien, con suficientes conocimientos científicos, me había dicho que me iría bien. ¡Quién sabe...! Pero, sobre todo, ¡qué más da...! Si me había aferrado a estos cambios tan simples era porque me parecía que funcionaban, y con eso ya tenía suficiente.

Olvidar lo fundamental

Aunque la ecología intestinal es vasta y compleja, y según ese análisis tan caro que me había pautado un nutricionista clínico muy caro podía concluirse que ciertos factores biológicos eran los causantes de mi sintomatología, muchas cosas que me dijo Cox eran de puro sentido común. Ahora bien, una analítica nunca es una herramienta definitiva para establecer un diagnóstico. Cuando una persona presenta alguna sintomatología intestinal, se da por supuesto que tiene el microbioma desbalanceado. Y la solución, tanto si damos positivo en disbiosis, o hay una proliferación excesiva de bacterias en el intestino delgado, como si se demuestra que hay un aumento excesivo de levaduras en nuestro organismo, es siempre la misma: ante todo necesitamos averiguar qué ha podido ocasionar este desequilibrio. Sabemos que la dieta moderna está plagada de carbohidratos y de cereales procesados, que son los encargados de alimentar esas bacterias que les hacen un flaco favor a los intestinos. Moderar la ingesta de estas bacterias, comer más verduras, sobre todo, e incorporar probióticos y alimentos ricos en omega-3 es una recomendación que no es que sea nueva, pero parece que es la manera más saludable que tenemos de encuadrar las cosas. No necesitamos análisis complejos que nos digan que, probablemente, la mejor manera de comer es esta.

Me gustó tanto lo que Cox proponía que terminé recomendándolo a unas amigas con trastornos dietéticos, quienes, a su vez, encontraron muy útiles sus consejos. Lo que decidí no seguir fue el consejo que me dio Cox de investigar más a fondo para confirmar mis hallazgos, y de hacerme, por ejemplo, una analítica hormonal durante un mes entero llamada Rythm Plus (creada también por Geneva Diagnostics) y que consistía en escupir en un pote estéril cada día para poder medir mis niveles de cortisol y analizarlos en función de la fluctuación de mis niveles hormonales. De esta manera conseguiríamos recopilar un conjunto de datos que nos diría si estaba más estresada durante la segunda mitad del ciclo. Yo no necesito hacerme un análisis que me diga lo que ya sé. Cox me recomendó también que tomara unas píldoras probióticas de nombre contundente que quizá, o puede que no (¡quién sabe!), conseguirían que, para empezar, me encontrara mucho peor. Entre lo que Cox me dijo y el elevado precio del producto, me incliné definitivamente por el «gracias, pero no». Me di cuenta de lo fácil que podía resultar caer en un bucle de análisis constantes para identificar anormalidades específicas de mi organismo que no entrañaban ningún peligro para mi salud y que difícilmente lograría que me hicieran en el National Health Service.

La idea de que nos centremos en todas las claves ocultas que explicarían la razón de que nos sintamos como nos sentimos es muy seductora, y, en realidad, para mí fue muy esclarecedor lo que aprendí sobre la metabolización de los estrógenos. Sin embargo, que sea el sector privado el que ofrece todas estas analíticas y alternativas tan ingeniosas y específicas también debería constar como prueba que atestigüe que quizá todo el proceso no revista tanta importancia como parece. A pesar de sus defectos, el National Health Service nos garantiza una medicina basada en pruebas demostradas, y funciona siguiendo recomendaciones creadas a partir de los resultados que se han obtenido en las investigaciones. A veces tarda un poco en ponerse al día, pero no podemos afirmar en absoluto que sea un organismo menos complejo de lo que es el mundo de la medicina privada. Quizá las analíticas, los enfoques y las curas que ofrece en exclusiva el sector privado no se encuentren disponibles en otros ámbitos, porque en realidad no existen pruebas suficientemente sólidas para aprobarlas sin la menor duda. Además, un análisis de sangre, de orina o de heces solo te da información sobre tu fisiología en un momento determinado, un día en concreto. En realidad, no es una muestra representativa de nada. Obtener el retrato completo de la fisiología de una mujer respecto a su ciclo menstrual es algo rayano en lo imposible. Incluso aunque recojamos muestras de saliva durante un mes entero, los datos que nos aportará solo serán válidos durante ese mes en concreto. Si la mujer cambia sus hábitos a la hora de comer, o bien entra en juego un nuevo agente estresante en el trabajo o en su casa, si está luchando para superar un virus o una infección, viaja, empieza una nueva tabla de ejercicios o comienza a tener relaciones sexuales con una pareja nueva (las variables son infinitas), los datos del mes siguiente podrían ser completamente distintos. Como dijo Panay el día que lo conocí: «Los análisis tienen un límite en lo que respecta a su utilidad». Son como una fotografía. «Nosotros siempre decimos que primero hay que tratar al paciente, y luego, tener en cuenta los resultados.»

La medicina funcional posiciona la nutrición en la misma verja de entrada a una vida mejor, pero no parte de la misma premisa de investigación que la medicina convencional. La bioquímica sigue implicada en el proceso, y los resultados quizá puedan parecer más acertados, pero el procedimiento que se sigue en los ensayos no es el mismo. Los estudios de doble ciego, controlados con placebo, no se utilizan en este campo; y, a tenor de lo que comentan muchos científicos, eso los hace menos fiables. Como sucede con la sensación de seguridad con que nos obsequia el sector del *wellness*, la idea misma de que alguien te escuche, te tenga en consideración y te trate como a un ser humano con necesidades individuales y complejas, resulta atractiva. Pero deberían animarnos a no perder de vista que, al margen de los graves problemas intestinales que una pueda tener, como, por ejemplo, una enfermedad celíaca (que es una enfermedad autoinmunitaria), o una intolerancia genuina a la lactosa, que solo se detectan con un análisis de sangre, nos conviene enfocar el cuidado de la salud partiendo del sentido común.

«Tanto en el sector público como en el privado, los médicos suelen ser los culpables de que haya caído en el olvido algo que es fundamental,» afirma la doctora Elaine McQuade, una médica de familia que pertenece al equipo de la Clínica Marion Gluck, centro privado especializado en aplicar la terapia de reemplazo hormonal bioidéntica (TRHB, según las siglas en inglés), cuyo objetivo, según dicen, es «recuperar y conservar la salud». «Tenemos que volver a ese punto en que se recordaba a las personas que dormir bien, hacer ejercicio y llevar una dieta saludable (que son cosas que podemos controlar) son los pilares fundamentales para cuidar bien de nuestra salud,» afirma esta profesional sanitaria.

Las hormonas bioidénticas

Me sorprendió escuchar las bondades del espíritu del sentido común de labios de una médica de familia, que además las defendió con gran pasión. Tomé la decisión de ir a la Clínica Marion Gluck por el número de veces en que había salido a colación el término «bioidéntico» en relación con los tratamientos hormonales mientras me estaba documentando para redactar este libro. Tengo que añadir que, si oyes a las famosas hablar del tema, es inevitable que termines en un mismo lugar, que en este caso es la Clínica Marion Gluck. En la página web del centro incluso tienen una sección titulada: «¿Con quién se visitan las famosas para luchar contra la menopausia?» La escritora Jeanette Winterson escribió un largo artículo para el *Guardian* en el que explicaba que las hormonas bioidénticas que le habían recetado en Gluck le cambiaron la vida tras su crisis premenopáusica.

> Durante los últimos años he estado intentando encontrar un modelo médico que tuviera en cuenta que

> nuestros cuerpos no son máquinas construidas con piezas defectuosas, sino un proceso en constante movimiento y cambio [escribe Winterson]. Y me he dedicado a buscar médicos que fueran capaces de concebir el equilibrio mente-cuerpo como una sinergia, y no como una guerra confusa y terrorífica.[84]

Consciente de que contamos con otras opciones antes de que optemos por los antidepresivos o por la terapia de reemplazo hormonal, Winterson se visitó con varios médicos, e incluso con un nutricionista, hasta que finalmente la derivaron a la clínica Gluck. Tras hacerse una serie de análisis de sangre y adoptar una dieta personalizada antes de seguir la terapia de reemplazo de hormonas bioidénticas, la autora manifestó: «Ahora ya vuelvo a sentirme otra vez cómoda con mi cuerpo.» Desde entonces se ha convertido en la embajadora por excelencia de esta clínica, e incluso entrevistó a Gluck, entrevista que posteriormente colgaron en la página web del centro. Cuando me reuní con Gillian Anderson y su amiga, la periodista Jennifer Nadal, en la época en que lanzaron el libro que habían escrito conjuntamente y se titula *We: A Manifesto for Women Everywhere* («Nosotras: Un manifiesto para las mujeres de todo el mundo»), Anderson comentó que cuando llegó a la perimenopausia, sintió como si otra entidad se hubiera apoderado de su cerebro. Y dijo que las hormonas bioidénticas le habían sido de gran ayuda. Por eso es importante que expliquemos qué son, y las ventajas que aportan.

Según reflejan los datos recogidos en la bibliografía relacionada con el tema, las hormonas bioidénticas tienen la misma estructura química que las hormonas que obtenemos de manera natural y que nuestro propio cuerpo genera, a diferencia de las versiones sintéticas que están a nuestra disposición, como el

Premarin, que es el medicamento que se receta para substituir a los estrógenos en la terapia de reemplazo hormonal, y que puede aliviar ciertos síntomas menopáusicos como, por ejemplo, la depresión, la ansiedad, los sofocos, el cansancio, la sequedad vaginal y la disminución de la libido. La Clínica Marion Gluck postula que las hormonas bioidénticas proceden de una substancia llamada diosgenina, que «se extrae de la dioscorea mexicana». Según sostiene la clínica, son 100 % idénticas en su estructura química a nuestras propias hormonas, y replican sus efectos y beneficios casi de la misma manera. Las hormonas bioidénticas pueden ser muy beneficiosas para las pacientes que padecen un desequilibrio hormonal, o que previamente ya han probado con otro tipo de medicación hormonal, incluida la terapia de reemplazo hormonal, y han experimentado efectos no deseados.» En teoría, como afirman en la clínica, la terapia de reemplazo de hormonas bioidénticas que se utiliza para la menopausia también podría servir para tratar otras enfermedades relacionadas con las hormonas, como la depresión posparto, la endometriosis, el síndrome de ovario poliquístico y, en los hombres, la andropausia (una disminución gradual de la testosterona que puede ser sintomática en la cuarentena y en la cincuentena).

La orina de yegua preñada y el tratamiento de reemplazo hormonal

¿Qué pasa con el Premarin? La respuesta depende del interés general que puedas tener sobre el origen de este medicamento, y del estómago que una tenga para digerir todo lo que concierne al maltrato animal. En un artículo publicado en el *Guardian*, Winterson propone que te «sirvas un buen lingotazo» antes de ponerte a buscar en Google. Premarin es la marca que comercializa los estrógenos equinos conjugados (EEC). Es un medicamento utilizado en la terapia de reemplazo hormonal que sirve para mejorar los síntomas de la menopausia y prevenir la osteoporosis, así como para tratar el cáncer de próstata en los hombres y también el de mama en las mujeres. Premarin es la abreviatura en inglés de la expresión «pregnant mare's urine» [«orina de yegua preñada»]. Según algunas organizaciones como PETA, que actúa en defensa de los animales, las yeguas permanecen recluidas en los compartimentos de los establos, con una pesada bolsa de goma atada a la ingle que llevan las veinticuatro horas del día durante siete días de la semana. Incluso pueden hacerlas pasar sed, para que la orina salga más enriquecida. Cuando las yeguas dan a luz, las separan de los potrillos y vuelven a inseminarlas para dar comienzo a otro ciclo de once meses. Finalmente, cuando los cuerpos de las yeguas terminan sufriendo un colapso, se destinan al mercado de carne caballar. Winterson dice que, si eres una vegetariana convencida y estás tratándote con terapia de reemplazo hormonal es «como si comieras foie-gras cada día».

Todo esto puede ser verdad. Pero también hay que decir que muchos medicamentos que los seres humanos toman a diario son de origen animal. Muchas personas que sufren enfermedades de la tiroides toman levotiroxina, que es el medicamento de reemplazo sintético de la hormona tiroidea. Sin embargo, hay quien opta por un substituto de la hormona tiroidea que, en principio, parece más natural (aunque en el Reino Unido no lo cubre el National Health Service) y que se conoce con el nombre de hormona tiroidea desecada (HTD). En la actualidad, el extracto de tiroides desecado se elabora con tiroides de cerdos. La heparina, un medicamento importantísimo que se utiliza como anticoagulante se usa para tratar y prevenir la trombosis venosa profunda (TVP) y la embolia pulmonar, y también para tratar los infartos de miocardio y las anginas de pecho inestables, procede de los tejidos mucosos del intestino de los cerdos y del pulmón de las vacas. Si estuviéramos en la sala de reanimación de un hospital porque nos ha dado un infarto de miocardio, ¿nos negaríamos a que nos inyectaran un medicamento que puede salvarnos la vida porque fue extraído de los intestinos de un cerdo? Es posible que la analogía no sea muy afortunada, dado que la heparina procede de animales que ya han sido sacrificados; pero, en el fondo, lo que aquí se plantea es el cómputo moral selectivo que establecemos en lo que se refiere al origen de los medicamentos.

El señuelo de la precisión

He de confesar que tenía mis reservas acerca de esta terapia de reemplazo hormonal bioidéntico, porque me daba la impresión que prometía el oro y el moro. Sin embargo, me entró la curiosidad y quise saber qué podía ofrecerme a mí un centro como la Clínica Marion Gluck, y esa fue la razón de que me encontrara en el despacho de la consulta de la doctora McQuade. Me había puesto en contacto con la clínica a través de la persona responsable de su departamento de comunicación, y por eso me dijeron que la primera consulta y los primeros análisis correrían por cuenta del centro. Aunque les dejé bien claro que mi artículo se basaría en mi propia experiencia, y que no esperaran que el resultado fuera necesariamente halagador, en el centro se mostraron entusiasmados. Me gustó mucho la doctora McQuade, nada más verla. Su apretón de manos, su manera de moverse, abierta, inspirando confianza, y su suave acento norirlandés me causaron una muy buena impresión. McQuade me explicó que las mujeres pasan por un ciclo vital de fluctuaciones hormonales que se inicia en la pubertad y concluye en la menopausia. Estas fluctuaciones, como ya sabemos, son completamente normales, y el cuerpo casi siempre está sumido en un constante estado de reajuste ante los cambios. «El problema es que el cuerpo no siempre sabe reequilibrarse» me aclara. «En el mundo actual hay factores como la mala nutrición, las toxinas del medioambiente y el aumento creciente del estrés que pueden influir en la capacidad que tiene el cuerpo de reequilibrarse.» Según los postulados de esta teoría, el desequilibrio hormonal puede influir en la energía, el estado de ánimo, la fertilidad, el sueño, el sexo y muchas otras cosas más. Gluck dice en la entrevista que le hizo Winterston que las hormonas bioidénticas «pueden usarse en distintas fases de la vida, no solo durante la menopausia. Las crisis mentales no solo se manifiestan en la cabeza.»

Muy cierto. Imaginemos que me apetece comprobar si la terapia de reemplazo hormonal bioidéntico me sirve para aliviar mi síndrome premenstrual. ¿Qué pasaría? McQuade explica que el método consiste en establecer un perfil muy amplio de la hormona mediante un análisis de sangre que hay que hacer durante la segunda mitad del ciclo, para ver si existe algún desequilibrio. Si este desequilibrio se confirma, estas hormonas bioidénticas tan importantes pueden recetarse en dosis ajustadas directamente a mis necesidades. Me picó la curiosidad, y le dije que estaba interesada en los resultados que mostraría mi analítica. Una semana después, el día 21 de mi ciclo y con la petición de la clínica en la mano, fui a un laboratorio de patología privado, y que más bien parece la recepción de un hotel que la de una clínica. Las piezas del mobiliario, eran de colores suaves y alegres. Unos días después, la clínica me envió un correo electrónico para decirme que tenía visita con McQuade para comentar los resultados. El análisis de mi perfil hormonal comprendía mis niveles hormonales de la tiroides, las hormonas estimuladoras de los folículos (HEF), los estrógenos, la progesterona, la testosterona, la vitamina D y la DHEA. Nunca había oído hablar de esta última substancia, que es una hormona llamada deshidroepiandrosterona, generada por la glándula suprarrenal y que sirve para que se generen otras hormonas, como las de los estrógenos. Los niveles de la DHEA natural alcanzan su punto máximo en la juventud, y luego van disminuyendo a medida que pasan los años. Se asocian al estado de ánimo, a la energía y a la calidad ósea. ¿Qué les pasaba entonces a mis hormonas? «Nada malo,» me contestó McQuade.

No sé por qué, pero todo aquello me dejó muy sorprendida. Y ella también parecía asombrada.

«Por lo que me contaste en un principio, a mí me dio la impresión de que debías de tener una gran cantidad de estrógenos», dijo la doctora, «pero veo en el análisis que estás dentro de los parámetros normales que van asociados a esta fase del ciclo.» La doctora me comentó que tenía los niveles hormonales de la tiroides un poco bajos, aunque estaban dentro de la normalidad, y que eso no justificaba pautarme un tratamiento. Es curioso, pero diez años antes me hicieron un análisis de sangre en el que vieron que mi tiroides era hipoactiva. Me recetaron levotiroxina, que estuve tomando durante dos años seguidos. De todos modos, cada seis meses tenía que hacerme una analítica para comprobar si mi caso entraba dentro de los parámetros de la normalidad. En una ocasión tuve que ir a Estados Unidos por cuestiones de trabajo y me olvidé de las pastillas, y, aunque estaba un poco preocupada por lo que pudiera pasarme, dejé de tomarlas al regresar a casa. Todos los análisis de sangre que me hice a partir de entonces mostraron que entraba dentro de los parámetros de la normalidad. Cuando le conté esta historia a McQuade, me dijo que, a veces, la tiroides se muestra temporalmente hipoactiva si has pasado una enfermedad. Intenté hacer memoria y recordé que, en aquella época, había tenido una amigdalitis terrorífica. Quizá los resultados reflejaban algo parecido. Me pregunté si esa falta de «preponderancia de estrógenos» que yo tenía, según sus propias palabras, podía haber sido consecuencia de los cambios dietéticos que había hecho tras mi visita con Cox. La doctora me preguntó si iba bien de vientre, y le contesté que no iba tan estreñida como antes. «Entonces podría ser esa la causa. Si retienes mucho tiempo las heces en el intestino, hay más estrógenos en tu organismo de lo normal. Pero eso es algo que, de momento, no hay forma de asegurar.» Le pregunté si podía recomendarme algún tratamiento para mi síndrome premenstrual. Y lo que me dijo fue: «La terapia de reemplazo hormonal bioidéntico no te servirá.»

Una vez más, me quedé estupefacta. ¡Qué curioso que una doctora de una clínica mundialmente conocida no supiera encontrar un tratamiento para mí!

«Tienes treinta y tres años. No es conveniente que te demos preparados hormonales cuando está claro que no los necesitas. Creo que, en tu caso, tenemos que plantearnos cuáles son los factores más estresantes de tu vida y centrarnos en lo fundamental. Así es como debemos proceder.»

La breve experiencia que viví en la Clínica Marion Gluck fue muy positiva. Me sentí bien atendida, escuchada y tratada como merece cualquier persona. Y todo eso gracias a una mujer que parecía genuinamente interesada en mi bienestar, y que tenía todo el tiempo del mundo para responder a mis preguntas. Quizá se debiera a que me dieron cita desde el departamento de relaciones públicas de la clínica. Y quizá le hubieran dado esa información a McQuade, además de unos cuantos consejos más, para que procurara que yo saliera de allí habiendo vivido la mejor de las experiencias posibles. Sin embargo, me veo obligada a admitir que no me sorprende, en absoluto, que haya mujeres que viajan desde todos los puntos del planeta para acudir a esta clínica. Claro que eso es algo que solo pueden hacer las mujeres con dinero. Si las tarifas que me aplicaron no hubieran sido abonadas por el equipo de comunicación de mi trabajo, os aseguro que me habría resultado absolutamente imposible costear estos gastos por cuenta propia. La primera visita cuesta 290 libras esterlinas (348 euros). Las visitas siguientes cuestan 130 libras (156 euros) cada una, tanto si son presenciales como si son telefónicas. Una visita con el nutricionista cuesta 100 libras (120 euros). Los análisis de sangre se cobran aparte. El análisis que me hicieron de mi perfil hormonal femenino costó 295 libras (354 euros), a las que había que sumar 90 libras (108 euros) por el análisis del perfil de la tiroides. Cada receta nueva costaba 25 libras (30 euros). Todas estas cantidades resultan prohibitivas para una mujer normal. Y todo para que, al final, salgas con un tratamiento pautado que, aunque muchas declaren que les ha cambiado la vida, es muy cuestionado, y con razón, por la ciencia convencional.

La expresión «bioidénticas» no es científica, sino más bien propia del marketing. Usar el término «bio» implica arrogarse una cierta superioridad frente a los tratamientos hormonales aprobados por las autoridades sanitarias. Las dos hormonas sexuales que se generan de una manera natural en los ovarios y se utilizan para paliar los síntomas de la menopausia son el estradiol y la progesterona. Ambas hormonas pueden adquirirse en un formato de preparados farmacéuticos de calidad que han aprobado tanto las autoridades sanitarias estadounidenses como las del Reino Unido. Estos preparados farmacéuticos han pasado las pruebas pertinentes que demuestran los beneficios y los riesgos que entraña dicho tratamiento. No sucede lo mismo con la terapia de reemplazo hormonal bioidéntico, porque los productos no han sido testados con el mismo rigor de los estudios científicos. Eso no implica que a ciertas mujeres les funcionen de maravilla estos tratamientos; lo que digo es que no hay pruebas suficientes que indiquen que estas hormonas, que no han sido demostradas con el mismo rigor que las otras, vayan a funcionar mejor que las que ya existen en el mercado. La crema que te recetan en una terapia de reemplazo hormonal bioidéntico, y que tienes que aplicarte en ambas muñecas dos veces al día, no es un tratamiento destinado a aumentar la autoestima de la mujer. En cambio, Gluck rebate este punto de vista en la entrevista que le hizo Winterson diciendo que «hablando desde el punto de vista de una médica con miles de horas de práctica clínica, puedo decir que, tras haber tratado a mujeres comprendidas en todo el amplio espectro de la edad, el estado de salud y la fertilidad, sé que la terapia de reemplazo hormonal bioidéntico puede contribuir a mejorar el bienestar general de la persona. Y este bienestar tiene muchas ventajas, tanto en el ámbito mental, como también en el físico.»

Sabemos que la sociedad tiene ideas raras sobre las mujeres mayores. Cuando la mujer se enfrenta a los últimos años de su época reproductiva, esa mirada opresiva que notaba en ella cambia y pasa de centrarse en su fertilidad a centrarse en la ausencia de esta, a resaltar su esterilidad, su ausencia de vigor y de fuerza... Las mujeres mayores tienen que hacer un esfuerzo para valorarse a sí mismas, y quizá la terapia de reemplazo hormonal bioidéntico les parezca una opción más segura, más sensata y menos agresiva. Pero, cualquiera que sea la fase reproductiva en que nos encontremos, hay que pensar a lo grande, y superar lo que meramente es una cuestión biológica. También nos da para reflexionar pensar en lo que las mujeres encuentran en lugares como la Clínica Marion Gluck y que echan de menos en otros lugares: tiempo, atención, empatía y maneras muy distintas de enfocar problemas muy distintos. Enfocar de una manera holística la salud y el bienestar es un planteamiento que resulta francamente seductor.

La sociedad siempre ha intentado poner coto al sufrimiento, al placer y a los mal llamados excesos de las mujeres. Seguro que, en el pasado, debía de ser peor, ¡qué duda cabe! Pero, por mucho que puedan haber cambiado los sistemas relacionados con nuestro cuerpo, lo que en la actualidad nos parece mal o nos resulta incómodo a las mujeres es válido y relevante. No tenemos que juzgar nuestro dolor o nuestra incomodidad basándonos en lo que quizá se esperaba de nosotras en el pasado. Nuestras certezas, tanto biológicas como emocionales, fueron ridiculizadas, reprimidas y retornadas en forma de distintas clases de patologías que podemos, y deberíamos poder, curar. Las tiranías de los ideales femeninos, consecuencia directa de las tácticas que ha seguido el patriarcado para refrenarnos, generaron esta noción de que la mujer debería ser equilibrada, tranquila, amable, dulce y servicial, y que cuando una se alejaba de todo eso, era señal de que tenía problemas. Esta idea ha calado profundamente en nuestra especie. Ocupa algún lugar profundo de la conciencia, y nos hace analizar constantemente nuestras reacciones emocionales frente al mundo por si hay alguien a quien no le gusta lo que ve o lo que escucha. Nos da miedo la rabia. Nos dan miedo las funciones de nuestro cuerpo y lo que expulsan, porque todo apunta a esa cosa tan terrible llamada «exceso». Vamos dando bandazos para ganarnos la libertad de expresión oral, corporal y emocional en un mundo que, en realidad, no nos lo permite. Sin embargo, hay que seguir dando bandazos.

Conforme escribía este libro, me daba cuenta de que la única manera de sobrellevar los momentos cíclicos de desesperación era intentar reconceptualizar la situación. Sigo trabajando con una psicóloga fantástica que me ha ayudado a darle un sentido a mis traumas del pasado, al dolor y a mi sentido de identidad, hasta el punto de que todo eso me ha convertido en la persona que me considero en la actualidad y ha determinado la manera de relacionarme con los demás. Dado que la angustia que me provoca el síndrome premenstrual prácticamente nace de cómo me perciben los demás, este es un factor a tener muy en cuenta.

Como sucede con cualquier proceso hormonal que experimenta la mujer a lo largo de su vida, desde la menarquía a la menopausia, el síndrome premenstrual es una experiencia muy compleja (y espero con ello haber demostrado lo compleja que resulta la relación entre cuerpo y mente). El ritmo subyace en lo más profundo de nuestro ser. Respirar, bombear, parpadear, digerir, empujar y contraer son actos que realiza el cuerpo para mantenernos con vida, y también para perpetuar la especie. La menstruación es un ritmo único de las mujeres. Sin embargo, a pesar de la importancia de nuestra biología, y de todo lo que sucede en nuestro interior, no podemos actuar como si nuestro cuerpo fuera un dibujo anatómico que flota en el espacio, que no se encuentra en ninguna parte. El contexto es una parte integral de nuestra manera de vivir las fluctuaciones hormonales como la materia física de que estamos compuestas.

Cuando hablé con Hustvedt, la escritora me comentó que creía que una parte de la dificultad que entrañaba comprender por qué a algunas mujeres les resulta difícil este proceso es que llevamos mucho tiempo situando a las mujeres dentro de la naturaleza y a los hombres fuera de ella. «Sabemos que esto no es verdad,» dice Hustvedt. «Los hombres nacen y mueren. Las mujeres nacen y mueren. Todos somos seres naturales. Si los modelos que imperan en nuestra manera de interpretar y entender las hormonas femeninas cambiaran, si no existiera esa interminable búsqueda de razones biológicas y optáramos por un enfoque mucho más social sobre el lugar que ocupan las mujeres en el mundo, creo que las cosas cambiarían mucho.»

Y para terminar...

Coincido con Hustvedt de todo corazón, aunque la vida diaria en un mundo que todavía muestra su tiranía sobre lo que deberían ser las mujeres, o cómo deberían ser consideradas, implique que nos puede resultar muy difícil sentir que tenemos el poder de cambiar las cosas. De todos modos, para encontrar la manera más cómoda de atravesar este macroescenario, podríamos intentar actuar de alguna manera en el microescenario en que nos movemos. Hacemos de todo para librarnos de la idea de que somos esclavas del ciclo lunar. ¿Qué pasaría si pudiéramos comprender que nuestro estado de ánimo y nuestra conducta guardan relación con las distintas fases de nuestro ciclo (o con cualquier otro proceso que esté implicado en nuestra naturaleza reproductiva) y que eso forma parte de nosotras, en lugar de pensar que somos una máquina que, de repente, se pone en modo «monstruo»? ¿Y si pudiéramos esforzarnos en dejar de culparnos y dejáramos de considerar foráneas esas partes de que estamos constituidas?

Los mitos en torno al cuerpo de la mujer desde tiempos inmemoriales, y que según los cuales, procesos naturales, como la menstruación, son algo sucio y peligroso, no nos allanan el camino. Como ya he dicho con anterioridad, es muy fácil desechar estos mitos ahora que vivimos en la era de la ciencia y la tecnología y disponemos de explicaciones clarísimas sobre por qué nos sentimos como nos sentimos cuando algo se cuece en nuestro cuerpo reproductivo. Sin embargo, lo cierto es que, como la ciencia sigue siendo inexacta en lo que respecta a nuestras hormonas, no contamos con una explicación fiable y ajustada de la que poder partir. Si nos sentimos tristes, angustiadas e irritables antes del período, no son solo las hormonas las que nos provocan estos estados. En la vida las cosas no suelen ser o blancas o negras; están constituidas por una gran variedad de matices grisáceos.

Nuestras yoes físicos y mentales se relacionan entre sí de maneras que resultan impensables. Por eso vemos tantas diferencias entre las mujeres cuando se trata de hablar de experiencias como la menstruación, el embarazo y la menopausia. Habrá veces cuando viviremos las fluctuaciones hormonales de una manera extrema, y sentiremos como si nuestro estado de ánimo fuera de naturaleza química (yo sé que me he sentido así), pero puede que eso ocurra cuando la vida nos lo pone difícil. Es la tormenta perfecta. La manera cómo nuestros cuerpos reaccionan a los niveles hormonales quizá también tiene que ver con nuestra manera de sentirnos en general, tanto desde un punto de vista inmunológico como psicológico. Nuestra manera de reaccionar ante una cabronada cuando experimentamos el síndrome premenstrual quizá sea debida a que, en realidad, nos han hecho una cabronada. No tiene que ser debido a que tengamos las hormonas desatadas.

Si nos abrimos a la posibilidad de que la vigilancia actual del cuerpo reproductor ha convertido todos estos mitos en supuestas verdades médicas, legales y científicas, ya podemos empezar a plantearnos por qué la experiencia de ser mujer en toda su extensión (sobre todo la de ser una mujer que padece algún trastorno) está impregnada de una ideología tan extenuante que se nutre incluso de nuestras propias experiencias particulares e individuales. Se nutre de nuestra propia voz interior. He pasado gran parte de mi vida adulta preguntándome si los baches mentales en los que puedo caer implican que algo falla en mi naturaleza. Cuando estos baches aparecen alineados con determinadas fases de mi ciclo, me cuestiono más las cosas, porque pienso que, en cuanto mujer, mi trastorno es inevitable. Mi búsqueda de paz es discontinua, pero sigue adelante. Sin embargo, ante la encrucijada de intentar tratar mi ansiedad premenstrual o bien procurar reprimirla, cuando se me terminaron las distintas opciones de tratamiento, o pasaron a ser mucho más drásticas, lo cierto es que empecé a pensar de manera distinta. Nunca creí que me sucedería algo así, pero así fue. Me enfrenté a la idea de que los médicos ya no podían hacer nada más por mí, y me pregunté qué era lo que podía hacer yo. ¿Qué había pasado por alto? ¿Dónde llegaría si dejaba de cuestionármelo todo y de saltar a la mínima para analizar mi estado de ánimo, mis pensamientos y mi conducta?

Este proceso implicaba hacer una especie de panorámica mental y reflexionar sobre el mundo en que vivía. ¿Qué era primero antes que yo? ¿Qué orbita alrededor de mi yo corporal que podría afectar a mi capacidad de sentir mientras mi bioquímica cambia? Todavía estoy procesando la idea de que gran parte de este tormento se funda en el miedo de lo que puedan ver en mí. Mientras me documentaba, y mientras escribía este libro, comprendí mejor no solo la mecánica de mi cuerpo y lo que podría estar pasando en mi interior cuando me encuentro mal, o me siento triste o enfadada, sino también la mecánica de una sociedad que, durante mucho tiempo, y de tantas maneras distintas, ha intentado reprimir los excesos femeninos. Espero que la lectura de este libro te haya servido también a ti.

El significado de la emoción y del dolor, en cualesquiera formas que estos se presenten, está determinado por la historia. En los enclaves de la mente subconsciente nos debatimos sobre cuánto de nuestro mundo interior debemos revelar, no vaya a ser que no seamos escuchadas o que lo que salga a la luz revele que somos menos (o incluso peores) de lo que la historia nos ha dicho que deberíamos ser. Sin embargo, todas tenemos la capacidad de volver a aprender de nosotras mismas, y de sentirnos más en sintonía con el cuerpo que habitamos. Deberíamos sentirnos capaces de cuestionarnos los sistemas que nos rodean, de cultivarnos a nosotras mismas y de pedir más cosas (o cosas mejores) si no quedamos satisfechas.

Virgilio tenía razón: la mujer es siempre voluble y mudable. Pero es en nosotras mismas donde está la capacidad de investigar, analizar, echar un vistazo alrededor y exigir que tengamos el máximo poder.

Agradecimientos

Doy las gracias a esas mujeres de mi vida que hacen que me sienta visible, y que además logran que me tronche de risa, cosa que han conseguido especialmente mientras me dedicaba a escribir este libro. Me refiero a Kate Merry, Nell Frizzell, Hayley Campbell, Eva Wiseman, Pip Hartle, Alexandra Heminsley, Alice Grier y Charlotte Mendelson. También quiero darle las gracias a *Peggy*, que, con cuatro patas y una cola, ha logrado convertirse en mi gran amor. Asimismo, quiero agradecerle especialmente a la Sociedad de Autores, cuya generosidad me ha servido de ayuda para terminar la redacción de este libro.

Notas

PRIMERA PARTE

El animal femenino

1. «Thanksgiving in Mongolia», Ariel Levy, *The New Yorker*, 18 de noviembre de 2013.

2. Daniel Freeman, Jason Freeman: *The Stressed Sex: Uncovering the Truth About Men, Women, and Mental Health*, Oxford University Press, 2013.

SEGUNDA PARTE

La anatomía

3. «The hidden symbols of the female anatomy in Michelangelo Buonarroti's ceiling in the Sistine Chapel», Deivis de Campos et al., *Clinical Anatomy*, octubre de 2016, volumen 29, número 7, p. 911-16, https://onlinelibrary.wiley.com/doi/abs/10.1002/ca.22764

4. «This 'Sistine Code' theory is daft. Michelangelo is not a feminist hero», Jonathan Jones, *Guardian*, 2 de septiembre de 2016.

5. Clayton Martin [et al.]: *Leonardo da Vinci: Anatomía humana*, Elsevier Masson, Barcelona, 1992.

6. «Leonardo da Vinci's Embryological Drawings of the Fetus», Hilary Gilson, *Embryo Project Encyclopedia*, 19 de agosto de 2008, ISSN: 1940-5030, http://embryo.asu.edu/handle/10776/1929

La pubertad

7. Información obtenida de la página https://www.nhs.uk/live-well/sexual-health/stages-of-puberty-what-happens-to-boys-and-girls

8. «The timing of normal puberty and the age limits of sexual precocity: Variations around the world, secular trends, and changes after migration», A. Parent, G. Teilmann, A. Juul, N.E. Skakkebaek, J. Toppari, J. Bourguinon, *Endocrine Reviews*, 1 de octubre de 2003, volumen 24, número 5, p. 668-693, https://doi.org/10.1210/er.2002-0019

9. «The Physiology of Menstruation. In: Dysmenorrhea and Menorrhagia», R.P. Smith (2018), Springer, Cham, https://link.springer.com/chapter/10.1007/978-3-319-71964-1_1

Los óvulos y la fertilidad

10. «Human Ovarian Reserve from Conception to the Menopause», W.H.B. Wallace, T.W. Kelsey (2010), PLoS ONE 5 (1): e8772, https://doi.org/10.1371/journal.pone.0008772

11. «Women lose 90 per cent of 'eggs' by 30», Richard Alleyne, *Daily Telegraph*, 27 de enero de 2010.

12. «Women are turning to birth control smartphone apps for a reason», Dawn Foster, *Guardian*, 24 de julio de 2010.

13. «Published analysis of contraceptive effectiveness of Daysy and DaysyView app is fatally flawed», Chelsea B. Polis, *Reproductive Health* 15 (2018), 113, https://reproductive-health-journal.biomedcentral.com/articles/10.1186/s12978-018-0560-1

14. «The role of sexual conflict in the evolution of facultative parthenogenesis: a study on the spiny leaf stick insect», Nathan W. Burke, Angela J. Crean, Russell Bonduriansky (2015), *Animal Behaviour* (101), 117-27, https://doi.org/10.1016/j.anbehav.2014.12.017

15. «Association Between Biomarkers of Ovarian Reserve and Infertility Among Older Women of Reproductive Age», A. Z. Steiner, D. Pritchard, F.Z. Stanczyk et al. (2017), *Journal of the American Medical Association*, 318 (14): 1367-76, doi:10.1001/jama.2017.14588

16. «Egg Freezing in Fertility Treatment: Trends and Figures 2010-2016», The Human Fertilisation and Embryology Association, 20 de diciembre de 2018, https://www.hfea.gov.uk/media/2656/egg-freezing-in-fertility-treatment-trends-and-figures-2010-2016-final.pdf

La sangre

17. Stephen King: *Carrie*, DeBolsillo, Barcelona, 2001.

La fantasía de la felicidad

18. Locke, John: *Ensayo sobre el entendimiento humano*, Ediciones Folio, Barcelona, 2003.

19. *Cranes in the Sky*, de Solange Knowles (letra de Solange Knowles y Raphael Saadiq), 5 de octubre de 2016, Saint Records y Columbia Records.

El ciclo: una señal vital

20. «Variation of the Human Menstrual Cycle Through Reproductive Life», A.E. Treloar, R.E. Boynton, B.G. Behn, B.W. Brown, *International Journal of Fertility*, 1 de enero de 1967, 12 (1Pt 2), 77-126.

21. «Chlorination by-products in drinking water and menstrual cycle function», G.C. Windham, K. Waller, M. Anderson, L. Fenster, P. Mendola y S. Swan (2003), *Environmental Health Perspectives*, 111 (7), 935-41. https://www.ncbi.nlm.nih.gov/pmc/articles/PMC1241528/

22. «Long-term exposure to trihalomethanes in drinking water and breast cancer in the Spanish multicase-control study on cancer (MCC-Spain)», F.B. Laia et al., *Environment International*, marzo de 2018, volumen 112, 227-34. https://doi.org/10.1016/j.envint.2017.12.031

La fase menstrual (días del 1 al 5)

23. «Prostaglandins and Inflammation. Arteriosclerosis, Thrombosis, and Vascular Biology», E. Ricciotti y G.A. FitzGerald (2011), 31 (5), 986-1000, http://doi.org/10.1161/ATVBAHA.110.207449

24. «Burden of migraine related to menses: results from the AMPP study», *The Journal of Headache and Pain*, Pavlovic, J.M. Stewart, W.F. Bruce, C.A. et al. (2015) 16: 24, https://doi.org/10.1186/s10194-015-0503-y

La fase lútea o secretora

25. Información extraída del sitio http://www.pms.org.uk/about

26. «Change in women's eating habits during the menstrual cycle», Ines Kammoun, Wafa Ben Saâda, Amira Sifaou, Emna Haouat, Hajer Kandara, Leila Ben Salem y Claude Ben Slama (2016), *Annals of Endocrinology* (*Annales d'Endocrinologie*, edición en inglés), volumen 78 (1), 33-7

27. «The menstrual cycle and the skin», R.S. Raghunath, Z.C. Venables, G.W.M. Millington (11 de febrero de 2015), *Clinical and Experimental Dermatology*, marzo de 2015, volumen 40, número 2, pp. 111-15 doi: https://doi.org/10.1111/ced.12588

La tiroides

28. «Graves Disease is Associated with Endometriosis: A 3-Year Population-based Cross-sectional Study», J.S. Yuk, E.J. Park, Y.S. Seo, H.J. Kim, S.Y. Kwon y W.I. Park (2016), *Medicine*, 95 (10), e2975

TERCERA PARTE

29. *Managing the Monstrous Feminine: Regulating the Reproductive Body*, Jane M. Ussher, Routledge, 2005.

Las huellas

30. «#MenstruationMatters: Taboo around menstruation causing women shame, researcher says,» Kellie Scott, 25 de mayo de 2016, http://www.abc.net.au/news/2016-05-25/taboo-around-menstruation-causing-women-shame/7445378

31. «Silence and the History of Menstruation [online]», Carla Pascoe (2007), *The Oral History Association of Australia Journal*, núm. 29, 28-33

32. *Powers of Horror: An Essay on Abjection (European Perspectives)*, Julia Kristeva, Columbia University Press, 1984.

La histeria: «un animal en el interior de otro animal»

33. *Women and Society in Greek and Roman Egypt: A Sourcebook*, Jane Rowlandson, Cambridge University Press, 2009.

La caza de brujas

34. «Harvey Weinstein Is My Monster Too», Salma Hayek, *New York Times*, 12 de diciembre de 2017.

35. «Yes, This is a Witch Hunt. I'm a Witch and I'm Hunting You,» Lindy West, *New York Times*, 17 de octubre de 2017.

La reputación

36. «Actors are lining up to condemn Woody Allen. Why now?», Hadley Freeman, *Guardian*, 3 de febrero de 2018.

No seas tan sensible

37. «Princess Diana Was As Mad As Any Other Woman», Sophie Heawood, VICE.com, 14 de marzo de 2014.

Explotar

38. «'It's playful and anarchic'»: The cast of Killing Eve on Phoebe Waller-Bride's killer thriller», Rebecca Nicholson, *Guardian*, 15 de septiembre de 2018.

39. «Fleabag star Phoebe Waller-Bridge on female anger, emotional honesty – and fancying Barack Obama», Elizabeth Day, *Daily Telegraph*, 7 de julio de 2016.

La vigilancia

40. Información obtenida en la página web https://unesdoc.unesco.org/ark:/48223/pf0000226792

41. «Richard Maurice Bucke, M.D. 1837-1902: The Evolution of a Mystic», Cyril Greenland (1966), *Canadian Psychiatric Association Journal*, 11 (2), 146-54, https://doi.org/10.1177/070674376601100212

¡El clítoris, el malo de la película!

42. *On Surgical Diseases of Women*, Isaac Baker Brown, John W. Davies, 1861.

43. Maines, Rachel: *La tecnología del orgasmo: la «histeria», los vibradores y la satisfacción sexual de las mujeres*. Milrazones, Santander, 2010.

44. *Nerve-Vibration and Excitation as Agents in the Treatment of Functional Disorder and Organic Disease*, J. Mortimer Granville, Forgotten Books, 2018.

45. Freud, Sigmund: *Tres ensayos sobre teoría sexual*, Ediciones El País, Madrid, 2002.

El retorno al cuerpo sexual

46. «The Space in Between Naomi Wolf's "Vagina: A New Biography."», Ariel Levy, *New Yorker*, 10 de septiembre de 2012.

47. Wolf, Naomi: *Vagina: una nueva biografía de la sexualidad femenina*, Kairós, Barcelona, 2013.

48. *The Sexually Adequate Female*, Frank S. Caprio, The Citadel Press, 1964.

49. «Anatomy of the Clitoris», H.E. O'Connell, K.V. Sanjeevan, J.M. Hutson, 2005, *The Journal of Urology*, 174 (4 Pt 1): 1189-95

Cuando dar el pecho produce tristeza

50. «Womens' Clitoris, Vagina, and Cervix Mapped on the Sensory Cortex: fMRI Evidence», Barry R. Komisaruk, Nan Wise, Eleni

Frangos, Wen-Ching Liu, Kachina Allen, Stuart Brody, 2011, *The Journal of Sexual Medicine*, volumen 8, número 10, 2822-30, https://www.doi.org/10.1111/j.1743-6109.2011.02388.x

CUARTA PARTE

La personalidad

51. «How universal is the Big Five? Testing the five-factor model of personality variation among forager-farmers in the Bolivian Amazon». M. Gurven, C. Von Rueden, M. Massenkoff, *Journal of Personality and Social Psychology*, volumen 104 (2), febrero de 2013, 354-70.

52. «The Mysterious Popularity Of the Meaningless Myers-Briggs (MBTI)», Todd Essig, www.forbes.com, 29 de septiembre de 2014.

Ablandar la escayola

53. *The Principles of Psychology: Volume One*, William James, Dover Publications Inc.; New edition, 2000.

El desequilibrio

54. «La cultura del Prozac», *Newsweek* Staff, Newsweek, 2 de junio de 1994.

55. «Bad Mothers and Single Women: A Look Back at Antidepressant Advertisements», Katherine Sharpe, *Huffington Post*, 11 de agosto de 2012.

El síndrome premenstrual y los neurotransmisores

56. Información extraída de https://cks.nice.org.uk/premenstrual-syndrome

57. «Sex hormones affect neurotransmitters and shape the adult female brain during hormonal transition periods», C. Barth, A. Villringer, y J. Sacher, *Frontiers in Neuroscience*, 20 de febrero de 2015, 9, 37, doi:10.3389/fnins.2015.00037

Las diferencias de género en la salud mental: menos simple de lo que parece

58. Información extraída de la página web http://www.who.int/mental_health/prevention/genderwomen/en/

59. «Hormone-specific psychiatric disorders: do they exist?», M. Altemus, 2010, *Archives of Women's Mental Health*, 13 (1), 25-6

El reconocimiento formal

60. «Should Severe Premenstrual Symptoms Be A Mental Disorder?», Amy Standen, 21 de octubre de 2013, www.NPR.org

61. «British Legal Debate: Premenstrual Tension and Criminal Behaviour», *New York Times*, 19 de diciembre de 1981. Puede consultarse en el archivo del *New York Times*:https://www.nytimes.com/1981/12/29/science/british-legal-debate-premenstrual-tension-and-criminal-behavior.html

El diagnóstico no es para todas

62. «Experiencing mental health diagnosis: a systematic review of service user, clinician, and carer perspectives across clinical settings», A. Perkins, J. Ridler, D. Browes, G. Peryer, C. Notley, C. Hackmann, 2018, *The Lancet*, 5 (9), 747-64

63. «Mental health labels can save lives. But they can also destroy them», Jay Watts, *Guardian*, 24 de abril de 2018.

El trastorno límite de la personalidad: mal nombre para un auténtico sufrimiento

64. «Responses of mental health clinicians to patients with borderline personality disorder», R.A. Sansone, L.A. Sansone (2013), *Innovations in Clinical Neuroscience*, 10 de mayo de 2013, (5-6), 39-43

65. Van Der Kolk, Bessel: *El cuerpo lleva la cuenta; cerebro, mente y cuerpo en la superación del trauma*. Eleftheria, Sitges, 2020.

El peso del trauma

66. Información extraída de: https://www.cdc.gov/violenceprevention/childabuseandneglect/index.html

La conversión

67. O'Sullivan, Suzanne: *Todo está en tu cabeza: historias reales de enfermedades imaginarias*, Ariel, Barcelona, 2016.

68. Hustvedt, Siri: La mujer temblorosa o la historia de mis nervios, editorial Anagrama, Barcelona, 2010.

69. «The Shaking Woman or a History of My Nerves by Siri Hustvedt», Hilary Mantel, *Guardian*, 30 de enero de 2010.

QUINTA PARTE

El dolor

70. Sontag, Susan: *La enfermedad y sus metáforas; El sida y sus metáforas*, DeBolsillo, Barcelona, 2008.

71. «The Girl Who Cried Pain: A Bias Against Women in the Treatment of Pain», Diane E. Hoffmann y Anita J. Tarzian (2001), *Journal of Law, Medicine & Ethics*, volumen 29, 13-27, http://dx.doi.org/10.2139/ssrn.383803

72. Información extraída de https://www.bsge.org.uk/guidelines/

73. «Gender disparity in Analgesic Treatment of Emergency Department Patients with Acute Abdominal Pain», Esther H. Chen, Frances S. Shofer, Anthony J. Dean, Judd E. Hollander, William G. Baxt, Jennifer L. Robey, Keara L. Sease, Angela M. Mills (2008), *Official Journal for the Society of Academic Emergency Medicine*, 15 (5), 414-18

74. «Period pain can be 'almost as bad as a heart attack.' Why aren't we researching how to treat it?» Olivia Goldhill, *Quartz*, 15 de febrero de 2016.

75. «Microglia in Physiology and Disease», Susanne A. Wolf, H.W.G.M. Boddeke, Helmut Kettenmann (2017), *Annual Review of Physiology* 79 (10), 619-43 https://doi.org/10.1146/annurev-physiol-022516-034406

Con el debido escepticismo

76. La información se ha extraído de https://www.endometriosis-uk.org

77. La información se ha extraído de: https://newsroom.heart.org/news/men-more-likely-to-receive-bystander-cpr-in-public-than-women

Historias de partos y umbrales de dolor

78. «Childbirth stories are the stuff of life. We should share them», Eva Wiseman, *Observer Magazine*, 8 de abril de 2018.

79. «Instead of judging women who want a C-section, why not listen?», Rebecca Schiller, *Guardian*, 21 de agosto de 2018.

80. La información ha sido extraída de http://www.who.int/news-room/fact-sheets/detail/maternal-mortality

Unas palabras sobre el *wellness*

81. La información se ha extraído de https://globalwellnessinstitute.org/press-room/statistics-and-facts

82. «Women are flocking to wellness because modern medicine still doesn't take them seriously», Annaliese Griffin, *Quartz*, 15 de junio de 2017.

Cómo tratar un problema que no es solo hormonal ni está solo en la cabeza

83. «Were there evolutionary advantages to premenstrual síndrome?», M.R. Gillings (2014), *Evolutionary Applications*, 7 (8), 897-904

Las hormonas bioidénticas

84. «Jeanette Winterson: can you stop the menopause?», Jeanette Winterson, *Guardian*, 11 de abril de 2014.